高职高专康复治疗技术专业教材

作业治疗技术导论

主编 王小井 李婉莹

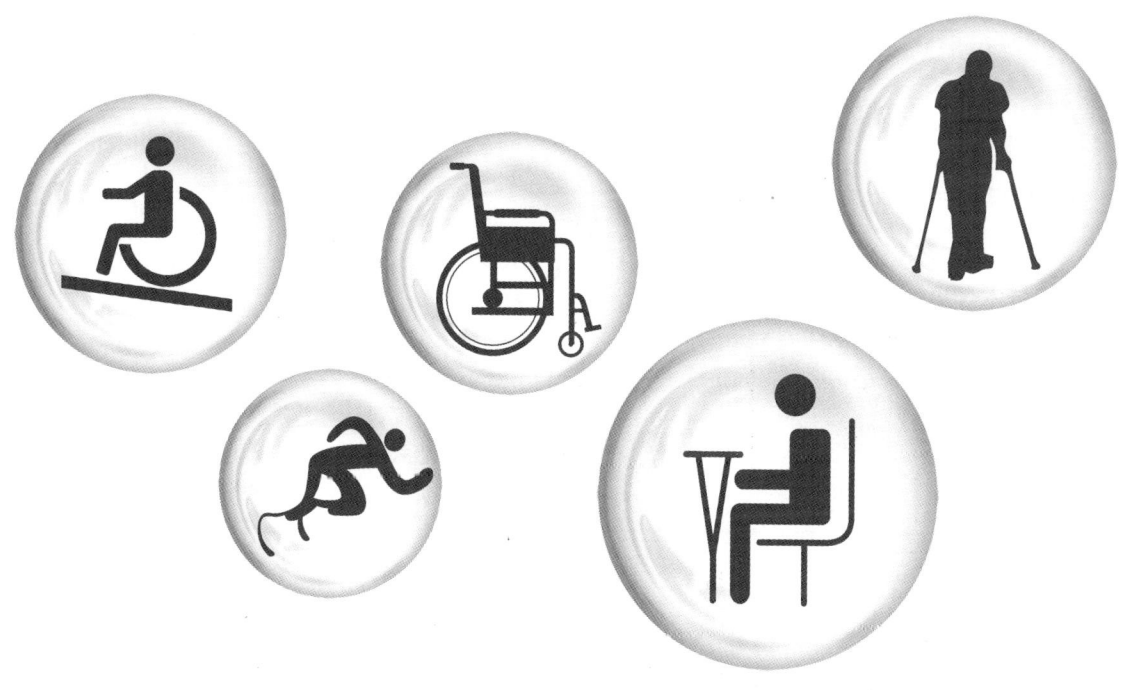

郑州大学出版社

图书在版编目(CIP)数据

作业治疗技术导论/王小井,李婉莹主编. — 郑州:郑州大学出版社,2022.1(2024.7 重印)
高职高专康复治疗技术专业教材
ISBN 978-7-5645-8205-0

Ⅰ.①作… Ⅱ.①王…②李… Ⅲ.①康复医学-高等职业教育-教材 Ⅳ.①R49

中国版本图书馆 CIP 数据核字(2021)第 201830 号

作业治疗技术导论
ZUOYE ZHILIAO JISHU DAOLUN

策划编辑	陈文静	封面设计	苏永生
责任编辑	陈文静	版式设计	苏永生
责任校对	张 楠	责任监制	李瑞卿
出版发行	郑州大学出版社	地　址	郑州市大学路40号(450052)
出 版 人	孙保营	网　址	http://www.zzup.cn
经　销	全国新华书店	发行电话	0371-66966070
印　刷	新乡市豫北印务有限公司		
开　本	850 mm×1 168 mm 1/16		
印　张	17.5	字　数	520 千字
版　次	2022 年 1 月第 1 版	印　次	2024 年 7 月第 2 次印刷
书　号	ISBN 978-7-5645-8205-0	定　价	59.00 元

本书如有印装质量问题,请与本社联系调换。

高职高专康复治疗技术专业教材编审委员会

主 任 委 员 王左生

副主任委员 李贻能　薛秀琍

委　　　员（以姓氏笔画为序）

　　　　　　　王小井　王世广　刘　刚　刘　强
　　　　　　　李　娜　李冰华　李坤彬　李婉莹
　　　　　　　杨　峥　杨　曼　张体鹏　陈　红
　　　　　　　陈燕芳　侯小丽　彭晓松　薛晓菲

秘　　　书 薛秀琍（兼）

作者名单

主　编　王小井　李婉莹

编　者（以姓氏笔画为序）

　　　　　王小井　济源职业技术学院

　　　　　李婉莹　郑州澍青医学高等专科学校

　　　　　张山斋　洛阳市第三人民医院

　　　　　陈旭升　南阳南石医院

　　　　　赵宿睿　郑州澍青医学高等专科学校

　　　　　贾　君　郑州工业应用技术学院

　　　　　梁　婷　濮阳医学高等专科学校

序言

为贯彻全国教育大会、全国卫生与健康大会及全国中医药大会精神,落实《中国教育现代化2035》《国务院办公厅关于加快医学教育创新发展的指导意见》(国办发〔2020〕34号)要求,加快培养尚德精术的卓越医学人才,深化医学教育综合改革,创新医学实践教学体系,全面提升医学人才培养质量,持续推进新时代医学教育创新发展,我们在多年教学经验的基础上组织一线专家编写了本套高职高专康复治疗技术专业教材。

本套教材将"学科本位"改变为"能力本位",体现了工作过程导向、任务引领的教学模式,体现了课程结构的均衡性、综合性和选择性,具有以下几点优势:①突出了实用型人才培养目标和工作岗位能力;②适应"岗、证、赛"对接,通过课程融通实现了课程内容由"繁、难、旧"向"新、特、精"的转变;③基础课程学科间知识技能有机整合,凝练精要知识,突出"必需、够用";④专业基础课程与专业课程有机衔接,新医科视野统领医学的新知识、新技术、新方法与工作岗位需求有效结合,好学易懂,激发学习兴趣。本套教材共9种,具体特色如下。

《康复治疗解剖生理基础》是根据康复治疗技术专业人才培养要求,将人体解剖学、人体组织胚胎学、生理学及部分人体运动学知识的相关知识点,进行整合、凝练和精简,将运动系统、神经系统、心肺系统的内容编入到三本伤病康复治疗教材中。

《康复治疗医学基础》包含生物化学、分子生物学、微生物与免疫学、人体寄生虫学、病理解剖学和病理生理学内容,打破传统学科界限,淡化课程之间纵向联系,强调课程之间横向结合,以知识介绍为目标,为学生提供必需的、实用的导致人类疾病的原因,患病后的身体结构、生理、代谢等变化的相关知识。

《康复治疗临床基础》紧密结合康复治疗技术专业特点,整合症状学、体格检查、辅助检查、常用临床治疗技术、药理学的基本知识和技能,为学生提供疾病诊疗知识和为其后续专业课程学习奠定基础。

《康复治疗技术导论》是康复治疗技术专业入门课程,它改变传统教材固有思维模式,强化康复治疗技术专业必需的医学相关基础内容,弱化与康复医师有关的内容,强调了康复治疗及康复治疗师在现代康复医学中的地位和作用,从而加深学生对本专业的认识和了解,激发学习动力。

《运动治疗技术导论》和《作业治疗技术导论》是康复治疗的核心技术,重点介绍了各种治疗技术的基本理论、基本知识和方法,其相关技能操作在后续的三本具体常见伤病康复教材中介绍,使治疗技术与临床康复有机衔接,避免不必要的重复。同时引入常用有效的新知识、新技术和新方法,拓宽视野,获取前沿信息。

《神经伤病康复治疗》《骨关节伤病康复治疗》和《心肺与代谢疾病康复治疗》三本常见疾病康复治疗教材,是前沿课程知识与技能综合应用的课程。三本教材改变原有教材的知识本位、学科框架模式,对相关基础知识和治疗技术与伤病临床康复治疗进行有机整合和融合,构建了对接工作过程、贴近工作岗位的能力本位与知识体系,同时引入新知识、新技术,使学生既能熟练掌握疾病康复的系统知识与技能,又能在临床实习时快速进入准治疗师角色,实现与职业岗位无缝对接。

康复治疗专业是医学的一个重要分支,它来自医学,又有别于医学而自成体系,本套教材为职业教育改革创新教材,希望为培养新时代德医双修、仁心仁术的康复治疗师做出贡献。

本套教材编写人员,多为来自各高等院校的教师和医院临床一线康复医师和康复治疗师,在编写结构和内容上难免有不足之处,望各位专家和读者给予批评指正。

王左生

2021 年 10 月

前言

作业治疗技术是康复医学中的一个重要组成部分，通过有目的性和选择性的作业活动，促进患者在日常生活、工作、学习、休闲等活动中的功能恢复或重建，是患者回归家庭和社会的桥梁。本教材主要以高等职业教育院校的康复治疗技术专业学生为教学对象，强调教材的实用性，按康复治疗技术专业的实际就业需要，提供专业技术指导。

本书共十一章，重点介绍了作业治疗常用技术的概念、原则、特点、种类、基本理论和操作方法等，突出作业治疗技术的基本理论、基本知识、基本技能。按照本套教材的编写思路，本教材不再介绍临床常见疾病作业治疗，并对部分章节进行了调整，吸收了目前国内外有关康复医学的新理念，尤其是作业治疗的新技术，增加了符合中国特色的作业治疗方法，内容新颖、实用性强、语言简练、通俗易懂。本教材也可作为从事康复医疗临床工作的专业人员，尤其是作业治疗师的临床参考用书，以及各级康复技术人员继续教育的基础培训教材。

在本书编写过程中，各位编委查阅大量文献，编写认真细致，在此对他们的辛勤劳动和奉献表示衷心感谢。同时，感谢李贻能教授对本书的内容提出的宝贵意见，感谢薛秀琍教授在编写过程中做了大量协调工作。

由于编写水平有限，书中难免有不足之处，希望广大师生、临床康复治疗专业人员在使用过程中提出宝贵意见。

王小井　李婉莹

2021 年 9 月

目录

第一章 作业治疗概论 ... 1
第一节 概述 ... 1
- 一、作业 ... 1
- 二、作业治疗 ... 2
- 三、作业治疗的分类 ... 2
- 四、作业治疗与运动治疗的区别 ... 3
- 五、作业治疗的选择及原则 ... 4

第二节 作业治疗的发展简史 ... 5
- 一、作业治疗的形成与发展 ... 5
- 二、我国作业治疗的发展和现状 ... 5

第三节 作业治疗的基本理论 ... 6
- 一、作业治疗的理念及思路 ... 6
- 二、作业治疗基本模式理论 ... 6

第四节 作业治疗的适应证、禁忌证及注意事项 ... 9
- 一、作业治疗的适应证 ... 9
- 二、作业治疗的禁忌证 ... 10
- 三、作业治疗的注意事项 ... 10

第五节 作业治疗师的职责 ... 10
第六节 常用的作业治疗器械与设施 ... 11

第二章 作业评定及活动分析 ... 14
第一节 作业评定 ... 14
- 一、作业表现层次评定 ... 14
- 二、作业技能层次评定 ... 22
- 三、作业情境层次评定 ... 27

第二节 作业活动分析 ... 34
- 一、作业活动分析的内容 ... 34
- 二、作业活动分析的方法 ... 35

第三章 日常生活活动能力训练 ... 37
第一节 日常生活活动能力训练的原则 ... 37
- 一、定义 ... 37
- 二、分类 ... 37
- 三、目的 ... 38

四、原则	38
五、注意事项	39

第二节 基础性日常生活活动训练 40
- 一、进食 40
- 二、洗澡 41
- 三、修饰 42
- 四、穿脱衣物 44
- 五、如厕 51
- 六、床上转移 52

第三节 工具性日常生活活动训练 60
- 一、概念 60
- 二、烹调 61
- 三、清扫 62
- 四、购物 62
- 五、使用电话 63

第四章 治疗性作业活动 66

第一节 概述 66
- 一、分类 66
- 二、应用原则 67
- 三、作用 68
- 四、治疗性作业活动分析 69

第二节 生产类作业活动 70
- 一、木工作业 70
- 二、制陶作业 73

第三节 手工艺类作业活动 74
- 一、手工编织 75
- 二、剪纸 76

第四节 艺术类作业活动 76
- 一、音乐作业 77
- 二、绘画、书法作业 77
- 三、舞蹈作业 78

第五节 体育类作业活动 79
- 一、篮球 79
- 二、乒乓球 80
- 三、飞镖 80

第六节 游戏类作业活动 81
- 一、棋牌类游戏作业 81
- 二、套圈游戏作业 82
- 三、互动类游戏作业 83
- 四、虚拟现实类游戏作业 84

第七节 园艺类作业活动 85

一、种植	85
二、园艺欣赏	86

第五章 认知功能障碍训练 · 89

第一节 注意障碍的作业治疗 · 89
- 一、注意障碍的评定 · 90
- 二、注意障碍的治疗 · 92
- 三、注意事项 · 94

第二节 记忆障碍的作业治疗 · 94
- 一、记忆障碍的评定 · 95
- 二、记忆障碍的治疗 · 98
- 三、注意事项 · 101

第三节 失认症的作业治疗 · 101
- 一、触觉失认 · 101
- 二、听觉失认 · 102
- 三、视觉失认 · 102
- 四、躯体构图失认 · 103
- 五、空间关系辨认障碍 · 103

第四节 失用症的作业治疗 · 106
- 一、失用症的概念及分类 · 107
- 二、失用症的评定 · 108
- 三、失用症的治疗 · 108

第五节 单侧空间忽略 · 109
- 一、评定方法 · 110
- 二、治疗方法 · 111

第六章 感觉统合治疗 · 114

第一节 感觉统合失调的临床表现 · 114
- 一、感觉统合层次 · 114
- 二、感觉统合失调 · 114
- 三、感觉统合治疗理论 · 115
- 四、治疗设施 · 117
- 五、注意事项 · 117

第二节 感觉统合评定 · 117
- 一、常见异常行为表现 · 117
- 二、功能评估 · 118

第二节 感觉统合治疗技术 · 120
- 一、治疗原则 · 120
- 二、治疗流程 · 121
- 三、感觉统合治疗器具 · 121
- 四、治疗性活动的应用 · 123

第四节 感觉统合辅助治疗 · 130
- 一、感觉餐单 · 130

二、Wilbarger 治疗法 ··· 131
　　三、水中活动 ··· 131
　　四、眼动控制 ··· 132
　　五、口部感觉运动治疗 ··· 132
　　六、自然环境治疗 ··· 133
　　七、综合干预技术 ··· 133

第七章　压力治疗 ··· 136
第一节　概述 ··· 136
　　一、压力治疗的作用 ··· 136
　　二、压力治疗的适应证与禁忌证 ··· 136
　　三、压力治疗的方法 ··· 137
　　四、压力治疗的应用原则 ··· 139
　　五、压力治疗的不良反应及处理 ··· 139
第二节　压力衣的制作 ··· 140
　　一、制作工具与材料 ··· 140
　　二、压力衣的制作和应用步骤 ··· 140
　　三、常用压力衣 ··· 141
　　四、注意事项 ··· 144
第三节　压力垫和支具的制作 ··· 144
　　一、应用原理 ··· 144
　　二、制作材料 ··· 145
　　三、制作步骤 ··· 145
　　四、应用要点 ··· 146
　　五、注意事项 ··· 146
　　六、常用压力垫 ··· 147
　　七、支具 ··· 148

第八章　辅助技术 ··· 150
第一节　概述 ··· 150
　　一、辅助技术的概念 ··· 150
　　二、辅助技术的分类 ··· 150
　　三、辅助技术的作用 ··· 152
　　四、辅助技术的应用原则 ··· 152
　　五、辅助技术对康复治疗师的要求 ··· 153
第二节　辅助技术的应用程序 ··· 153
　　一、确定服务对象 ··· 154
　　二、辅助技术评定 ··· 154
　　三、确定辅助技术方案 ··· 155
　　四、提供服务 ··· 156
　　五、再评定 ··· 157
　　六、随访 ··· 157
第三节　常用辅助器具 ··· 157

- 一、穿衣辅助器具 ... 157
- 二、进食辅助器具 ... 159
- 三、如厕辅助器具 ... 161
- 四、洗浴辅助器具 ... 162
- 五、修饰辅助器具 ... 164
- 六、厨用辅助器具 ... 165
- 七、文娱类辅助器具 ... 166
- 八、交流辅助器具 ... 167
- 九、转移辅助器具 ... 168
- 十、常用生活物品辅助器具 ... 169

第四节 助行器 ... 170
- 一、分类与特点 ... 170
- 二、适应证 ... 174
- 三、测量与适配 ... 174
- 四、使用方法 ... 175

第五节 轮椅 ... 181
- 一、轮椅的分类与结构 ... 181
- 二、适应证 ... 185
- 三、轮椅的选择与适配 ... 185
- 四、轮椅的使用 ... 187

第九章 环境调适 ... 193

第一节 环境调适的作用 ... 193
- 一、环境的分类 ... 193
- 二、环境与人类作业活动 ... 194
- 三、环境调适的种类 ... 194
- 四、环境调适的方法与流程 ... 194

第二节 环境评估 ... 195
- 一、非标准化的评估 ... 195
- 二、标准化的评估 ... 196

第三节 常见无障碍环境要求及环境调适方法 ... 201
- 一、居住环境调适 ... 201
- 二、社区生活环境调适 ... 204
- 三、工作环境调适 ... 207

第十章 职业康复 ... 210

第一节 概述 ... 210
- 一、职业与职业康复 ... 210
- 二、职业康复的目的和作用 ... 211
- 三、职业康复的内容 ... 211
- 四、职业康复的任务 ... 211
- 五、职业康复原则与程序 ... 212
- 六、伤残人士就业方式和影响因素 ... 212

第二节　职业评定 ... 213
　一、面谈 ... 213
　二、功能性能力评定 ... 214
　三、工作分析 ... 215
　四、工作模拟评定 ... 220
　五、模拟工作站 ... 220

第三节　职业训练 ... 221
　一、工作重整 ... 221
　二、工作能力强化训练 ... 222
　三、现场工作强化训练 ... 223

第四节　职业培训 ... 224
　一、职业培训的内容 ... 224
　二、职业培训的方法 ... 224

第五节　工伤预防 ... 225
　一、工伤预防 ... 225
　二、工作风险评定 ... 226

第十一章　作业治疗记录的撰写 ... 229

第一节　内容和框架 ... 229
　一、作业治疗师所做的评估 ... 229
　二、作业治疗文件记录分类 ... 229
　三、记录撰写的指导原则 ... 229
　四、作业治疗记录格式 ... 229

第二节　初始评估记录 ... 230
　一、主观资料 ... 230
　二、客观资料 ... 231
　三、分析记录 ... 232
　四、干预计划 ... 233

第三节　治疗进展记录 ... 234
　一、主观资料 ... 234
　二、客观资料 ... 234
　三、分析的记录 ... 236
　四、进展计划 ... 237
　五、记录频度 ... 238

作业治疗技术导论实验指导 ... 240

　实训指导一　日常生活活动训练 ... 240
　实训指导二　基于活动的治疗性作业训练 ... 241
　实训指导三　基于个人的治疗性作业活动 ... 242
　实训指导四　认知功能障碍 ... 242
　实训指导五　感觉统合 ... 243
　实训指导六　压力治疗 ... 244
　　一、绷带加压法 ... 245

二、压力衣、压力垫的制作 ………………………………………………………………… 245
　实训指导七　辅助器具的使用与制作 ……………………………………………………… 247
　实训指导八　助行器的适配与使用训练 …………………………………………………… 248
　实训指导九　轮椅使用训练 ………………………………………………………………… 249
　实训指导十　标准化的环境评定 …………………………………………………………… 250
　实训指导十一　环境调适 …………………………………………………………………… 258

思考题　单项选择题　参考答案 ……………………………………………………………… 262

参考文献 ………………………………………………………………………………………… 263

第一章 作业治疗概论

★教学目标
1. 掌握作业治疗的基本概念,常用作业治疗的种类、目的、原则和方法,作业治疗的适应证、禁忌证。
2. 熟悉作业治疗师职责,作业治疗的注意事项,临床常用的作业治疗器械、设备。
3. 了解作业治疗技术在康复医学中的重要意义,作业治疗的理论,常见的作业治疗模式,作业治疗的发展及简史。
4. 能以康复医学理论为指导,重点掌握作业治疗技术的特点和要点,突出专业特色,理论联系实际,为患者提供针对性的日常生活、工作、学习等活动训练的指导;能在临床工作中对常见疾病及其功能障碍进行个体化的治疗;有爱心、耐心、责任心及良好的职业道德,树立以功能为导向的康复专业思想,为患者提供全方位的康复医疗服务。

第一节 概 述

作业治疗(occupational therapy,OT)是康复医学的一个重要组成部分,是通过有目的性和选择性的作业活动,如日常生活活动、手工操作技巧、休闲娱乐活动等,来促进患者的功能恢复,提高患者的生存质量,从而早日回归家庭和社会的一门康复治疗技术。

一、作业

(一)作业活动

作业是指人类的活动、劳作、事件或从事的工作。occupation 一词源于动词 occupy,是指占领或占有时间、地点、物品或充满某人的头脑和忙于某项事物等,或意为占有或填满其时间与空间的意思。作业活动一般被视为在一个人的生活里有独特的意义和目的的活动。作业没有特定形式,任何活动只要符合对人类个体"有意义"的定义就可被视为作业活动。

(二)作业任务

作业任务是一个完整的作业活动的组成部分,是作业活动的各个环节。例如做菜是一项完整的作业活动,其中包含多个作业任务,如洗菜、切菜、炒菜、盛菜、上菜等任务。治疗师可为患者选择较弱的任务先做训练,当患者掌握了各作业任务后再参与整个作业活动。此外,治疗师亦可利用作业任务,配合各种治疗原理,训练及促进患者身体基本功能的恢复。例如在脑卒中患者康复中,利用切菜这项作业任务,配合神经发育原理,训练患者患侧上肢分离运动。

(三)作业范围

作业范围主要包括日常生活活动(daily activity of living)、工作、休闲这三个方面,三者之间互相关联。作业活动关心的是生物-心理-社会范畴,包括生物学方面、心理方面及社会方面的特征。

(四)作业内容

1. 日常生活活动 是指每个人为了生存而必须进行的活动,具体分类如下。

(1) 自我照料　进食、洗脸、刷牙、剃须、化妆、梳头、如厕、更衣、基本的起居移位等。

(2) 家务活动　分为室内及室外活动。室内活动包括烹调、清扫、照顾子女或老人。室外家务活动包括购物，去银行、政府机构处理有关的事项，乘坐交通工具往返学校或工作地点等。

2. 工作　是个体作为社会成员的一分子必须进行的作业活动。具体包括付薪工作、无付薪工作、学业活动等。

3. 休闲活动　包括主动式休闲、被动式休闲、交际活动、艺术活动。如看电视、读书、逛街、散步、打球、游戏比赛、闲聊、打电话、聚会、绘画、乐器演奏等。

二、作业治疗

(一) 概念

多年来，作业治疗的定义随着社会和环境的变化进行了相应修改。世界作业治疗师联盟(WFOT)把作业治疗定义为："通过选择性的作业活动去治疗有身体及精神疾患或伤残人士"。1997年，世界卫生组织(WHO)对作业治疗的定义为："作业治疗是通过各种精心设计的活动，促进疾病、发育障碍和(或)身体和心理社会功能障碍者康复；帮助病残者最大限度地挖掘、使用其身体功能，以促进其适应工作、社会、个人及家庭的需要，过有意义的生活"。2002年，WHO将作业治疗的定义修改为："协助残疾者和患者选择、参与、应用有目的和意义的活动，以达到最大限度地恢复躯体、心理和社会方面的功能，增进健康，预防能力的丧失及残疾的发生，以发展为目的，鼓励他们参与及贡献社会"。

作业治疗的定义基本上包含下列几个重要成分。①作业治疗是一门专业，必须在受过专业训练的作业治疗师指导下进行。②以作业活动作为治疗媒介，即作业可以作为作业治疗的方法。③针对的是日常生活作业功能，包括自我照顾、工作及休闲，即作业可作为作业治疗的最终目的。④学能行之，行而达之。要求患者主动参与治疗活动，学习或再学习新的或失去的技能，从而使其得到最大程度的行为改变，变成有作业意义的个体。⑤最终目的包括预防伤病带来的残疾和残障、维持健康、促进生活独立程度、提升生活质量，使人可参与及对社会做出贡献。

(二) 作业治疗的对象

作业治疗的对象是所有作业功能有障碍的人，主要以有否功能障碍来界定。主要包括因老年退化、先天发育障碍例如弱智，因创伤、疾病致永久残障例如脑卒中、精神性失眠或聋哑人士等。有短暂疾病如流感、轻度损伤等不会导致永久性残损的人，一般不需接受作业治疗服务。

(三) 作业治疗的目的

作业治疗是应用与日常生活、工作及休闲娱乐等有关的一些活动，使患者功能恢复的康复治疗技术。其主要目的是在于增强肢体尤其是手的灵活性及协调性，增加功能活动的控制能力和耐力，调节患者心理状态及改善认知功能，恢复患者的日常生活和工作能力，提高生存质量，使其早日回归家庭，重返社会。

三、作业治疗的分类

(一) 按作业治疗的名称分类

手工艺作业；日常生活活动训练；治疗性游戏作业；园艺作业；木工作业；编织作业；金工作业；制陶作业；认知作业；计算器操作、书法、绘画作业等。

(二) 按治疗的内容分类

日常生活活动训练；文娱治疗；园艺治疗；自助具、矫形器制作及训练和假肢训练；就业前功能评定和功能性作业活动等。

(三) 按治疗目的和作用分类

用于减轻疼痛的作业；用于增强肌力的作业；用于改善关节活动度的作业；用于增强协调性的作业；用于改善步态的作业；用于改善整体功能的作业；用于调节心理、精神和转移注意力的作业；用于提高认知能力的作业等。

(四) 按作业治疗的功能分类

1. 功能性作业治疗　简称为日常生活活动训练(ADL训练)，生活自理是患者回归社会的重要前提。因此 ADL 训练是康复医学中非常重要的环节，其内容一般可再分为基本日常生活活动(BADL，进食、穿衣、转移、个人清洁卫生、上厕所、洗澡等)及工具性生活(IADL，小区生活技能、家务劳动等)两类。

2. 职业作业治疗　包括职业前评定、职业前训练及职业训练三个部分。职业前评定是指当身体障碍者(残疾人)可以回归社会，重返工作岗位以前，必须进行身体、精神方面及工作能力测定、评定。职业前训练是针对职业对身体功能要求的神经、肌肉、骨骼功能和心血管耐力等功能的训练。职业训练包括庇护工场、辅助就业、职业技巧训练等。

3. 娱乐活动　包括娱乐及游戏活动评定和娱乐及游戏活动治疗两个部分。

4. 作业宣教和咨询　疾病康复过程中对患者及其家庭的宣教咨询，提供各种学习机会，帮助患者改变不良的健康行为并坚持这种变化以实现预期的、适合患者自身健康水平的目标。

5. 环境干预　环境影响人的行为，同时人的行为也改变着环境。在临床康复过程中，通过关注环境可以达到意想不到的疗效。

6. 辅助技术　包括矫形器配制和使用训练、辅助器配制和使用训练及假肢使用训练。

四、作业治疗与运动治疗的区别

作业治疗与运动治疗都是康复医学的重要组成部分，在临床上常同时应用，应用非常广泛。作业治疗与运动治疗同属于非常有特色的康复治疗技术，遵循相同的生物力学和神经生理学原理，但治疗目标、范围、手段、重点和患者参与情况等都有所区别(表1-1)。

表1-1　作业治疗与运动治疗的区别

区别	作业治疗	运动治疗
治疗目标	改善和提高患者的日常生活和工作能力	使患者运动功能最大限度地发挥
治疗范围	躯体和心理功能障碍	躯体功能障碍
治疗手段	日常生活活动、生产性和休闲娱乐活动及辅助器具的使用和训练等	肌力训练、神经肌肉促进技术、牵引、手法治疗、器械训练、医疗体操等
治疗重点	体现患者的综合能力，增加功能活动的控制能力和耐力，增强手的灵活性、手眼的协调性，以上肢或手的精细、协调运动为主	增加肌力及关节活动度，改善运动协调性、运动耐力及躯体平衡
患者参与	主动参与	主动为主，被动为辅
趣味性、积极性	强	弱

作业治疗与运动治疗在方法上虽有许多相似之处，但作业治疗和运动治疗中功能训练的目的

不同。运动治疗的目的在于以恢复患者各关节的活动度和增强肌力为主;作业治疗则是在上述功能的基础上,利用生活或生产性活动,恢复及改善关节的功能和各种精细协调动作。作业治疗强调的是某项功能活动或任务的完成,或是以生产、制作某一工艺或产品来改善患者的综合能力,并以上肢或手的精细、协调运动为主;运动治疗则以下肢的运动、步态、平衡或肢体的粗大运动为主。同时,作业活动易于增加患者的兴趣与积极性,两者之间有一定的差别。然而,临床上在对患者进行康复治疗的时候,两者常常相互配合应用,并结合其他康复治疗措施,如心理、言语、认知训练等康复治疗手段一起进行,以增强康复治疗的综合效果。

五、作业治疗的选择及原则

作业治疗时需要根据患者功能障碍的情况及其身体基本状况,并结合患者的个体因素,包括年龄、性别、职业、文化程度、个人兴趣、爱好以及患者的生活、工作环境等,选择一些有针对性的、患者能主动参与的、个体化的作业治疗方法,以制订较完善的作业治疗方案。其总的原则是通过作业治疗能改善或恢复患者功能,克服功能障碍的不利影响,从而达到康复目标。因此,作业治疗的选择,具体应遵循如下原则。

1. 根据治疗的目的选择作业治疗的内容与方法　根据患者功能障碍的评定结果,明确其治疗目的或设定其目标,制订适合患者的作业治疗计划。即选择作业治疗内容和方法时,要根据患者功能障碍和残存功能评定结果。如患者有日常生活活动能力障碍,则选择能改善或恢复患者日常生活活动能力的内容和方法,指导患者生活能基本自理,渐至独立。对于功能障碍不能完全恢复或需要发挥代偿功能的患者,应选择利用患者的残存功能或借助辅助器具来训练患者完成功能活动的作业治疗方法;或对患者的生活、工作环境进行改造,使患者能适应环境,最大程度地达到生活自理、回归家庭和社会的目的。

另外,当患者某种功能障碍明确,需改善某项功能时,按作业治疗的具体目的进行选择。如患者需增强肩、肘关节屈伸功能,可选择木工的刨削、拉锯及砂磨板训练等;增强腕、指关节的活动能力,可选择油彩、绘画、乒乓球训练等;增强手指精细活动功能,可选择编织、刺绣、泥塑、书法、打字及弹琴练习等。

2. 根据患者的功能状态选择适宜的作业治疗方法和治疗量　每个患者的功能障碍程度,身体状况存在着个体差异,在选择作业治疗方法时,应根据患者的功能状态和个体情况,选择患者能主动参与并能完成70%~80%以上的作业活动。选择患者能够承受的作业活动强度和活动时间。如果作业治疗的强度过大,时间过长,则患者难以忍受,不能完成作业活动;如果作业治疗量很小,作业治疗的强度很小,时间过短,则达不到作业治疗的效果。

3. 根据患者的个人爱好、兴趣,因人而异选择作业活动　为了更好地达到治疗目的,我们选择活动时要考虑患者的年龄、性别、文化背景的不同,个人爱好、兴趣的差异等;选择的活动要能够充分调动患者的积极性及参与意识,调节患者的心理状态。如改善患者的注意力及调节情绪,可选择下棋、玩牌、做游戏、社交及寓于趣味性的活动;提高患者的自信心及自我价值观,可选择书法、绘画、雕塑、制陶及手工艺等的作业活动,使患者能在轻松、愉快的环境中完成治疗,获得相对较好的康复效果。

4. 根据患者所处的环境,因地制宜地选择作业活动　患者在住院治疗期间,如医院的康复条件较好,可重点训练患者的日常生活自理能力及沟通能力,学会掌握各种生活技能。在患者回归家庭及社区后,根据其生活或工作环境,我们需要训练患者如何利用在医院所学到的技能去适应其所处的环境,让患者回到家中学会自理及能独立生活。例如患者学会各种转移技术,则可在家能独立完成床椅转移和椅椅间的转移等。对于需要辅助器具帮助的患者,我们要让其学会如何使用器具去完成日常生活的活动,如穿衣、进食等。如果患者在功能上不能完全恢复,不能适应其所处的环境时,我们要对其环境进行评估和改造,使患者能适应所处的环境,方便患者进行日常生活活动。如可在过道、卫生间安装扶手,增加门的宽度,降低床、椅的高度等。

另外,对回到家庭和社区的患者,在选择作业活动时,我们要考虑患者当地自然环境和一些地理条件。如家居农村有土地、树木,可因地制宜地开展园艺治疗;在有制陶工艺的地区,可就地取材,开展制陶工艺的作业治疗活动等。

第二节　作业治疗的发展简史

一、作业治疗的形成与发展

作业治疗的历史根源可以追溯到欧洲启蒙时代精神病学中的道德治疗。其奠基人菲利浦·皮诺尔(Philippe Pinel)是法国医生、学者和哲学家。早期的作业疗法属于一种精神治疗方法,主要对精神病患者有计划地安排一些工艺、园艺等活动来维持患者精神平衡。后来,道德治疗的思想广泛传播到美国及欧洲的大部分国家,对精神病患者的治疗产生了巨大的影响。

在20世纪20年代以前,世界各国一直缺乏对作业治疗的规范和统一的标准,理论也不完善。直到1922年,美国的作业治疗先驱、著名的精神病学家阿道夫·梅耶(Adolph Meyer)才对作业治疗原理做出精辟的论述。他首次提出作业治疗是:"通过感受文娱活动的愉悦,来寻找促进和维持健康,防止残疾,以及改善身体、心理社会功能障碍的活动方法",明确提出了作业治疗的概念并阐述了其理论基础。

在第一次世界大战期间,由于肢体伤残军人数量增多,作业治疗在帮助伤残军人的功能恢复及获得正常的生活方式和工作能力中发挥了重要作用。作业治疗的对象也从过去仅注重精神病患者扩展到注重肢体障碍患者。此阶段,作业治疗的应用范围逐渐被扩展,但人们更多地还是将其作为医疗的辅助手段来应用。

第二次世界大战后,随着康复医学的兴起、全面康复概念的提出,作业治疗在恢复躯体的功能、认知和生活自理能力方面的作用越来越受到医学界和伤病员与残疾者的重视。作业治疗逐渐成为康复医学的一个重要组成部分。到了20世纪60年代初,美国作业治疗学家玛莉·赖利(Mary Reilly)提出:"作业疗法的核心就蕴藏在其早期的方法之中。其焦点应置于人类的作业活动上。"意思是说,进行机体活动,人能够创造性地调整自己的思想、感情,以达到轻松处世,并与世相融的目的。"作业行为(occupational behavior)"一词,也成为作业治疗实践模式中的一个综合概念和术语。它以梅耶的学说"人需要工作、娱乐和休息之间的平衡"为理论基础。其主要论点是:人有为达到自己的目的而行动的能力。

近年来,作业治疗已在欧美等发达国家普遍应用,作业治疗手段也不断得到丰富。其服务模式已从医院走向社区,基本理论也得到了进一步的完善。其中,在玛莉·赖利的论点影响下,作业治疗学以"有目的的活动(purposeful activities)""作业角色(occupational roles)""作业活动表现/行为(occupational performance/behavior)"为中心,建立了专业理论、研究及实践体系。

二、我国作业治疗的发展和现状

我国现代作业治疗起步较晚,20世纪80年代康复医学引进后才开始引入作业治疗的概念,随后部分单位开始派专业人员赴日本等国学习作业治疗。1989年,原卫生部发布了《医院分级管理

（试行草案）》，要求二、三级医院必需设立康复医学科并应设立作业治疗科（室），促进了国内第一批作业治疗室的建立。在发展初期，多数单位作业治疗工作仅开展了手功能训练、木工等作业活动。20世纪90年代后期，人们对作业治疗的作用和重要性的认识逐渐提高，部分地区陆续开展了认知训练、矫形器制作、ADL训练、文体训练等工作。21世纪后，作业治疗进入有序发展阶段，大部分大型医院和康复中心都设立了作业治疗科（室），开展了系统的现代作业治疗工作。

国内OT人才培养与供应方面落后于康复医学发展需求，近年来进入有序发展阶段。20世纪80年代中国康复研究中心、同济医科大学附属同济医院以培训班形式开设了比较系统的作业治疗课程，开始了OT人才的培养。2006年，首都医科大学的作业治疗课程正式得到了WFOT认可，首批十余名OT学生毕业。2008年四川大学华西临床医学院康复医学系与香港理工大学合作，将康复专业分为物理治疗、作业治疗及假肢矫形三个专业，是国内最早开办康复专业的重点大学。2017年，首都医科大学、昆明医科大学、四川大学、上海中医药大学、福建中医药大学五所大学的作业治疗学士课程得到世界卫生组织的认可。2013年，四川大学-香港理工大学灾后重建与管理学院联合培养作业治疗专业准入硕士生，该专业课程是国内首办的作业治疗硕士课程。

第三节　作业治疗的基本理论

理论是用于阐述和解释现象并系统地总结和描述各种概念之间关系的系统化的科学知识，是关于客观事物的本质及其规律性的相对正确的认识，是一种通过逻辑论证、思维判断、推理表达出来的知识体系。作业治疗的相关理论，是康复医学工作者一直在追寻和探讨的课题。

一、作业治疗的理念及思路

近些年来，虽然作业治疗理论体系有了很大的发展，并产生了多种观点或多个流派及多种实践模式，但它们的理论尚不够全面、系统和完善，各有其特点。纵观来看，目前国际上普遍认同的理念及思路认为：人通过自己的作业活动行为，可以协调和改善躯体及心理功能；人、环境和作业活动之间的相互作用，可促进人的身心健康；人对于活动的控制和调节，是通过大脑的控制和各系统的协调得以完成的，即人体是一个具有负反馈的控制系统，这个系统是将各种感觉信息作为反馈，用以提高活动控制的效率和准确性，强调的是外周感觉的反馈作用。如当一个人伸手去拿东西或做某项活动时，视觉、听觉或触觉便能不断地去感觉信息，并将这些信息不断地反馈到大脑神经中枢，然后，人体控制系统通过不断地修正和调节，最后拿到所需要的东西或完成某项活动。人在学习和掌握某种活动技能或任务的过程中，即是通过这种程序进行学习，掌握新的技能，促进功能的恢复。

人的各种活动或运动的技巧或技能，可通过不断地反复学习而获得，并从运动的生物力学和行为学来解释运动的现象。在作业活动中，以活动或任务为中心，从作业活动的不断实践中获得技能或功能恢复，更具有实用价值。作业治疗就是运用有目的性和选择性的活动，不断反复地进行训练，掌握活动的技巧，建立适应环境要求的生活习惯。在20世纪60年代初，玛莉·赖利曾提出了"人可从内在精神意志得到力量，用双手去影响自己的健康状况"的论点，并认为"人有一种要去掌握、控制和改善自己及环境的天性"。这是作业治疗的理论基础，即作业治疗可以改善人的躯体和心理状态或功能，从而获得康复治疗效果。

二、作业治疗基本模式理论

"模式"就是从不断重复出现的事件中发现和提炼出的规律，是解决问题的经验总结。在作业治疗这门学科中,包含了多种理论模式。目前,较为流行的几种作业治疗模式有作业表现模式(occupational performance model,OPM)、人类作业模式(model of human occupation,MOHO)、人-环境-作业模式(person-environment-occupation model,PEO)及重建生活为本作业治疗模式等,本节对上述模式进行简单介绍。

1. 作业表现模式　1994年,美国作业治疗协会统一将此术语作为作业治疗世界性的蓝本。其正式名称为作业治疗实践框架。该模式强调作业能力是作业治疗的根本目标,作业技能是作业活动基本组成部分,强调作业活动要重复进行,各种技能之间相互影响,作业能力可根据个人的不同背景及所处的环境不同而改变。

作业表现模式基本内容及框架包括以下三个方面。

（1）作业活动行为范围　包括日常生活活动、工作及生产活动、休闲活动等。

（2）作业活动行为技能　包括感觉运动技能、认知技能、社会心理技能等。

（3）作业活动行为情景　包括时间范畴、环境范畴等。

2. 人类作业模式　该模式提供了一个人类的作业适应和治疗的过程,并认为作业是人类健康不可缺少的基本活动。人类作业模式强调两个要点:一是人的行为是动态的,并因其所处的环境不同而有差异;二是作业对个人自我组织很重要。在设定好目标后,在人的意志控制下得以完成,人们能保持或改变他们的能力,并能产生新的经验,增加自信心,提高环境的适应能力。

在人类作业模式中,人是一个开放式的反馈系统。这个系统包括输入、处理、输出及反馈四个环节,人在接收外界环境及个人内在的信息后,会加以分析和处理,这个过程可受到个人的躯体功能状况、心理情绪、经验等因素的影响。信息经过适当的处理和组织后,输出成为作业行为。有关的结果信息会形成反馈,进一步推动这个互动过程。人的作业行为与外界环境可形成互动,这一过程不断形成循环以完成作业活动。作业治疗可以促进个人的成长及环境的改善,建立对人体健康有良好作用的良性循环。

3. 人-环境-作业模式　该模式阐明了作业的良性循环就是人、环境及作业的相互结果。人有一种探索、控制及改变自己和环境的天性。我们的日常生活就被认为是人与环境的互动,这一互动的过程是通过作业活动而进行的。其互动的过程是动态的,并随着环境变化而不断改变。与此同时,人、环境及作业三者之间相互影响,关系密切。因此,人-环境-作业模式对分析个人背景情况、环境因素及作业活动的关系和性质及指导临床作业治疗具有重要的意义。

对于婴幼儿及儿童,环境因素在该模式中占有较大的比重。他们正处于生长发育及求学阶段,需要重塑自身新的形象和能力,从而寻找符合自身发展的作业活动模式。而在成年人中,环境因素的影响则相对较少,但个人的因素所占比重则逐渐扩大,作业能力随个人的能力增加而增强。在此阶段,人有自己的主见,并有寻找自己的事业、工作、兴趣、爱好、交际的需求,从而肯定了自我在家庭和社会中的角色。而对于老年人,随着年龄的增长和个人能力的下降,个人的因素会逐渐减少,而环境因素又会再次成为主导作业能力的因素。此时,老年人多已退休或在家休息,他们需要家人的照顾,需要一个安静及安全的环境以安享晚年(图1-1)。

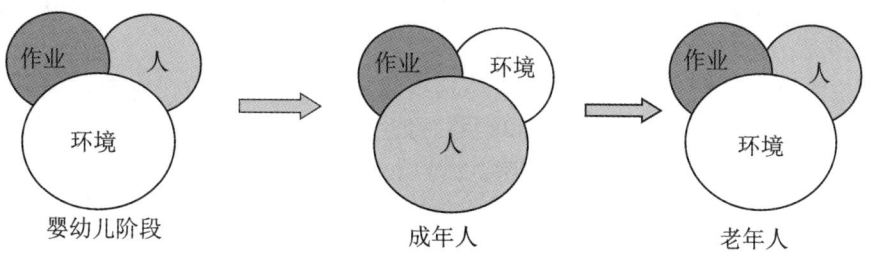

图1-1　人-环境-作业模式在个人不同阶段的变化

4.重建生活为本作业治疗模式　2015年由香港职业治疗学院资深作业治疗师梁国辉提出。"重建生活为本"是一套集身体功能、生活能力和幸福生活为一体的前瞻性康复模式,是一种处于高层次的、方向性的整体康复理念。在促进身体基本功能、认知及言语功能恢复的基础上,增加更贴近生活的训练方法。这个模式旨在把基本功能转化成生活能力,以建立能维持身心健康的生活方式。其核心内容包括能力阶梯、重建生活六步曲、三元合一重建过程、作业治疗核心手段、作业活动效果八要素和重建生活为本作业治疗36项目等。

(1)能力阶梯概念　把各层次能力由最基础的器官功能排列到最高的生活方式。两者之间由下而上包含器官功能、任务技能、生活技能、生活能力、社会角色及生活方式。上层功能需要下层功能的支持,但不受其限制。

(2)重建生活六步曲　重建生活的六个阶段描述如下。①患者首先要配合康复专业人员的指导,积极参与各种促进基本身体功能恢复的治疗活动。②尽量利用受限的功能,最大程度独立自理及完成力所能及的生活作业。③在不同生活领域中学习适应性或代偿性生活技巧。④在不能完全恢复的情况下,调节个人生活目标及别人对自己的期望,建立新的社会角色。⑤再就个人喜好及客观条件,编排活动优先的主次,形成新的生活方式。⑥最终逐渐安排足够的生活内容,重建成功、愉快、幸福及有意义的生活方式,以维持身体及心理健康。六步曲之间虽然有先后次序,但不是指六个步骤,先完成了第一步,再走第二步,走完第六步就到达终点。每步独立发展,采取螺旋演变模式,在该步里逐步重建。但步与步之间亦有承前启后的关系,前面一步的变化支撑后面一步的发展,慢慢向"构建幸福及有意义的生活"迈进。治疗师根据患者个人进展及环境情况,协助患者按部就班,逐渐重建新的愉快生活方式。

(3)三元合一作业治疗　是重建生活为本作业治疗模式中最重要内容之一。在重建生活过程中,强调重建生活能力、重建生活意志及重建生活方式同样重要,三者相辅相成,需要同步进行。应用三元合一理念设计治疗活动的原则是治疗师应选择接近患者发病前的习惯活动,或病愈后要参与的活动作为治疗任务,再加入训练能力及意志的元素,同时促进生活能力及生活意志的重建。

(4)作业治疗核心手段　在重建生活为本作业治疗模式中,作业治疗的手段分为三大核心种类,包括作业活动、访谈及环境调适。其中作业活动更是核心中的核心。访谈是把生活教练理念融入重建生活为本康复模式的一种访谈方式,通过访谈,利用患者重建幸福、愉快生活的本能欲望,引导其成功的经历被重新点燃,可通过调节学习新的生活技巧、调节个人期望及生活环境,达到减轻功能障碍对生活的影响。

(5)作业活动效果八要素　为使日常作业活动对患者在不同康复阶段产生确切疗效,治疗师要设计符合"效果八要素"的作业训练活动。八个要素包括以下几个方面。①患者认为活动是重要的、有兴趣或有意义的;②有难度及有挑战性;③可学习正常活动模式或方式;④可学习代偿性或适应性方法;⑤训练过程愉快;⑥经努力可获得成功;⑦完成后感觉良好;⑧容易体验的成功与进步。八要素不是针对某项作业活动而言,也不只是针对个别患者一般情况而言,是由患者参与某项作业活动的主观经历来判断。因此,八要素具体任务设定时既要事先与患者进行沟通设计准备,又要在执行时弹性调节,务求参与者能经历到有疗效的训练过程,这对治疗师的专业技巧要求非常高,也是作业治疗专业能力的核心之一。

(6)重建生活为本作业治疗36项目　要体现重建生活为本作业治疗服务,治疗师须有能力提供多元化、生活化及系统化的作业治疗训练项目。经过长期的临床实践,重建生活为本筛选了9类共36项训练项目。表1-2详列了36项重建生活为本的作业治疗项目。

表1-2 重建生活为本作业治疗项目

1. 重建生活为本访谈/小组	19. 作业活动训练:手工/工艺
2. 康复/作业治疗宣教小组	20. 作业活动训练:八段锦/太极
3. 家属宣教/辅导	21. 认知训练:基本功能(桌面活动)
4. 康复团队重建生活为本康复评价会	22. 认知训练:基本功能(计算机辅助)
5. 日间体位摆放指导/设备	23. 认知训练:情景模拟
6. 肌张力控制运动	24. 认知训练:作业活动
7. 自理训练(病房、床边)	25. 认知训练:社区活动
8. 自理训练(模拟家居)	26. 社区生活技巧训练:电动楼梯
9. 任务/游戏形式训练:上肢	27. 社区生活技巧训练:外出购物/超市
10. 任务/游戏形式训练:全身协调	28. 社区生活技巧训练:乘坐交通工具
11. 情景模拟训练:坐位平衡	29. 社区生活技巧训练:餐厅
12. 情景模拟训练:站立平衡	30. 社区生活技巧训练:郊游
13. 情景模拟训练:上肢(减重)	31. 家居安置:出院前准备面谈/小组
14. 情景模拟训练:上肢	32. 家居安置:家访(家居安全、改装评定)
15. 情景模拟训练:全身协调	33. 家居安置:家访(自理及家务训练)
16. 作业活动训练:家务	34. 家居安置:家访(家居康复指导)
17. 作业活动训练:烹饪	35. 家居安置:周末回家安排
18. 作业活动训练:文体康复	36. 家居安置:生活重整面谈/小组

第四节 作业治疗的适应证、禁忌证及注意事项

作业治疗主要是针对患者因各种功能障碍而影响日常生活、工作和休闲等活动的情况,进行有针对性的、有目的的、个体化的治疗,是患者回归家庭和社会的桥梁,也体现着"以人为本"的康复医学特色,在康复医学中占有极其重要的地位,具有极其广泛的实用价值。但作业治疗也具有相应的适应证、禁忌证及需要注意的事项。

一、作业治疗的适应证

作业治疗适用于各种原因导致的在日常生活活动、工作或休闲娱乐活动中出现功能障碍的患者,适应证非常广泛。其主要适应范围如下。

1. 神经系统疾病　如脑卒中、脑外伤、脑瘫、脑炎、脑瘤术后所致瘫痪,帕金森病、老年性痴呆、脊髓损伤、脊髓灰质炎后遗症及各种原因引起的周围神经损伤等所致的功能障碍。

2. 运动系统疾病　如四肢骨折、截肢、各种关节炎、关节置换术后、手外伤、软组织损伤等所致的功能障碍。

3. 其他系统疾病及各种原因所致功能障碍　如心肺系统疾病、糖尿病、烧伤、小儿精神发育迟滞、先天性畸形、学习障碍及精神心理障碍性疾病等。

二、作业治疗的禁忌证

作业治疗虽然应用广泛,但对于严重的精神、意识障碍且不能合作的患者,急、危重症及病情不稳定的患者或需要绝对休息的患者等,不宜开展作业治疗。

三、作业治疗的注意事项

作业治疗是以患者为核心,治疗师为指导,由作业治疗师与患者共同完成的,因此,对作业治疗师不仅要求具有较熟练的作业治疗技术,更要求有高度的责任心,应尊重患者的意愿,对患者要热情和耐心地进行指导。在具体治疗工作中,需注意的事项有如下几点。

1. 作业治疗师应有目的地选择作业活动　作业治疗师首先应根据患者的个体功能障碍的特点和评定结果,进行综合分析,有目的地选择作业活动。尽量采取对患者的躯体、心理和社会功能均能起到一定良好作用的作业治疗方法。

2. 作业治疗的选择应与患者所处的环境相适应,具有实用性　所选择的作业治疗活动应具有现实意义,为患者的独立生活和工作提供帮助,与患者的客观需求或条件相一致。

3. 作业治疗过程中要充分重视患者的参与作用,取得患者的密切配合　根据患者的需求及个人背景因素,选择患者有意愿参与的作业治疗方法;或在一定的范围内让患者选择某一作业治疗活动,以提高其主动参与的兴趣,从而提高作业治疗的效果。

4. 作业治疗应遵循渐进性的原则,并可对治疗量进行调节　作业治疗应根据患者的功能障碍情况,制订适宜的循序渐进的作业治疗强度方案。如对作业活动的时间、强度、间歇次数等进行灵活调整,使患者至少能完成70%~80%的作业活动。在完成作业治疗活动的过程中,以不使患者产生疲劳为宜,这可促使患者更好地完成治疗活动。

5. 作业治疗方案应考虑患者在回归家庭、重返社会后环境因素对其功能的影响　如在患者出院后是否能适应环境,或环境是否需要加以改造以利于患者的日常生活等。另外,作业治疗师在对患者进行作业治疗或训练时,应尽量使患者在模拟实际的环境情况下进行,使患者能更好地适应环境,提高患者独立生活的能力。

第五节　作业治疗师的职责

一名作业治疗师不仅要具有丰富的专业知识和技能,而且更需要有敏锐的观察、综合分析和判断能力。作业治疗师必须清楚了解自己工作岗位的职责,才能在日常各项作业治疗工作中正确指导患者进行各种有目的的作业活动,更好地训练和恢复患者的功能。作业治疗师的主要职责如下。

(1)收集患者资料,了解患者的病史,评定患者的功能状况及作业活动能力,对患者的生活和工作环境进行评估或提出改造意见,制订较完善的作业治疗方案。

(2)评价患者自理活动能力,并指导患者进行自我照顾及日常生活活动训练,如穿着衣物、使用餐具进食、梳洗、如厕、床椅间的移动或行走及个人卫生训练等。训练患者用新的活动方式、方法,或应用辅助器具和使用合适的家用设施,发挥残存功能的代偿作用,以提高患者独立完成日常生活活动的能力。

(3)指导患者家务活动训练,让患者懂得如何节省体力、减少家务活动的能量消耗、注意安全等。

(4)指导患者进行触觉、实体觉、运动觉、感觉运动觉等感知觉的功能训练。

(5)指导患者进行认知功能训练,包括注意力、记忆力、定向力、理解力、复杂操作能力、解题能力等方面的训练。

(6)指导患者应用手工艺疗法,进行手功能的锻炼和恢复手的灵巧性(如泥塑、制陶、书画创作、工艺编织等作业活动)。工艺疗法既可改善手的精细活动,训练创造性技巧,也能提高患者的兴趣,改善情绪。

(7)组织患者参加有选择的文娱活动或园艺劳动,可应用中国传统疗法如太极拳、五禽戏等活动,改善患者的协调性,促进患者的肢体功能恢复。

(8)为有运动障碍的患者提供订制或购买辅助器具的咨询,并指导患者使用、保养辅助器具。

(9)为患者提供出院后居家环境改造方面的建议咨询。如进出通路、房屋建筑布局、家具或生活设施的改造、设备使用的安全性等问题,提出建设性的调整和改造意见。

(10)组织和指导患者参加适当的工作和生产劳动,挖掘患者的职业潜能,指导患者实施职业技巧训练。提供有关就业方面的意见和建议,为患者选择最合适的职业提供指导和帮助。

(11)指导患者进行人际交往、沟通技巧、心理调适等方面的训练。

(12)对患者及其家属或陪护者进行有关功能障碍的预防、康复方面的知识教育和培训指导工作。

第六节　常用的作业治疗器械与设施

作业治疗的器械和设备一般比较简单,但种类繁多。临床常用的作业治疗器械和设备有以下几种。

1. 手的精细活动及上肢活动训练器械　如木钉、砂磨板、套圈、七巧板、手指抓握练习器、手指屈伸牵拉重量练习器、手腕功能综合训练器、结扣解扣练习器、计算机等,以及各种训练手指精细抓捏动作用的小粒滚珠、木棒和细小的物件等(图1-2)。

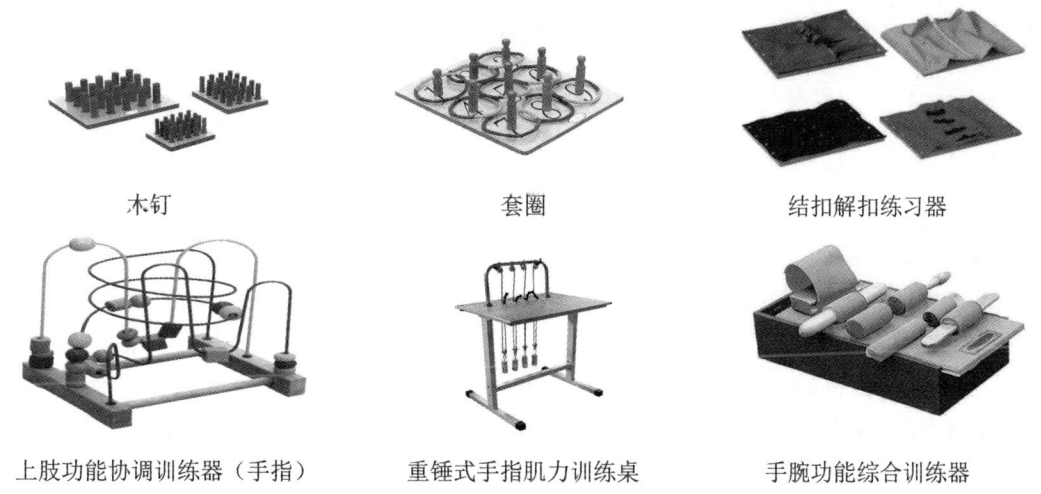

图1-2　手的精细活动及上肢活动训练器械

2. 日常生活活动训练器具　如穿衣钩、扣纽器、穿袜器、鞋拔、长柄子、拾物器、C形夹、姿势矫正镜、个人洗漱物品、清洁用具、餐具、自动喂食器、厨具、家用电器、模拟厕所浴室设备,以及功能独立性评定器具(图1-3)。

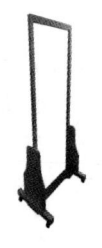 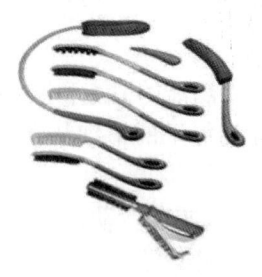 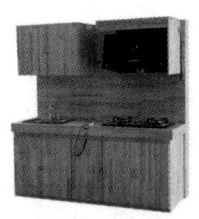

　　姿势矫正镜　　　　　　长柄刷　　　　　　训练用厨具

图1-3　日常生活活动训练器具

　　3.认知功能测量及训练器具　如各种记忆图片、实物、棋牌、积木、拼图材料、交流沟通板,以及实体觉测验器具、感觉统合测验器材和计算机测试软件等。

　　4.工艺治疗用设备或器材　如黏土、制陶材料及其工具和设备,刺绣用材料及器材,竹编、藤编工艺材料及其用具,书法、绘画用笔及其颜料等。

　　5.辅助器具及矫形器　如各种手杖、腋杖、肘杖、轮椅、水平转移车、转移板,以及各种助行器和功能改善用的矫形器等。

　　6.职业能力测试及训练设备　如缝纫机、打字机、台式计算机、各种木工工具、器械维修工具、五金工具、Valpar综合职业技能测试设备(Valpar工作模拟样本评估)等。

本章小结

　　作业治疗是康复医疗最具有特色的治疗方法之一。深刻理解作业治疗的概念,掌握作业治疗的目的、原则和方法,对指导临床开展作业治疗、提高患者的日常生活能力和工作能力有着极其重要的意义。一般作业治疗的方法、种类很多,分类方法各异,临床上我们要根据患者的功能状况、性别、年龄、个人爱好等特点,因地制宜地、有针对性地选择适宜的、个性化的作业治疗方案,掌握和遵循作业治疗的临床适应证、禁忌证和注意事项,开展作业治疗训练,以获得较佳的康复效果。

（王小井）

思考题

一、单选题

1.作业治疗活动是指
　　A.日常各种劳动和锻炼活动　　　　　B.有选择性和目的性的活动
　　C.泛指各种精神治疗活动　　　　　　D.木工、园艺工作
　　E.任何治疗活动

2.作业治疗与运动疗法的主要区别是
　　A.作业治疗以恢复关节活动度和增强肌力为主
　　B.作业治疗的范围是躯体功能障碍
　　C.功能训练的目的不同
　　D.运动疗法的趣味性高

E. 作业治疗的目标是患者的运动功能得到最大限度发挥

3. 以下不属于按作业活动的项目分类的是

   A. 木工作业   B. 认知作业

   C. 制陶作业   D. 金工作业

   E. 心理及精神性作业活动

4. 不属于作业治疗师职责的是

   A. 指导患者家务活动训练   B. 指导患者自助器具的使用

   C. 提供饮食、配餐建议   D. 提供家具环境改造方面的咨询

   E. 康复知识宣传教育

二、简答题

1. 作业治疗的定义是什么？
2. 作业治疗的原则有哪些？

第二章 作业评定及活动分析

★教学目标
1. 掌握作业表现层次评定、作业活动分析的内容。
2. 熟悉作业评定的定义与目的、作业技能层次评定、作业活动分析的概念与方法。
3. 了解作业情境层次评定。
4. 能根据康复医学理论和作业治疗的特点,针对不同的患者开展作业评定与活动分析,制订出个性化的作业治疗方案。
5. 具有良好的沟通能力,能通过与患者及家属沟通,开展相关健康教育;能与康复治疗团队人员进行专业交流和协同开展工作。

作业评定及活动分析是对一项作业活动的基本组成部分及患者完成该项活动时应该具备的功能水平的认识过程。在对患者进行康复治疗前,治疗师应针对患者的情况做出具体的判断,逐步分析患者在回归家庭与社会的过程中需要的基本技能,观察和了解每个作业活动的基本动作组成和顺序。结合患者的需求、兴趣、爱好和生活习惯及环境因素等,制订出适用于患者的个性化治疗方案。

第一节 作业评定

康复评定是收集评定对象的病史和相关资料,提出假设、实施检查和测量,并对结果进行综合、比较、分析、解释,形成结论和功能障碍诊断的过程。作业治疗技术中的功能评定是一个获取患者作业能力信息、发现存在问题、提出治疗目标和计划的过程。通过作业评定,可以发现患者的作业表现障碍、分析障碍的原因,确定治疗目标及指导作业治疗方案的形成。

作业评定与治疗强调以患者为中心,把患者的治疗需求作为基点。根据评定结果及活动分析,可以明确患者的作业表现障碍、功能障碍及其程度,为患者制订适宜的治疗目标及治疗方案。作业评定与康复评定相同,需要贯穿治疗的始终。通过各个阶段的评定,可以判断治疗效果、比较治疗方案的优劣,及时调整治疗计划,留下医疗文书依据。

作业评定一般包括作业表现层次评定、作业技能层次评定和作业情境层次评定。

一、作业表现层次评定

作业表现指个体从事某项作业活动时的表现,是作业治疗的根本目标,其涉及的范围包括与个体相关的所有作业活动。个体的作业表现包括个人因素、环境因素以及从事作业活动的特点。作业表现常常通过个体的日常生活活动、生产性活动、休闲娱乐三个方面体现,三者之间相互关联。作业表现不仅是机体结构本身的作用和效能,更强调个体完成作业的能力及表现,在不同情境下能否很好地表达自我。

(一)作业需求评定

作业表现的评定主要是针对特定个体的角色和需求展开,与服务对象的意愿和其对作业表现的满意度密切相关。作业需求评定是作业治疗的首要环节。作业需求评定可以通过阅读病历、访谈、观察等方法来确定患者的作业需求,也可以通过量表法进行评定。

作业表现评定通常采用加拿大作业表现测量表(Canadian occupational performance measure, COPM)进行评定,COPM 是由加拿大作业治疗学会推广实施的一种以患者为中心,以患者意愿为主要治疗目标的一种评定方法。通过使用 COPM 问卷调查表可以帮助作业治疗师和患者确定功能受限的活动项目(表2-1)。该量表是为作业治疗师而设计的,用于测量随着时间的推移,个体对自身作业表现方面问题自我评价的变化。

表2-1　COPM 评定

姓名:		年龄:		性别:		陈述者(如非本人):	
检查日期:				治疗师:			
预约复查日期:							
复查日期:				治疗师:			
步骤一:确定作业表现方面的问题 与患者见面,鼓励其想象日常生活中有代表性的一天,询问关于自理、生产和休闲活动方面的问题。让患者确定想做、需要做或期望去做的活动。然后要求他们确定哪些活动的完成情况难以令其满意,并把这些活动方面的问题记录在步骤1A,1B 或 1C 中					步骤二:重要程度 用评分标准,让患者对每一个活动的重要性进行打分,分数从1到10,并把得分填在相应步骤1A,1B 或 1C 的空格里		
步骤1A:自理						重要性	
个人自理 (例如:穿衣、洗澡、进食、个人卫生)		_____ _____				_____ _____	
功能性行走 (例如:转移、室内外行走)		_____ _____				_____ _____	
社区生活 (例如:交通工具使用、购物、理财)		_____ _____				_____ _____	
步骤1B:生产活动							
有薪/无薪工作 (例如:找工作/维持工作、义工)		_____ _____				_____ _____	
家务活动 (例如:清洁、洗衣、烹饪)		_____ _____				_____ _____	
玩耍/上学 (例如:玩耍技巧、家庭作业)		_____ _____				_____ _____	

续表 2-1

步骤 1C:休闲活动		
静态娱乐 (例如:爱好、手工艺、阅读)	_____ _____	_____
动态娱乐 (例如:体育活动、郊游、旅行)	_____ _____	_____
社交活动 (例如:探亲访友、电话联络、聚会、通信)	_____ _____	_____

步骤三和四:评分——初次评估和再评估
让患者确定 5 个重要的有问题的活动并记录在下面的表格中,用评分标准让患者就每个问题对自己的表现和满意度进行打分,然后计算总分。总分的计算是把所有问题的表现分或满意度分累加,然后除以问题的总数。再评估的分数以同样的方法计算,同时计算 2 次评估的分数差值

初次评估:			再评估:	
作业表现的问题:	表现 1	满意度	表现 2	满意度
1._____	_____	_____	_____	_____
2._____	_____	_____	_____	_____
3._____	_____	_____	_____	_____
4._____	_____	_____	_____	_____
5._____	_____	_____	_____	_____
评分:	表现 总分 1	满意度 总分 1	表现 总分 2	满意度 总分 2
总分=表现或满意度总分/问题数	_____	_____	_____	_____

表现总分差值=表现总分 2 _____ -表现总分 1 _____ = _____
满意度总分差值=满意度总分 2 _____ -满意度总分 1 _____ = _____
附加记录和背景资料:
初次评估:
再次评估:

(二)日常生活活动能力评定

日常生活活动(activities of daily living,ADL)是指一个人为了满足日常生活的需要每天所进行的必要活动。ADL 分为基础性日常生活活动(basic activities of daily living,BADL)和工具性日常生活活动(instrumental activities of daily living,IADL)。这里介绍几种常用的 ADL 评定方法。

1. **改良 Barthel 指数** 改良的 Barthel 指数(modified Barthel index,MBI)是由加拿大学者 Shah 和 Vanchay 等学者于 1989 年在(Barthel index,BI)的基础上改良而来的。评定方法简单,可信度和灵敏度高,是目前临床和研究中应用较广的一种 ADL 评定方法。该量表共 10 项内容(表 2-2),总分为 100 分,得分越高,独立性越强,依赖性越小。

表2-2 MBI的内容及评分标准

ADL项目	完全依赖1级	最大帮助2级	中等帮助3级	最小帮助4级	完全独立5级
修饰	0	1	3	4	5
洗澡	0	1	3	4	5
进食	0	2	5	8	10
如厕	0	2	5	8	10
更衣	0	2	5	8	10
大便控制	0	2	5	8	10
小便控制	0	2	5	8	10
上下楼梯	0	2	5	8	10
床椅转移	0	3	8	12	15
平地行走	0	3	8	12	15
(坐轮椅*)	0	1	3	4	5

* 只有当被检查者不能行走且使用轮椅时进行评分。总分60分以上提示被检查者生活基本可以自理;60~40分者生活需要帮助;40~20分者生活需要很大帮助;<20分者生活完全需要帮助。

2. 功能独立性量表　功能独立性量表(functional independence measurement,FIM)可以评定患者的躯体功能、言语功能、认知功能和社交功能,是一种较为全面、客观地反映残疾者日常生活活动能力的评定方法。其评定内容包括6个方面,共18项,分别为13项运动性ADL和5项认知性ADL(表2-3)。FIM量表评分采用7分制,即每一项最高分为7分,最低分为1分,总分为126分。得分的高低是以患者独立的程度、对辅助具或辅助设备的需求程度以及他人给予帮助的量为依据,具体评分标准见表2-4。

表2-3 FIM评定内容及动作要点

	评定内容	评定时动作要点
Ⅰ.自理活动	1.进食	食物以通常习惯的方式放在桌上或托盘中后,患者是否可以完成:①使用合适的餐具将食物送入口中;②咀嚼;③吞咽
	2.梳洗修饰	包括:①刷牙(含挤牙膏);②洗脸(不含端脸盆的动作);③洗手;④梳头;⑤刮胡子或化妆等4~5项(女性不化妆,男性留胡子时为4项)
	3.洗澡	包括洗和擦干的动作,范围从颈部以下分为10个区(10%),依次为左上肢、右上肢、胸部、腹部、会阴部、臀部、右大腿、左大腿、左小腿和足、右小腿和足。不含背部。盆浴、淋浴均可
	4.穿上身衣	包括穿脱腰以上的各种内外衣,穿脱假肢或矫形器。动作要点包括取衣、穿、脱、系扣
	5.穿下身衣	包括穿脱裤、裙、袜、鞋,亦包括穿脱假肢和矫形器。动作要点包括套裤腿、上提裤子、系带(扣)、穿袜、穿鞋
	6.如厕	包括清洁会阴部、如厕前脱裤、如厕后提裤

续表2-3

	评定内容	评定时动作要点
Ⅱ.括约肌控制	7.排尿管理	包括排尿的控制水平和使用控制排尿所需的器械和药物
	8.排便管理	包括排便的控制水平和使用控制排便所需的器械和药物
Ⅲ.转移	9.床椅间转移	包括转移过程中的所有动作,如站起、转身移动、坐下。坐在轮椅中时则包括接近床、椅;合上车闸;提起足托、拆扶手、转移并返回等动作
	10.转移至厕所	包括(坐)到便器上和从便器离开2个动作
	11.转移至浴盆或淋浴室	包括进出浴盆或淋浴室的过程。坐在轮椅中时则包括接近浴盆或淋浴室;合上车闸;提起足托、拆扶手、转移并返回等动作
Ⅳ.行进	12.步行/轮椅	包括在平地上行走或驱动轮椅50 m或17 m
	13.上下楼梯	上或下12~14级或4~6级台阶
Ⅴ.表达	14.理解	包括视理解(文字、手语、姿势)或听理解
	15.表达	包括语言的口头表达或非口头(文字、交流工具、手势)表达
Ⅵ.认知	16.社会交往	指在社交和治疗场合与他人相处及参与集体活动的技能,通过言行表现,反映患者如何处理自身利益与他人之间的关系
	17.解决问题	包括解决复杂的问题和日常生活问题。复杂问题包括管理银行账务、参与制订出院计划、服药、解决和别人发生的冲突、求职等;日常生活问题如需要转移时请求帮助,饭菜变质时要求更换,需要护士帮助时知道按呼叫铃等
	18.记忆	在社区或医院环境下,认识常见的人、记住日常活动及履行他人的要求

表2-4 FIM评分标准

无须帮助	活动中不需要他人给予帮助
7分:完全独立	1.不需要考虑安全问题
	2.在合理的时间内完成
	3.不需要修改、使用辅助用具
6分:有条件的独立	1.需考虑安全保证的问题
	2.需要比正常长的时间
	3.需要辅助用具
依赖——需他人帮助	有条件的依赖:患者付出≥50%的努力,根据所需的辅助水平评出5、4、3分
5分:监护或准备	1.需要帮助者,但不必给予身体接触的帮助
	2.需要帮助者做准备工作
	3.需要帮助者的督促、提示
4分:最小量接触性辅助	1.所需要的帮助不多于轻接触
	2.自己付出≥75%的努力
3分:中量辅助	1.所需要的辅助>轻触
	2.自己付出50%~70%的努力
依赖——完全依赖	患者付出<50%的努力,需要最大量和完全的辅助,或者不能进行
2分:最大量辅助	患者主动用力完成活动的25%~49%
1分:完全辅助	患者主动用力<25%,或完全由他人帮助

FIM量表结果判定:得分为126分,为完全独立;得分为108~125分,为基本独立;得分为90~107分,为极轻度的依赖或有条件的独立;得分为72~89分,为轻度依赖;得分为54~71分,为中度依赖;得分为36~53分,为重度依赖;得分为19~35分,为极重度依赖;得分为18分,为完全依赖。

3. 功能活动问卷 功能活动问卷(functional activities questionnaire,FAQ)于1982年由Pfeffer提出,在1984年进行了修订(表2-5)。该问卷得分越高,表示患者障碍越重。正常标准为<5分;≥5分为异常,表示患者在家庭和社区中不可能独立。

表2-5 功能活动问卷

项目	正常或从未做过,但能做	困难,但可单独完成或从未做	需要帮助	完全依赖他人
	0分	1分	2分	3分
1.每月平衡收支的能力、算账的能力				
2.患者的工作能力				
3.能否到商店买衣服、杂货和家庭用品				
4.有无爱好,会不会下棋和打扑克				
5.会不会做简单的事,如点炉子、泡茶等				
6.会不会准备饭菜				
7.能否了解最近发生的事件(时事)				
8.能否参加讨论和了解电视、书、杂志的内容				
9.能否记住约会时间、家庭节日和吃药				
10.能否拜访邻居、自己乘公共汽车				

(三)生产性活动的评定

生产性活动又称为创造性或工作性活动,通过生产性活动可以体现一个人的身份、社会地位及自我价值。生产性活动包括工作、家务管理、照顾他人、学习与上学等方面的内容。

生产性活动评定是作业评定的重要组成部分,通过生产性活动评定,可以了解患者进行生产性活动的能力及潜在能力,为制订治疗目标、确定治疗方案提供帮助。评定内容包括认知功能、职业需求、交往能力、专业特长、工作耐力/体力、工作时作业表现等方面。本章主要介绍评定工作能力的常用方法——微塔法(micro tower,MT),该法主要对运动神经协调能力、空间判断能力、事务处理能力、计算能力和语言能力等进行评定(表2-6),东方人各分项测验的内容和参数正常值见表2-7。

表2-6 微塔法的评定内容

所评定的能力	作业内容
1.运动神经协调能力:用手和手指正确操作的能力	①拧瓶盖、装箱
	②插小金属棒和夹子
	③电线连接

续表2-6

所评定的能力	作业内容
2. 空间判断能力： 正确判断理解图的能力	④看懂图纸
	⑤画图
	⑥查邮政编码
3. 事物处理能力： 正确处理文字、数字资料的能力	⑦库存物品核对
	⑧卡片分类
	⑨分拣邮件
4. 计算能力： 正确处理数字及数字运算的能力	⑩数钱
	⑪算钱
5. 语言能力： 读、写、理解文字及语言的能力	⑫对招聘广告的理解
	⑬传话、留言的处理

表2-7 微塔法评定内容及正常值

评定项目	作业内容	评分依据	最高分	平均值±标准差
1. 拧瓶盖、装箱	把48个瓶盖拧开,并装进大纸箱内	2分30秒内正确拧好和装箱的瓶数	48	35.5±9.87
2. 插小金属棒和夹子	在插孔和插槽内插入小金属棒和夹子	5分钟内正确插入的数目	180	127.1±31.94
3. 电线连接	用剥线钳剥出电线头连接在螺丝上,用螺丝刀拧紧	9分30秒内正确连接的数目	60	38.6±12.84
4. 看懂图纸	按三角法看图,记下物品尺寸	15分钟内看完,回答提问正确	24	23.0±2.16
5. 描图	用"T"尺、三角板、圆规,按样本描图	45分钟内的描绘质量	32	28.6±4.70
6. 查邮政编码	从邮编手册中查出指定地区的邮编	30分钟内正确完成的答案	60	37.3±12.25
7. 库存物品核对	将有错误的记录与正确的对照,并改正	15分钟内查核、改正的数量	80	53.5±18.10
8. 卡片分类	将卡片按字母和数字的顺序排好	25分钟内正确排好的组数	15	11.4±3.41
9. 分拣邮件	将邮件分发到指定单位的信箱中	5分钟内正确分发数	50	44.6±7.49
10. 找钱	用心算收款和找钱	10分钟内正确解答数	10	8.7±1.93
11. 算工钱	由出工账单中计算应得的工钱	6分钟内计算正确的数目	91	67.6±16.14

续表2-7

评定项目	作业内容	评分依据	最高分	平均值±标准差
12.对招聘广告的理解	看广告条文回答问题	30分钟内回答正确的数目	30	24.4±4.25
13.传话	听电话录音后传话	30分钟内正确传递的数目	111	95.0±13.21

(四)休闲娱乐评定

休闲娱乐是作业表现中不可或缺的部分之一,通常是指能给人带来轻松、愉悦感的娱乐消遣活动。通过休闲娱乐评定,可以帮助治疗师更清晰、准确地分析患者目前作业表现的问题,对治疗方案的确定及调整起到积极的作用。

在休闲评定过程中,治疗师可以对患者参与休闲娱乐活动的作业概况、情景特征、休闲活动兴趣、主管经验、个人意义和满意度、休闲的表现技巧(肌力、耐力、协调能力、认知方面的优势和劣势)及参与休闲的个人因素等方面进行评定(图2-1)。

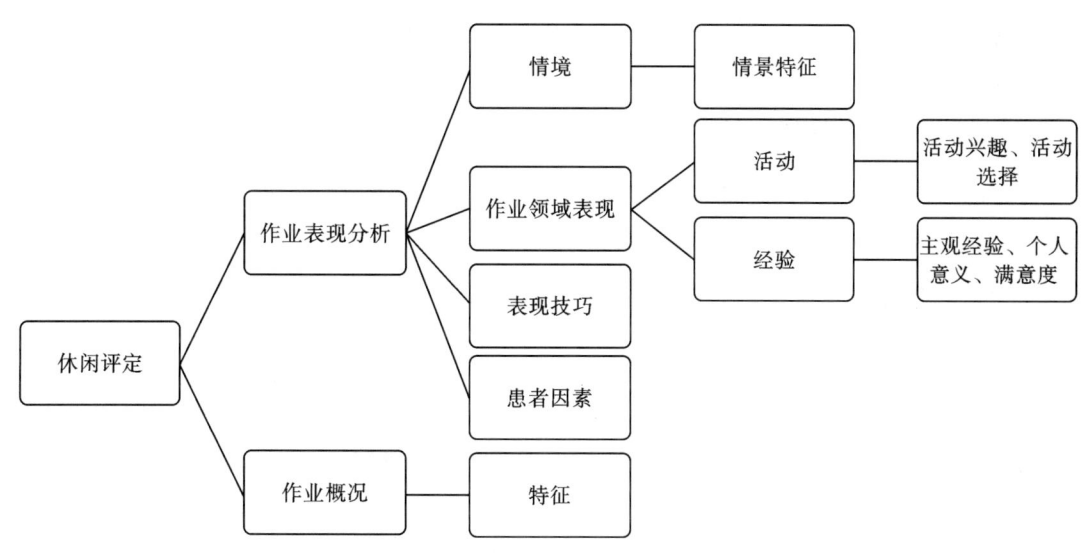

图2-1 休闲评定的特征与过程

在休闲娱乐评定中,各评定工具有不同的评定特征,故治疗师在评定时需要先选择合适的休闲娱乐评定工具,再进行针对患者的评定和作业表现分析。常用的休闲娱乐评定工具见表2-8。

表2-8 常用的休闲娱乐评定工具

名称	形式	评分
MNPS兴趣量表	用以评定老年人的休闲参与,主要评定休闲的4个维度:表现、兴趣、舒适感和动机。此评定工具包括20项休闲活动,如看电视、园艺、运动、社交、烹饪、家务处理等	量表的问题包括:是否执行该活动(是与否),对该活动感兴趣的程度(不感兴趣、没意见或强烈),参与该活动是否有舒适感(是与否),是否希望能参与此活动(是与否)

续表2-8

名称	形式	评分
诺丁汉休闲问卷(NLQ)	用以测量脑卒中老人休闲兴趣的改变。包括30项休闲活动,如园艺、开车、运动、缝纫、看电视等	由康复对象自行填写,需要依循不同的活动填入康复对象的参与活动的频率(规律、偶尔和不曾)
休闲能力评定(LCM)	用以评定康复对象的休闲功能,适用于成人及老人。包括8项评定项目:休闲觉察、休闲态度、休闲技巧、文化/社交行为、人际技巧、社群整合技巧、社交接触和社群参与	评分使用7点量表尺,1分表示完全独立,7分表示完全依赖
活动卡片组(ACS)	以康复对象为中心,用卡片分类与面谈了解康复对象参与活动的情形,适用于各个年龄段。评定图片包括4个类别:工具性ADL,低体能休闲活动,高体能休闲活动和社交活动	由康复对象本身或照顾者完成评定。卡片有5类分类标准:不曾执行的活动,年纪大了不曾执行的活动,现在正在执行的活动,较少执行的活动,放弃执行的活动。医院版本有2类分类标准:病前执行的活动,不曾执行的活动

二、作业技能层次评定

作业技能层次包括的内容广泛,涵盖了评定对象的运动功能(肌力、耐力、关节活动度、运动控制能力)、感觉功能(感觉、痛觉)、认知功能、知觉功能、社会心理功能、手功能等方面的评定。这些功能的缺失或下降,将会对患者的ADL功能产生影响。本章节着重对认知功能与知觉功能常见的评定方法进行简述。

(一)格拉斯哥昏迷量表

格拉斯哥昏迷量表(Glasgow coma scale, GCS)评定是从睁眼、语言反应和运动反应三个方面进行的,昏迷程度以三者分数相加来评估,得分越高,表示受试者意识状态越好(表2-9)。

表2-9 格拉斯哥昏迷量表

观察项目	反应	得分
睁眼(E)	自发性睁眼	4分
	呼唤睁眼	3分
	刺痛睁眼	2分
	对刺激无反应	1分
语言反应(V)	对人物、时间、地点等定向问题清楚	5分
	可应答,但有答非所问的情况	4分
	言语不流利,但字意可辨	3分
	言语模糊不清,字意难辨	2分
	任何刺激均无言语反应	1分

续表2-9

观察项目	反应	得分
运动反应(M)	可按指令做出动作	6分
	能确定疼痛的部位	5分
	对疼痛刺激有肢体躲避反应	4分
	疼痛刺激时,上肢异常性屈曲(去皮质强直)	3分
	疼痛刺激时,上肢过伸(去大脑强直)	2分
	对疼痛刺激无反应	1分

在进行格拉斯哥昏迷评定时,应注意运动反应左侧、右侧可能存在差异,此时取较高的分数进行评分。C分:如因眼肿、骨折等不能睁眼,应以"C"(closed)表示。T分:因气管插管或切开而无法正常发声,以"T"(tube)表示。D分:平素有言语障碍史,以"D"(dysphasic)表示。

格拉斯哥昏迷评定法中最高分为15分,表示意识清楚;12~14分为轻度意识障碍;9~11分为中度意识障碍;8分以下为昏迷。

(二)简易精神状态评定量表

简易精神状态评定量表(mini-mental state examination,MMSE)是一种广泛实用的认知功能筛查工具。主要评定受试者的定向力、注意力、简单计算、记忆、语言、动作计划和视空间能力(表2-10)。

表2-10 简易精神状态评定量表

	评定项目	评分
定向力(10分)	今年是哪一年	1,0
	现在是什么季节	1,0
	现在是几月份	1,0
	今天是几号	1,0
	今天是星期几	1,0
	你住在哪个省	1,0
	你住在哪个县(区)	1,0
	你住在哪个乡(街道)	1,0
	咱们现在在哪个医院	1,0
	咱们现在在第几层楼	1,0
记忆力(3分)	告诉您3种东西,我说完后,请您重复一遍并记住,待会还会问您:皮球、国旗、树木(各1分,共3分)	3,2,1,0
注意力和计算力(5分)	100-7=? 连续减5次(93、86、79、72、65。各1分,共5分。若错了,但下一个答案正确,只记一次错误)	5,4,3,2,1,0
回忆能力(3分)	现在请您说出我刚才让您记住的那些东西	3,2,1,0

续表2-10

评定项目		评分
语言能力(9分)	辨认能力:出示手表,问这个是什么东西	1,0
	辨认能力:出示钢笔,问这个是什么东西	1,0
	复述能力:我现在说一句话,请跟我清楚地重复一遍(四十四只石狮子)	1,0
	阅读能力:我给您一张纸,请您按我说的去做,"用右手拿着这张纸(1分),用两只手将它对折起来(1分),放在您的左腿上(1分)"	3,2,1,0
	三步命令:(出示写有"请闭上您的眼睛"的卡片)请您念一下这句话,并按上面的意思去做	1,0
	书写能力:请您写一句完整的句子(要有主语、谓语、宾语)	1,0
	结构能力 (出示图案)请你照上面图案画下来	1,0

评分标准:满分为30分。正常标准:文盲≥17分,小学≥20分,中学(包括中专)≥22分,大学(包括大专)≥24分。

(三)蒙特利尔认知评估量表

蒙特利尔认知评估量表(Montreal cognitive assessment, MoCA)是一个用来对轻度认知功能异常进行快速筛查的评定工具。分别从注意与集中、执行能力、记忆、语言、视结构技能、抽象思维、计算和定向力8个方面进行评定(表2-11)。

表2-11 蒙特利尔认知评估

姓名:	性别:	年龄: 岁	受教育程度:	日期:	总分:
视空间与执行功能					得分
			复制立方体	画钟表(11点过10分) 轮廓[ ] 数字[ ] 指针[ ]	___/5

续表2-11

命名								
	[ ] 狮子		[ ] 犀牛			[ ] 骆驼		___/3
记忆	读出下列词语,然后由患者重复上述过程,重复2遍,5分钟后回忆		面孔	天鹅绒	教堂	菊花	红色	不计分
		第一次						
		第二次						
注意	读出下列数字,请患者重复(每秒1个)		顺背 [ ]	21854				___/2
			倒背 [ ]	742				
	读出下列数字,每当数字1出现时,患者敲一下桌面,错误数大于或等于2不给分		[ ]52139411806215194511141905112					___/1
100连续减7	[ ]93	[ ]86		[ ]79		[ ]72	[ ]65	___/3
4~5个正确给3分,2~3个正确给2分,1个正确给1分,全部错误为0分								
语言	重复:我只知道今天张亮是来帮过忙的人[ ]							___/2
	重复:狗在房间的时候,猫总是躲在沙发下面[ ]							
	流畅性:在1分钟内尽可能多地说出动物名字[ ]_____(N≥11个名称)							___/1
抽象	词语相似性:香蕉--橘子=水果 [ ]火车--自行车 [ ]手表--尺子							___/2
延迟回忆	回忆时不能提醒	面孔[ ]	天鹅绒[ ]	教堂[ ]	菊花[ ]	红色[ ]	仅根据非提示记忆得分	___/5
	分类提示							
	多选提示							
定向	日期[ ]	月份[ ]	年代[ ]	星期几[ ]		地点[ ]	城市[ ]	___/6

MoCA对识别轻度认知障碍及痴呆的敏感性和特异性较高,耗时约15分钟,总分30分,在不同地区、不同版本的MoCA的划界分有差异,中文版MoCA多以26分为分界线,≥26分为认知正常,若受试者受教育年限小于12年,应在得分基础上加1分。

(四)洛文斯顿认知功能评定

洛文斯顿认知功能评定(Loewenstein occupational therapy cognitive assessment, LOTCA)项目包括定向、视知觉、空间知觉、动作应用、视运动组织时间等。可用于评定脑血管病、脑外伤及中枢神经系统发育障碍等原因引起的认知功能障碍。具体检查内容见表2-12。

表 2-12　LOTCA 测定量表内容

项目	项目类别	方法	分数区间	备注
定向	1. 地点定向	问患者当时所在地点、城市、家庭住址、入院前逗留之处	1~8	
	2. 时间定向	问患者星期几、月份、年份、季节,不看钟表估计当时时间,住院有多久	1~8	
视知觉	3. 物体识别	让患者通过命名、理解、近似配对、相同配对来识别8种日常用品的图片:椅子、茶壶、手表、钥匙、鞋、自行车、剪刀、眼镜	1~4	
	4. 形状识别能力	让患者通过命名、理解、近似配对来辨认8个不同形状的几何图形:正方形、三角形、圆形、长方形、菱形、半圆形、梯形和六边形	1~4	
	5. 图形重叠识别	让患者辨认香蕉、苹果、梨以及钳子、锯子、锄头三者重叠在一起的图形	1~4	
	6. 物体一致性识别	让患者辨别从特殊角度拍摄到的4幅物品的照片:汽车、铁锤、电话和餐叉。给出小汽车的前挡风玻璃、电话的后面、餐叉的侧面、铁锤的侧面	1~4	
空间知觉	7. 身体方向	让患者先后伸出右手、左脚;用手触摸对侧的耳朵、大腿	1~4	
	8. 与周围物体的空间关系	让患者指出房间内前、后、左、右4个不同方向上的4个不同物体	1~4	
	9. 图片中的空间关系	给患者看一幅图片,然后说出图片中人物前、后、左、右的物体名称	1~4	
动作运用	10. 动作模仿	让患者模仿评定者的动作	1~4	
	11. 物品使用	让患者示范如何使用4组物体:梳子、剪刀和纸、信封、铅笔和橡皮	1~4	
	12. 象征性动作	让患者模拟刷牙、用钥匙开门、用餐刀切面包、打电话等动作	1~4	

续表2-12

项目	项目类别	方法	分数区间	备注
视运动组织时间	13.复绘几何图形	让患者临摹圆形、三角形、菱形、正方体和1个复合图形	1~4	时间
	14.复绘二维图形	让患者按照给定的图案绘出几何图形,包括1个圆形、1个矩形、2个三角形以及一些相关的形状	1~4	
	15.插孔拼图	让患者按照给定的图案,用插钉在塑料插板上插出相应的图形	1~4	
	16.彩色方块拼图	让患者按照给定的图案,用彩色方块拼出相应的立体图形	1~4	
	17.无色方块拼图	让患者按照给定的图案,用无色方块拼出相应的立体图形,并说出需要多少个方块	1~4	
	18.碎图复原	让患者按照给定的图案,用9块图案拼出1个彩色蝴蝶	1~4	
	19.画钟	让患者在1张画有1个圆形的纸上画出钟面,注明数字,并标出长短针指在10:15上	1~4	
思维操作	20.物品分类	让患者根据提供的13种物品(帆船、直升机、飞机、自行车、轮船、火车、小汽车、锤子、剪刀、针、螺丝刀、锄头、耙子),按不同的原则分类,并命名	1~5	
	21.Riska 无组织的图形分类	让患者将3种不同颜色(深褐色、浅褐色、奶油色)和3种不同的形状(箭头、椭圆、1/4扇形)的塑料片(共18块),按一定的意图(如颜色或形状)分类	1~5	
	22.Riska 有组织的图形分类	与21检查方法相似,患者按照评定者出示的分类方法对18块塑料片进行分类	1~5	
	23.图片排序 A	给患者5张顺序打乱但内容有联系的图片,让患者排成合理的顺序,并描述故事情节	1~4	
	24.图片排序 B	给患者另外6张顺序打乱但内容有联系的图片,让患者排成合理的顺序,并描述故事情节	1~4	
	25.几何图形排序推理	给患者看一组按一定规律变化的几何图形,让患者按照图形的排列规律,继续排列下去	1~4	
	26.逻辑问题	让患者看4个逻辑文图(每次看1题),然后回答	1~4	
注意力及专注力		根据整个评定过程中患者的注意力及专注力情况评分	1~4	
评定所需时间: 评定过程完成: 一次完成: 2次或以上完成:					

三、作业情境层次评定

患者康复的最终效果除了取决于患者自身作业技能的因素以外,作业表现活动同时受到作业情境因素的影响。作业的情境层次包括了两个方面的内容,一方面来源于康复对象周围的环境因素,包括了家庭环境、工作环境及社区环境;另一方面还受到对于生活质量的影响。

生活质量(quality of life,QOL)是指不同文化和价值体系中,个体对他们的目标、期望、标准以及所关心的事件有关的生存状态的体验。

通过对情境因素的评定,可以帮助治疗师了解患者在家庭、社区及工作环境中的功能水平,安全性及舒适和方便程度,分析患者作业表现活动中的不利及有利因素,为患者制订康复治疗方案和重返社会提供依据,从而提高患者的生活质量。环境评定的方法可参考第九章环境调适的相关内容。本章对生活质量常用的评定方法进行简要介绍。

(一)世界卫生组织生活质量测定简表

世界卫生组织生活质量测定简表(WHOQOL-BREF),具体内容见表2-13。

表2-13 世界卫生组织生活质量测定简表

姓名:	性别:男 女
学历:小学 初中 高中或中专 大专 大学本科 研究生	
婚姻状况:未婚 已婚 同居 分居 离异 丧偶	
现在您正在生病吗? 是 否	
目前您有什么健康问题?	
您的职业是:工人 农民 行政工作者 服务行业 知识分子	
尊敬的患者: 　　这份问卷旨在了解您对自己的生存质量、健康情况以及日常活动的感觉如何,为在护理上提高您的生存质量提供依据,本调查为匿名进行,所有资料均为研究所用,绝对保密,不会对你的病情和治疗带来任何负面影响,请您一定回答所有问题。如果某个问题您不能肯定如何回答,就选择最接近您自己真实感觉的那个答案。 所有问题都请您按照自己的标准、愿望,或者自己的感觉来答。注意所有问题都只是您最近两周内的情况。 例如:您能从他人那里得到您所需要的支持吗? (1)根本不能 (2)很少能 (3)能(一般) (4)多数能 (5)完全能 　　请您根据两周来您从他人处获得所需要的支持的程度,在最适合的数字处打一个√,如果您多数时候能得到所需要的支持,就在数字"4"处打一个√,如果根本得不到所需要的帮助,就在数字"1"处打一个√。 请阅读每一个问题,根据您的感觉,选择最适合您情况的答案。 1.(G1)您怎样评价您的生存质量? (1)很差 (2)差 (3)不好也不差 (4)好 (5)很好 2.(G2)您对自己的健康情况满意吗? (1)很不满意 (2)不满意 (3)既非满意也非不满意 (4)满意 (5)很满意 下面的问题是关于两周来您经历某些事情的感觉。 3.(F1.4)您觉得疼痛妨碍您去做自己需要做的事情吗? (1)根本不妨碍 (2)很少妨碍 (3)有妨碍(一般) (4)比较妨碍 (5)极妨碍 4.(F11.3)您需要依靠医疗的帮助进行日常生活吗? (1)根本不需要 (2)很少需要 (3)需要(一般) (4)比较需要 (5)极需要 5.(F4.1)您觉得生活有乐趣吗? (1)根本没有乐趣 (2)很少有乐趣 (3)有乐趣(一般) (4)比较有乐趣 (5)极有乐趣 6.(F24.2)您觉得自己的生活有意义吗? (1)根本没意义 (2)很少有意义 (3)有意义(一般) (4)比较有意义 (5)极有意义	

续表2-13

7.（F5.3）您能集中注意力吗？
(1)根本不能　(2)很少能　(3)能(一般)　(4)比较能　(5)极能

8.（F16.1）日常生活中您感觉安全吗？
(1)根本不安全　(2)很少安全　(3)安全(一般)　(4)比较安全　(5)极安全

9.（F22.1）您的生活环境对健康好吗？
(1)根本不好　(2)很少好　(3)好(一般)　(4)比较好　(5)极好

下面的问题是关于两周来您做某些事的能力。

10.（F2.1）您有充沛的精力去应付日常生活吗？
(1)根本没精力　(2)很少有精力　(3)有精力(一般)　(4)多数有精力　(5)完全有精力

11.（7.1）您认为自己的外形过得去吗？
(1)根本过不去　(2)很少过得去　(3)过得去(一般)　(4)多数过得去　(5)完全过得去

12.（F18.1）您的钱够用吗？
(1)根本不够用　(2)很少够用　(3)够用(一般)　(4)多数够用　(5)完全够用

13.（F20.1）在日常生活中您需要的信息都齐备吗？
(1)根本不齐备　(2)很少齐备　(3)齐备(一般)　(4)多数齐备　(5)完全齐备

14.（F21.1）您有机会进行休闲活动吗？
(1)根本没机会　(2)很少有机会　(3)有机会(一般)　(4)多数有机会　(5)完全有机会

下面的问题是关于两周来您对自己日常生活各个方面的满意程度

15.（F9.1）您行动的能力如何？
(1)很差　(2)差　(3)不好也不差　(4)好　(5)很好

16.（F3.3）您对自己的睡眠情况满意吗？
(1)很不满意　(2)不满意　(3)既非满意也非不满意　(4)满意　(5)很满意

17.（F10.3）您对自己做日常生活事情的能力满意吗？
(1)很不满意　(2)不满意　(3)既非满意也非不满意　(4)满意　(5)很满意

18.（F12.4）您对自己的工作能力满意吗？
(1)很不满意　(2)不满意　(3)既非满意也非不满意　(4)满意　(5)很满意

19.（F6.3）您对自己满意吗？
(1)很不满意　(2)不满意　(3)既非满意也非不满意　(4)满意　(5)很满意

20.（F13.3）您对自己的人际关系满意吗？
(1)很不满意　(2)不满意　(3)既非满意也非不满意　(4)满意　(5)很满意

21.（F15.3）您对自己的性生活满意吗？
(1)很不满意　(2)不满意　(3)既非满意也非不满意　(4)满意　(5)很满意

22.（F14.4）您对自己从朋友那里得到的支持满意吗？
(1)很不满意　(2)不满意　(3)既非满意也非不满意　(4)满意　(5)很满意

23.（F17.3）您对自己居住地的条件满意吗？
(1)很不满意　(2)不满意　(3)既非满意也非不满意　(4)满意　(5)很满意

24.（F19.3）您对得到卫生保健服务的方便程度满意吗？
(1)很不满意　(2)不满意　(3)既非满意也非不满意　(4)满意　(5)很满意

25.（F23.3）您对自己的交通情况满意吗？
(1)很不满意　(2)不满意　(3)既非满意也非不满意　(4)满意　(5)很满意

下面的问题是关于两周来您经历某些事情的频繁程度。

26.（F8.1）您有消极感受吗？（如情绪低落、绝望、焦虑、忧郁）
(1)没有消极感受　(2)偶尔有消极感受　(3)时有时无　(4)经常有消极感受　(5)总是有消极感受

续表 2-13

此外,还有三个问题:
1. 家庭摩擦影响您的生活吗?
(1)根本不影响 (2)很少影响 (3)影响(一般) (4)有比较大影响 (5)有极大影响
2. 您的食欲怎么样?
(1)很差 (2)差 (3)不好也不差 (4)好 (5)很好
3. 如果让您综合以上各方面(生理健康、心理健康、社会关系和周围环境等方面)给自己的生存质量打一个总分,您打多少分? (满分为 100 分)_____分
您是在别人的帮助下完成的这份调查表吗? 是 否
您花了多长时间来完成这份调查表?_____分钟
感谢您的配合!
填表日期: 年 月 日

(二)健康调查简表

健康调查简表(the MOS 36-item short from health survey,SF-36)是目前国际上公认的具有较高信度和效度的普适性生活质量评定量表之一,主要应用于人群健康状况监测、疗效评价,慢性病患者的健康监测、疾病相对负担的评估,详见表 2-14。

表 2-14 健康调查简表

SF-36 量表的内容
1. 总体来讲,您的健康状况是:
①非常好 ②很好 ③好 ④一般 ⑤差
2. 跟 1 年以前比您觉得自己的健康状况是:
①比 1 年前好多了 ②比 1 年前好一些 ③跟 1 年前差不多
④比 1 年前差一些 ⑤比 1 年前差多了
(权重或得分依次为 1,2,3,4 和 5)
健康和日常活动
3. 以下这些问题都和日常活动有关。请您想一想,您的健康状况是否限制了这些活动?如果有限制,程度如何?
(1)重体力活动。如跑步举重、参加剧烈运动等:
①限制很大 ②有些限制 ③毫无限制
(权重或得分依次为 1,2,3;下同)注意:如果采用汉化版本,则得分为 1,2,3,4,得分转换时做相应的改变。
(2)适度的活动。如移动一张桌子、扫地、打太极拳、做简单体操等:
①限制很大 ②有些限制 ③毫无限制
(3)手提日用品。如买菜、购物等:
①限制很大 ②有些限制 ③毫无限制
(4)上几层楼梯:
①限制很大 ②有些限制 ③毫无限制
(5)上一层楼梯:
①限制很大 ②有些限制 ③毫无限制

续表2-14

(6)弯腰、屈膝、下蹲:
①限制很大　②有些限制　③毫无限制

(7)步行1 500 m以上的路程:
①限制很大　②有些限制　③毫无限制

(8)步行1 000 m的路程:
①限制很大　②有些限制　③毫无限制

(9)步行100 m的路程:
①限制很大　②有些限制　③毫无限制

(10)自己洗澡、穿衣:
①限制很大　②有些限制　③毫无限制

4.在过去4个星期里,您的工作和日常活动有无因为身体健康的原因而出现以下这些问题?

(1)减少了工作或其他活动时间:
①是　②不是
(权重或得分依次为1,2;下同)

(2)本来想要做的事情只能完成一部分:
①是　②不是

(3)想要干的工作或活动种类受到限制:
①是　②不是

(4)完成工作或其他活动困难增多(比如需要额外的努力):
①是　②不是

5.在过去4个星期里,您的工作和日常活动有无因为情绪的原因(如压抑或忧虑)而出现以下这些问题?

(1)减少了工作或活动时间:
①是　②不是
(权重或得分依次为1,2;下同)

(2)本来想要做的事情只能完成一部分:
①是　②不是

(3)干事情不如平时仔细:
①是　②不是

6.在过去4个星期里,您的健康或情绪不好在多大程度上影响了您与家人、朋友、邻居或集体的正常社会交往?
①完全没有影响　②有一点影响　③中等影响
④影响很大　⑤影响非常大
(权重或得分依次为5,4,3,2,1)

7.在过去4个星期里,您有身体疼痛吗?
①完全没有疼痛　②有一点疼痛　③中等疼痛
④严重疼痛　⑤很严重疼痛
(权重或得分依次为6,5.4,4.2,3.1,2.2,1)

8.在过去4个星期里,您的身体疼痛影响了您的工作和家务吗?
①完全没有影响　②有一点影响　③中等影响
④影响很大　⑤影响非常大
(如果7无8无,权重或得分依次为6,4.75,3.5,2.25,1.0;如果为7有8无,则为5,4,3,2,1)

您的感觉

9.以下这些问题是关于过去1个月里您自己的感觉,对每一条问题所说的事情,您的情况是什么样的?

(1)您觉得生活充实:
①所有的时间　②大部分时间　③比较多时间

续表 2-14

④一部分时间　⑤小部分时间　⑥没有这种感觉
（权重或得分依次为 6,5,4,3,2,1）
(2)您是一个敏感的人：
①所有的时间　②大部分时间　③比较多时间
④一部分时间　⑤小部分时间　⑥没有这种感觉
（权重或得分依次为 1,2,3,4,5,6）
(3)您的情绪非常不好,什么事都不能使您高兴起来：
①所有的时间　②大部分时间　③比较多时间
④一部分时间　⑤小部分时间　⑥没有这种感觉
（权重或得分依次为 1,2,3,4,5,6）
(4)您的心里很平静：
①所有的时间　②大部分时间　③比较多时间
④一部分时间　⑤小部分时间　⑥没有这种感觉
（权重或得分依次为 6,5,4,3,2,1）
(5)您做事精力充沛：
①所有的时间　②大部分时间　③比较多时间
④一部分时间　⑤小部分时间　⑥没有这种感觉
（权重或得分依次为 6,5,4,3,2,1）
(6)您的情绪低落：
①所有的时间　②大部分时间　③比较多时间
④一部分时间　⑤小部分时间　⑥没有这种感觉
（权重或得分依次为 1,2,3,4,5,6）
(7)您觉得筋疲力尽：
①所有的时间　②大部分时间　③比较多时间
④一部分时间　⑤小部分时间　⑥没有这种感觉
（权重或得分依次为 1,2,3,4,5,6）
(8)您是个快乐的人：
①所有的时间　②大部分时间　③比较多时间
④一部分时间　⑤小部分时间　⑥没有这种感觉
（权重或得分依次为 6,5,4,3,2,1）
(9)您感觉厌烦：
①所有的时间　②大部分时间　③比较多时间
④一部分时间　⑤小部分时间　⑥没有这种感觉
（权重或得分依次为 1,2,3,4,5,6）
10.不健康影响了您的社会活动（如走亲访友）：
①所有的时间　②大部分时间　③比较多时间
④一部分时间　⑤小部分时间　⑥没有这种感觉
（权重或得分依次为 1,2,3,4,5）
总体健康情况
11.请看下列每一条问题,哪一种答案最符合您的情况？
(1)我好像比别人容易生病：
①绝对正确　②大部分正确　③不能肯定　④大部分错误　⑤绝对错误
（权重或得分依次为 1,2,3,4,5）

续表2-14

(2) 我跟周围人一样健康：
①绝对正确　②大部分正确　③不能肯定　④大部分错误　⑤绝对错误
（权重或得分依次为5,4,3,2,1）
(3) 我认为我的健康状况在变坏：
①绝对正确　②大部分正确　③不能肯定　④大部分错误　⑤绝对错误
（权重或得分依次为1,2,3,4,5）
(4) 我的健康状况非常好：
①绝对正确　②大部分正确　③不能肯定　④大部分错误　⑤绝对错误
（权重或得分依次为5,4,3,2,1）

（三）生活满意指数量表A

生活满意指数量表A(life satisfaction index A, LSIA)是一种常用的主观生活质量评定方法。评定时，让患者仔细阅读量表中的20个项目并做出"同意""不同意"的选择，计算出相应的分数。LSIA总分为20分，12分为正常，评分越高表示生活质量越高，详见表2-15。

表2-15　生活满意指数量表A

项目	同意	不同意	其他
1. 当我年纪变大时，事情似乎会比我想象的要好些	2	0	1
2. 在生活中，和大多数我熟悉的人相比，我已得到较多的休息时间	2	0	1
3. 这是我生活中最消沉的时间	2	0	1
4. 我现在和我年轻的时候一样快活	2	0	1
5. 我以后的生活将比现在更快活	2	0	1
6. 这是我生活中最佳的几年	2	0	1
7. 我做的大多数事情都是恼人和单调的	0	2	1
8. 我希望将来发生使我感兴趣和愉快的事情	2	0	1
9. 我所做的事情和以往的一样使我感兴趣	2	0	1
10. 我觉得自己衰老和有些疲劳	0	2	1
11. 我感到我年纪已大，但它不会使我麻烦	2	0	1
12. 当我回首往事时，我相当满意	2	0	1
13. 即使我能够，我也不会改变我过去的生活	2	0	1
14. 和我年龄相当的人相比，在生活中我已做了许多愚蠢的决定	0	2	1
15. 和其他与我同年龄的人相比，我的外表很好	2	0	1
16. 我已做出从现在起一个月或一年以后要做的事的计划	2	0	1
17. 当我回首人生往事时，我没有获得大多数我所想要的重要东西	0	2	1
18. 和其他人相比，我常常沮丧	0	2	1
19. 我已得到很多生活中我所希望的愉快事情	2	0	1
20. 不管怎么说，大多数普通人都变得越来越坏而不是好些	0	2	1

第二节 作业活动分析

活动是人类生长发育的一种过程或现象,是生命的体现,是人对于外部世界的一种特殊表现方式。在作业治疗的过程中,活动是其核心,是指人利用其身心能力、时间、精力、兴趣及注意力达到预定目标的过程。

作业治疗活动是一项有目的、有选择性的活动,作业活动本身具有两方面的意义,一方面是作业治疗的方法与手段,另一方面作业活动是作业治疗的目的与意义。

活动分析是对特定背景下的活动进行分析,把活动分解成若干个步骤,分析在完成每个步骤时需要提供和使用的工具及完成该活动过程中所存在的安全隐患以及所需要的特定技能,但不涉及生活方式和生活环境。

作业活动分析是指分析具体一个人在实际环境中想要做或需要做的作业活动的表现,是考察患者实际作业表现与作业活动需求与环境之间动态关系的过程。目的为明确患者在实际环境中特定的作业表现潜能和会遇到的潜在的问题。作业活动分析是研究、调查特定活动的过程,以区分活动的各个组成部分,实现活动分析和整合。在患者的康复过程中,对于活动的分析程度将会影响评定与治疗的质量,对患者回归家庭与社会有着指导意义。

一、作业活动分析的内容

作业活动分析可在作业治疗模式下进行,形成活动分析模板。不同的活动分析模板所关注的活动侧重点是有所不同的,大致包括以下几个方面。

1. 活动名称 简要描述活动的内容。例如脑卒中患者的手功能训练活动——剪贴画。
2. 活动的适合性 分析活动适合的年龄、性别、社会文化或教育背景,以及所属的活动范畴。
3. 活动所需的物品 分析活动时需要的设备、工具、材料等。如剪贴画活动,所需工具包括剪刀、铅笔、胶水等;所需材料包括彩纸、橡皮泥、各种豆类、树叶等。
4. 活动所需空间 分析活动时活动的地点、位置等环境因素。
5. 社会需求 分析活动时需要的社会和文化需求,主要包括活动是个人进行还是多人同时进行;若是多人同时进行,患者与其他人的关系;患者在活动中承担的角色;活动的规则;活动的文化及象征性意义等。
6. 活动的时间、顺序、模式 分析活动需要的时间、有无特定的执行时间、执行频率;活动的组成步骤、每个步骤之间的顺序;活动的变化情况,是否需要重复进行等。
7. 活动所需技能 分析活动时所需要的技能,包括运动能力(力量、协调、耐力等)、认知能力(注意力、记忆力、定向力等)、感觉与知觉能力(触觉、辨别觉等)、情感(价值观、道德观等)、沟通交流能力等。
8. 身体结构和功能 简要列出活动过程中所需要的身体结构和身体功能。例如剪贴画活动,患者身体能够在坐位下保持的时间、构图能力、情感投入、手眼及躯干的结构是否正常等。
9. 注意事项 分析在执行活动时,活动的安全程度。特别是活动对老年人、儿童、认知障碍等特殊群体是否具有危险性。
10. 活动的难易程度 对活动进行难易程度的调整,以应对患者不同的能力,从而达到预期的目标。

二、作业活动分析的方法

作业活动分析通常是在不同的作业治疗模式下进行,从作业活动本身开始分析其相关的内容因素。作业活动分析可以利用作业表现分级代码进行分析,详见表2-16。

表2-16 作业表现分级代码

代码	类别	各层级的含义与内容
G	作业组别	根据主题进行分组,主要由个人或社会命名的一组作业活动,包括自理活动、生产活动、休闲活动
F	作业活动	一组有意义的活动,持续或有规律地进行,特别是指主要的、占主导地位的活动
E	活动	包含一个或一组任务
D	任务	一个或一组涉及工具使用的行动
C	行动	一组有目的的、能被观察到的、有产品或结果的运动模式,可以涉及物料的使用,不能被动完成,所有的行动都含有身体、认知和情感的成分
B	运动模式	能够被观察到的,由一个或多个关节完成的运动动作
A	随意运动	受意识控制、主动完成,围绕一个关节的简单运动,所有的随意运动都含有身体、认知和情感的成分

作业表现的水平与患者康复的结局关系密切,作业表现的层级越高,表明患者的个人能力水平越高,获得更高作业表现层级水平的功能独立的机会就越大。如果个体的作业表现层级仅限于随意运动或数量极少的运动模式水平,意味着依靠患者其个人能力获得更高作业表现层级水平功能独立的机会就越小,需要更多地依赖于环境提供更多的支持,需要活动的简化或替换。

作业表现分级代码是作业治疗师进行作业活动分析的重要工具之一,能够帮助作业治疗师迅速发现患者的障碍出现在哪个层级上,有助于帮助治疗师分析导致问题的原因,并确定可能有效的解决办法,为患者回归生活与社会提供作业活动分级与简化的依据。

本章小结

作业评定及活动分析是作业治疗过程中非常重要的环节。作业治疗强调以患者为中心的理念,结合患者的作业需求、兴趣爱好、职业、生活习惯及所处的环境,因人而异地为患者制订出治疗方案,使作业治疗的内容与患者的功能水平及日常生活、工作、休闲等活动协调一致,让患者能积极主动参与社会活动,达到回归家庭、重返社会的目标。综上所述,作业评定与活动分析对制订个性化的治疗方案,选择和实施作业治疗方法,判断临床康复的治疗效果有着重要的临床意义。

(李婉莹)

思考题

一、单选题

1. 下列关于COPM的说法正确的是
   A. COPM评定包括自理活动及工作生产两方面的内容
   B. 治疗师依据COPM的结果为患者制订作业治疗方案,直到患者出院前,不得更改治疗计划
   C. 治疗师以自身的工作经验和擅长治疗的项目为患者制订最佳的康复方案
   D. COPM使患者从一开始就主动地参与到作业治疗的过程中
   E. COPM评定时,评估的项目仅限于量表中所列出的活动

2. 在作业治疗评定中,MBI量表属于
   A. 作业需求评定　　　B. 日常生活活动能力评定　　　C. 生产性活动评定
   D. 休闲娱乐评定　　　E. 环境评定

3. 下列不属于作业活动分析内容的是
   A. 活动所需技能　　　B. 活动的注意事项　　　C. 活动所需空间
   D. 活动的社会需求　　E. 活动的等级

4. 关于作业表现分级代码,表述正确的是
   A. F代表活动,包含一个或一组任务
   B. D代表任务,指活动中所涉及的工具
   C. 作业组别包括了自理活动、生产活动、休闲活动
   D. 行动指一系列的运动模式,仅包含了身体成分
   E. 作业表现水平的高低与患者的个人能力水平成反比

5. 改良Barthel指数评分为39,说明患者
   A. 生活需要帮助　　　B. 生活需要很大帮助　　　C. 生活基本可以自理
   D. 生活完全需要帮助　E. 生活需要中等帮助

6. 关于FIM量表,下列说法正确的是
   A. 评分采用8分制
   B. 患者总得分为18分,表示目前处于重度依赖
   C. FIM量表中不包含言语功能评定
   D. 包括10项运动性ADL和9项认知性ADL
   E. 认知项目评定包括社会交往、解决问题、记忆三项内容

7. 关于简易精神状态评定量表,下列说法错误的是
   A. 简称为MMSE
   B. 评定内容包括定向力、注意力、语言等方面
   C. 满分为35分
   D. 正常标准为中学(包括中专)≥22分
   E. 是一种认知功能筛查工具

二、简答题

1. 作业活动分级的内容大致包括哪些?
2. 为什么要进行作业评定?
3. 什么是作业活动分析?

第三章 日常生活活动能力训练

> ★教学目标
> 1. 掌握日常生活活动能力训练的定义、分类和治疗作用。
> 2. 熟悉日常生活活动能力训练的内容及操作方法。
> 3. 了解日常生活活动能力训练的临床应用。
> 4. 对功能障碍的患者康复治疗有整体思路,能针对患者具体问题开展针对性治疗训练;能借助和使用康复辅助器具,提高患者的日常生活能力。
> 5. 具有良好的沟通能力,能通过与患者及家属沟通,开展相关康复教育;能与康复治疗团队人员进行专业交流和协作开展工作。

作业治疗是康复医学的重要组成部分。作业治疗师根据患者的功能障碍情况,通过选择性的作业活动对患者进行康复训练,以帮助患者重拾生活为本,提高生活质量,真正回归家庭和社会。日常生活活动能力训练是作业治疗的重要内容之一,常用于治疗各种功能障碍导致的日常生活活动能力受损或丧失的患者,是一种提高患者生活自理能力的治疗技术,在患者的康复治疗中发挥重要作用。掌握日常生活活动技能是患者走向独立的重要一步。作业治疗师必须从实际出发,根据患者功能障碍的不同和个体差异等,综合各方面因素,制订详细可行的训练计划,有步骤地进行日常生活活动的训练。一般可在日常生活的真实环境中进行训练,并对特定的动作进行分析,必要时使用辅助器具。本章将为大家介绍不同功能障碍患者常用的日常生活活动及其训练内容。

第一节 日常生活活动能力训练的原则

日常生活活动能力是决定患者生活自理程度和能否回归社会的重要因素。日常生活活动能力训练是作业治疗中必不可少的工作内容,作业治疗师的训练方向是根据患者的实际身体情况最大程度地(可借助合适的辅助工具)教会患者完成基本的日常生活活动和工具性日常生活活动,提高患者的日常活动能力。

一、定义

日常生活活动是指人为了维持日常生活反复使用的必需的最基本的活动,例如衣、食、住、行、个人卫生等。日常生活活动能力训练(ADL训练)是指在临床作业治疗中以改善或恢复患者日常生活活动能力而进行的一系列训练。

二、分类

日常生活活动分为基础性日常生活活动和工具性日常生活活动。

基础性日常生活活动是指人为了维持最基本的生存必须每天进行的活动,包括患者需要掌握的最基本的生活自理及其功能性转移,如进食、穿脱衣、洗漱、如厕等日常基本活动。

工具性日常生活活动是指人为了维持独立生存需要进行的活动,即在人际交往中,社会中,工作中等达到独立的活动,包括打电话、乘坐交通工具、购物、做家务等。

由于患者的病情程度轻重不一导致具体的功能障碍存在差异,再加上患者的性别、年龄、职业、生活方式及社会环境等因素致使个人需求也不尽相同,因此训练的内容也各有不同。作业治疗师必须根据评估结果,综合各方面因素,制订出切实可行的符合患者个体的治疗方案,开展针对性的日常生活活动训练。

三、目的

提高患者日常生活自理能力,重新学习和掌握日常生活活动技能,回归家庭及社会是作业治疗的最终目标,因此日常生活活动训练在作业治疗中显得尤为重要。

日常生活活动能力训练的作用包括以下几个方面:①激发患者康复训练的动力,增强其康复的自信心;②挖掘患者潜在的功能,建立或维持患者最大程度的自理能力,降低其依赖心理;③维持或提升患者的躯体功能(关节活动度与灵活度、机体的协调与平衡能力、肌力或肌肉耐力等);④通过日常生活训练,发现患者实际的日常生活障碍,找出实用的解决方案(如辅助用具、改造环境等),提高患者的生活适应能力。

四、原则

进行日常生活活动训练前,必须要先进行日常生活活动能力的评定,临床中常用的评定量表为日常生活活动评定量表,根据具体的评定结果,制订出科学合理的康复目标和训练方案。

(一)针对性训练

根据患者的自身情况找出患者具体的功能障碍,结合患者及其家属对功能恢复的需求,制订适合患者的训练方案,如对于需要回到工作岗位的年轻人,需要尽早确定训练的重点是放在患侧手还是健侧手,对于老年人可以采取两侧同时训练的方法。

(二)遵循循序渐进的原则

训练应由易到难,突出重难点。可将每个训练动作分解成若干个步骤一一进行,分析动作障碍原因,逐个掌握后再结合起来进行整体训练,如饮食训练可分为保持坐位平衡,拿碗筷,送食物入口,咀嚼和吞咽等一系列动作。

(三)与实际生活环境相结合

最好能让患者在真实的,有卧室、卫生间、厨房等和自己家庭居住环境相似的训练室中进行训练,提高训练效果。家庭是最好的ADL训练场所。

(四)与实际生活方式相结合

ADL训练的时间最好能和患者平时作息时间相近,如进食训练可以在早、中、晚餐时进行,穿脱衣训练可以在早晨或晚上进行。

(五)整体性原则

患者在进行ADL训练时,也应注意其他方面的功能训练如扩大关节活动度、提高动作的协调性和机体的平衡性以及增强肌力等,以促进患者躯体功能的整体恢复。

(六)合理选择介入途径

治疗师一般通过改良或代偿、建立或恢复两条途径来帮助改善或提高患者的日常生活活动能力。这两条途径都需要结合患者病情程度及其照顾者健康教育的实施,从而确保患者所学习到的日常生活活动技能可以应用在实际的生活中。

1. 改良或代偿 以提高患者日常生活活动能力为目的,将日常生活活动直接渗透到患者的作业活动训练中。首先可以选择一种有利于患者日常生活活动所需要使用的辅助器具,以提高患者的作业完成度。如使用宽松的衣服,便于穿脱;用魔术贴取代鞋带便于穿脱鞋子;配备加粗握柄的勺子,利于手指关节活动受限的患者进食;穿袜辅助器具用于无法弯腰或坐位平衡能力差的患者进行穿脱袜子等活动。也可以采用改变患者居住环境的方式,例如卫生间安装扶手提高如厕的安全性。当活动本身以及环境无法改变时,那么改变做事的方式,这也是一种提高患者日常生活活动表现的策略。例如单手操作技术即采用了此种策略,偏瘫患者用健侧手穿脱衣服、单手系鞋带等代偿方式。进行日常生活活动训练时,可以采用以完成作业为目的的治疗理念,来拓宽治疗思路,增加治疗的手段,让患者恢复从事有意义的日常生活活动的能力。

2. 建立或恢复 促进患者残损功能的建立或恢复,治疗旨在建立患者尚未成熟的技巧、能力,或使损伤的能力修复或复原。这类治疗途径大多为增强患者的神经肌肉、感觉、知觉认知功能等因素为主,如增强肌力以促进患者的转移及行动能力、改善注意力以增强患者的学习效果等;也可用于改善表现技巧,如增强患者双手协调能力以促进工作的完成。建立表现形式,如协助患者建立早晨的常规活动以避免上班迟到,协助患者建立正常的睡眠与清醒模式,以改善其作业表现。此项介入途径大多在患者疾病后的恢复初期使用,且较适用于具备恢复及学习潜能的患者。

五、注意事项

日常生活活动能力训练是一项非常艰苦的工作,不仅要求作业治疗师要进行全面的评估和细致的指导,更需要患者的主动参与及家属或陪护人员的积极配合。日常生活活动能力训练应注意以下几方面的问题。

(1)在制订训练方案时不仅要结合患者的实际功能障碍程度,还要考虑到患者的生活或工作中的实际需求、家庭居住环境及家庭状况(家属态度、经济条件)等因素,作业治疗师必须对每个患者的家庭生活和工作环境做好实际调查,根据患者的具体情况进行训练,如果训练与实际生活脱节,则会失去 ADL 训练的意义。

(2)在医院中患者的 ADL 训练主要由作业治疗师完成,但也需要患者及其家属积极参与配合,因此需要和患者及其家属建立良好的沟通,先解决患者及家属最迫切要求解决的问题,鼓励患者主动参与训练,在患者需要帮助时,指导家属如何恰当地给予帮助。

(3)ADL 训练一般在早期开始,对于因疾病而引起严重残疾,经过适当训练仍不能独自完成 ADL 的患者,ADL 训练应尽量利用代偿运动或借助必要的辅助器具,以确保患者的日常生活质量。

(4)训练过程中分析日常生活动作的流程,将其分解成多个基本动作,观察患者并用基本成分来比较其表现,分析患者与表现有关的具体问题,带着问题进行训练,可以提高康复训练效果,进行针对性训练,逐一突破后将基本动作结合起来,从而完成一项日常生活活动过程,患者完成动作时,务必要求每个动作的正确操作。

(5)训练时应注意患者的情绪,对患者要有耐心,有恒心,调动患者积极主动参与训练。

(6)作业治疗师设计训练活动时难度要适当,应比患者现有能力稍高但不应相差太远,经患者努力能完成为宜。

(7)患者完成某一作业活动时,应积极引导其把注意力集中在某一功能动作的完成上,不应要求动作过分集中在某一块肌肉、某一关节的活动上。每一项训练活动应维持良好的姿势和位置。

(8)训练过程中,要注意患者有无疲劳,使用工具训练时的安全性。当患者出现疲劳时应进行休息或减量,对不会安全使用辅助器具的患者应进行具体指导。

第二节 基础性日常生活活动训练

基础性日常生活活动训练是日常生活活动训练中非常重要的内容,是功能障碍的患者要达到最大限度生活独立所必须进行的训练,包括自理和床上转移两类。自理主要包括进食、洗澡、修饰(洗漱、刷牙等)、穿衣(穿脱上衣、穿脱裤子等)、如厕等;床上转移主要包括翻身、卧坐转移、床椅转移、坐站转移等。

一、进食

进食的过程比较复杂,不仅涉及相关的肌肉和神经,且与进食的体位姿势、咀嚼吞咽能力等因素密切相关。对于有吞咽障碍或进食不能自理的患者,进行进食训练,不仅可以增强患者对康复的信心,减少患者的依赖性,还可以促进患者的身体健康和对营养的补充。

1. 进食的活动成分 ①拿起餐具,从碗碟中夹住食物。②将食物送入口中。③咀嚼和吞咽食物。④放下餐具。

2. 进食前准备

(1) 进食的体位 培养良好的进食习惯对患者来说至关重要,最好能定时、定量。进食训练应根据患者的身体状况选择既安全又有利于进食的体位,正确的体位是进食的前提,可改善或消除进食障碍患者误吸等症状。对于病情稳定体力较佳且坐位时无直立性低血压反应的患者,应尽量采取坐位进食,头稍前屈。在这种体位下进食,有利于食团向舌根运送,不容易从口中漏出;还可使会厌谷扩大,避免食物进入喉前庭,有利于保护气道,减少鼻腔反流或误咽造成的危险。对于体力较弱不能坐起的患者,可采取半坐卧位的姿势,头部前屈维持在30°以上。

(2) 食物及餐具的准备 训练前需充分评估患者进食的姿势、头的位置和视觉范围、餐具的持握、上肢和手的活动范围和协调性、口的张开程度等情况,结合患者具体的功能障碍,确定适当的进食方法。必要时可提供曲柄匙勺、多用袖套、吸附胶垫、C形夹自助具、防洒盘圈、持杯器等进食辅助器具,为患者使用匙、叉等餐具进食提供便利条件。例如手指不能抓握或者手掌残缺的患者可将多用袖套固定在适当部位,把匙勺等插入袖套便可进行相应的活动,或在进食器具上延长或加粗把手以利于患者抓握;前臂旋转能力丧失的患者可将普通的匙勺折成"L"形,进食时匙勺始终保持水平位以利于患者夹取食物;上肢协调性差的患者或单手用勺进食者可用特制的防洒盘圈以免食物被推出碟外,或在餐具下面放置吸附胶垫以免进食过程中餐具滑动。

3. 单侧上肢功能障碍患者进食训练

(1) 患者坐稳在桌旁,尽量保持对称直立的坐姿,将食物和餐具放在适当的位置,必要时可将餐具应用辅助具固定(图3-1a)。

(2) 伸手拿起筷子或勺子,把餐具放入有食物的碗碟中,夹住食物(图3-1b)。

(3) 张开嘴巴,将食物送入口中,然后合上嘴巴,进行咀嚼和吞咽食物(图3-1c)。

(4) 放下餐具。

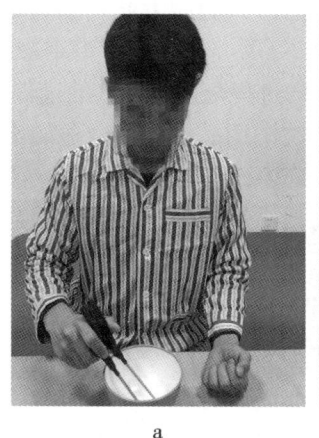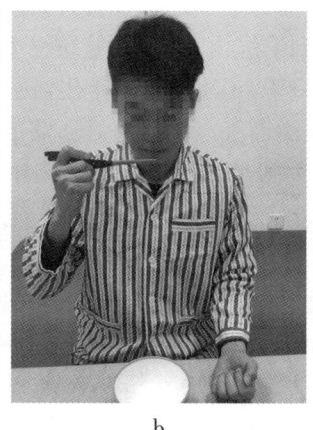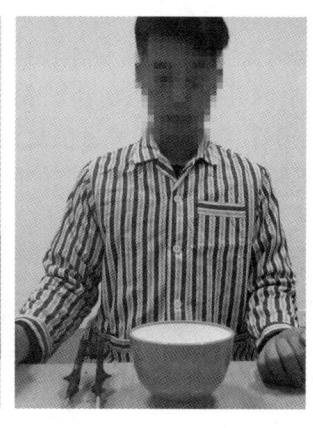

图 3-1　单侧肢体功能障碍患者进食训练

4. 双侧上肢协调功能障碍患者进食训练
（1）将躯干、肘、腕部靠在桌子旁以保持上肢稳定，拿起餐具。
（2）用一侧手固定另一侧上肢，夹住食物。
（3）张开嘴巴，将食物送入口中，然后合上嘴巴，进行咀嚼和吞咽食物。
（4）放下餐具。

5. 注意事项
（1）进食时要保持舒适正确的坐姿，端坐于桌前，头颈部处于最佳的进食位置，患侧手臂置于靠近餐具的位置，手臂的正确位置则可以帮助患者保持对称直立的坐姿。
（2）进食时患者应保持心情放松，注意观察患者的咀嚼能力和吞咽能力，以免进食过程中发生呛咳。
（3）尽可能多地让患者使用患侧手，可让患者用健侧手把食物放在患侧手中，再由患侧手将食物放于口中，以训练健、患侧手功能的相互转换，最后过渡到学会使用患侧手。
（4）进食时最好将食物放在健侧舌后部及健侧颊部，这样有利于食物在口腔中保持及运送。每次进食后都要为患者口腔做好清洁和排痰等工作。

二、洗澡

洗澡对肢体功能障碍患者来说是比较困难的，但大部分患者并不愿意在这方面依赖他人，时间一长患者可能存在负面情绪，因此个人卫生管理的训练对患者来说迫在眉睫，是日常生活活动训练中必不可少的项目。患者一般可以取坐位或站位的淋浴，也可使用浴缸洗澡。由于洗澡间温度较高，潮湿，地面及浴缸壁均较滑，易摔倒，单侧上肢功能障碍患者由于一侧肌力平衡和协调能力均较差，使用浴缸较为困难，当其下肢控制能力较好时，则可使用浴缸洗澡。而双侧下肢功能障碍患者进出浴缸更为困难，容易发生安全问题，建议坐在洗澡椅上淋浴。洗澡前应做好安全措施，如在浴缸底部放置防滑垫；浴缸周围的墙上必须安装好高度合适的安全扶手等。洗澡过程中可用长毛巾或带长柄的海绵刷涂上肥皂后擦洗后背，肥皂可置于专用的肥皂手袋里，将手袋挂在椅子旁或卫生间的墙上的挂钩上，方便患者够取，防止肥皂从手中滑落。

1. 洗澡的活动成分　①准备所需的洗浴用品和温度合适的水。②脱下衣服。③站在/坐在淋浴下或移进浴缸里。④擦洗身体。⑤冲净身体。⑥擦干身体。⑦穿上衣服。

2. 单侧功能障碍患者浴缸洗澡训练　①准备好所需的洗浴用品和温度合适的水。②坐在紧靠浴缸的椅子上,脱下衣服。③双手托住患侧下肢放入浴缸内,随后放入健侧下肢。④健侧手抓住浴缸边缘或握持安全扶手,将身体转移到浴缸内,沿浴缸壁缓慢坐下。⑤清洗时,可借用带圈毛巾、长柄浴刷、沐浴球等擦洗身体。⑥洗浴完毕,走出浴缸。走出浴缸的过程与进入浴缸的过程相反。

3. 双侧下肢功能障碍患者浴缸洗澡训练　①准备好所需的洗浴用品和温度合适的水。②脱下衣服。③将轮椅靠近浴缸,刹住轮椅手闸。④把双下肢搬入浴缸内。⑤双手用力支撑浴缸边缘或握持安全扶手,沿浴缸壁缓慢坐下。⑥清洗身体。⑦洗浴完毕,出浴缸。出浴缸的过程与进入浴缸的过程相反。

4. 注意事项

(1) 洗澡时应教会患者使用安全的体位与体位转移方式,学会节省体力。

(2) 进入浴缸前可先坐在池边凳子上再进入浴缸较为安全。学会使用辅助器具,可在浴缸上放置一个椅子或澡盆盖便于患者移动;在西式澡盆内,由于两腿伸直取直腿坐位,麻痹的腿常常浮起,以致身体不能保持平衡,此时就需要压腿棒协助。

(3) 擦洗身体时可以借助特制的手套,用毛巾缝制的两侧都可以装上肥皂,适合两手不能握持的患者。单侧上肢功能障碍患者可将毛巾放在膝上,然后在毛巾上涂抹肥皂。但因患者不能用两手握持毛巾,背部不容易擦洗,可利用长柄刷进行刷洗。

(4) 洗完后,拧毛巾时可以用躯干与上臂夹紧毛巾用健侧手将其拧干,也可用干浴巾从前面越过肩部敲打背部的方法,或使用挂在墙上的干浴巾,让身体背靠在毛巾上摩擦等方法擦干身体。

三、修饰

清洁是人的基本需求之一,不仅可以让人感觉舒适、心情愉快,还可以保持皮肤的正常功能减少感染的机会。修饰对于单侧上肢功能障碍患者而言,能否独立完成修饰训练的动作,与患侧手功能恢复的程度,健侧手的代偿密切相关。单侧上肢功能障碍患者,可鼓励患者先使用健侧手,逐步过渡到采用健侧手辅助患侧手最后只用患侧手的方法进行,尽可能发挥患侧手的残存功能,避免成为失用手。在训练的最后阶段,可应用辅助器具和代偿策略帮助患者完成动作。

(一) 洗脸

1. 洗脸的活动成分　①打开水龙头,冲洗毛巾。②关上水龙头。③拧干毛巾。④擦脸。

2. 单侧上肢功能障碍患者洗脸训练　在水盆内清洁毛巾,拧毛巾时可将毛巾绕在水龙头上用单手拧干,如有条件可在水龙头上安装把手,便于单手操作,也可以改造水龙头,如使用按压式水龙头、加长把柄的水龙头等。

(1) 准备好要使用的物品,靠近水池,站稳或坐稳。

(2) 打开水龙头,将脸盆内装水,关上水龙头。

(3) 将浸湿后的毛巾套在水龙头上或患者患侧前臂上,利用健侧手将毛巾向一个方向拧干。

(4) 将毛巾平放在手掌上擦脸,重复多次。

此类方法也可用于洗手训练,先使健侧手用拧干的毛巾擦洗患侧手,固定好毛巾后再擦洗健侧手。

3. 双侧上肢协调功能障碍患者洗脸训练

(1) 准备好要使用的物品,靠近水池,站稳或坐稳。

(2) 打开水龙头,将脸盆内装水,关上水龙头。

(3) 双手抓住毛巾的两头将其拧干或者缠绕在水龙头上拧至足够干。

(4) 双手拿住毛巾或者一只手托住另一只手肘,擦脸,重复多次。

（二）梳头

1. 梳头的活动成分　①拿起梳子。②梳头。③放下梳子。
2. 单侧上肢功能障碍患者梳头训练　①面对梳洗台，坐稳于椅子上，保持坐位平衡。②拿起梳子梳头，可根据患者情况使用加长、加粗柄的梳子，或是弯曲成角的梳子等辅助器具。③放下梳子。
3. 双侧上肢协调功能障碍患者梳头训练

(1) 面对梳洗台，坐稳于椅子上，将躯干、肘、腕部靠在梳洗台旁以保持上肢稳定。

(2) 面对镜子，用一侧手固定住另一侧上肢，拿起放在台上的梳子。

(3) 梳头。

(4) 放下梳子。

（三）刷牙

1. 刷牙的活动成分　①打开水龙头，将牙杯装满水，关上水龙头。②打开牙膏，将牙膏挤在牙刷上。③刷牙。④拿起牙杯漱口，反复数次，至口腔干净为止。⑤放下牙杯。
2. 单侧上肢功能障碍患者刷牙训练

(1) 准备好要使用的物品（牙刷、牙膏、牙杯等），将其放在靠近水池或靠近患者的合适位置（图3-2a）。

(2) 打开水龙头，将牙杯装满水，关上水龙头。

(3) 可将牙刷固定在架子或是防滑垫上或是用膝盖夹住等来稳定牙刷，便于健侧手将牙膏挤到牙刷上（图3-2b）。

(4) 拿起牙刷刷牙，可选择健侧手辅助患侧手持牙刷，也可以用健侧手持牙刷（图3-2c）。

(5) 拿起牙杯漱口，反复数次，至口腔干净为止。

(6) 放下牙杯。

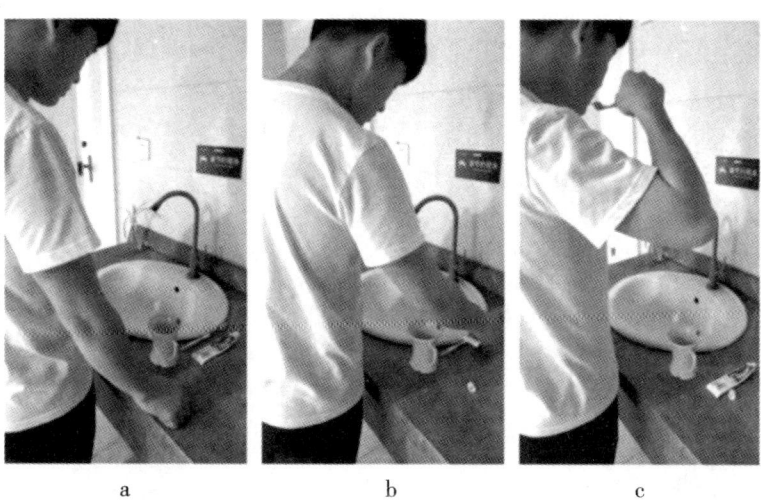

图3-2　单侧上肢功能障碍患者刷牙训练

3. 双侧上肢协调功能障碍患者刷牙训练

(1) 将双侧手臂绑上小沙包以增加上肢稳定性，打开水龙头，将牙杯装满水，关上水龙头。

(2) 用一只手固定牙刷，另一只手把牙膏挤到牙刷上。

(3) 用加粗柄的牙刷，把手抵在桌面增加稳定性，刷牙。

(4) 拿起牙杯漱口，反复数次，至口腔干净为止。

(5)放下牙杯。

四、穿脱衣物

(一)穿脱上衣

从穿衣所用时间长短、肢体功能障碍程度大小对患者所穿衣物的评价综合观察:开衫、方扣、袖子散口的衣服最适于患者穿着,为患者首选;开衫、圆扣、袖子散口的衣服较适合;套头衫因为不用系扣,对于上肢功能较好的患者来说较为容易穿着;而开衫、有拉链的衣服,由于大多数患者用患侧手均不能拉上拉链,因此较为困难。根据患者的平衡能力和扣紧衬衫所需要的时间可选择不同的穿脱衣方法,适宜的穿脱上衣训练,可有效提高患者穿衣能力,极大提高患者生活质量,有利于患者达到生活的自理。必要时可对衣服进行改造:如尽量选择有伸展性的结实布料;衬衫的袖口要大,衣袖宽松,可增大衣服的尺寸;改进纽扣,如选用大的扣子或是辅助器具(如魔术贴、穿衣钩、扣钩等),或在拉链拉锁上装一个小环等。

患者穿衣前须将衣服和辅助器具放在患者容易拿到的地方,学习分辨衣服前后、正反及衣领、袖子的位置等,进行系纽扣、拉拉链、辅助具使用等专项训练,须牢记"穿衣时,先穿患侧后穿健侧;脱衣时,先脱健侧后脱患侧"的顺序,且需要患者具备一定的坐位平衡能力、基本的活动能力或一定的协调性和准确性。存在平衡功能障碍的患者,最好坐在轮椅上或带有扶手及靠背的稳固椅子上,患者双足应平放在地板上或稳定的平面上,躯干坐直,保持坐位平衡。治疗师或家属需在患者患侧或正前方注意保护,以防患者摔倒。

1.穿前开衫上衣的活动成分 ①解开纽扣,理清衣服前后、衣领、袖笼等。②先将一侧手插入同侧衣袖内,再用另一侧手绕过颈后部将衣领拉至该侧肩部,再将手插入该侧衣袖中。③系上纽扣并整理好衣服。

(1)单侧上肢功能障碍患者穿前开衫上衣训练

1)患者取坐位,坐稳,健侧手将衣服正面朝上置于膝关节上,理清衣服前后、衣领、袖笼等(图3-3a)。

2)将患侧手插入同侧衣袖内,用健侧手将衣领向上拉至患侧肩部(图3-3b)。

3)健侧手由颈后部抓住衣领拉至健侧肩部,再将健侧手插入另一只衣袖中(图3-3c)。

4)健侧手系好纽扣并整理好衣服(图3-3d)。

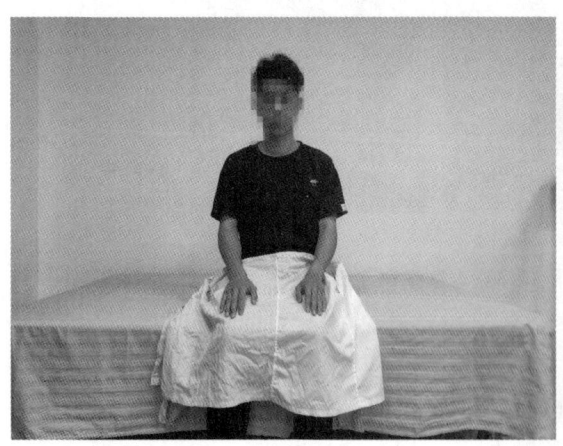

a

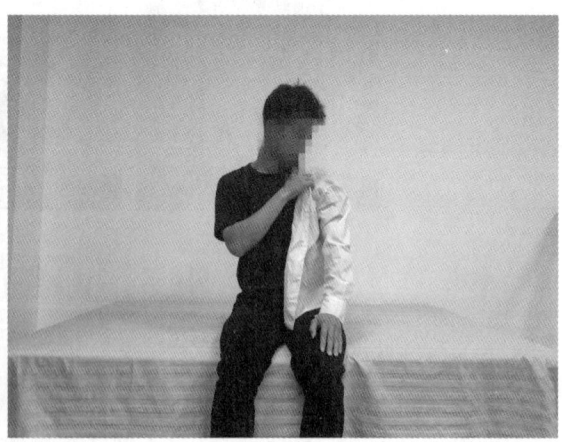

b

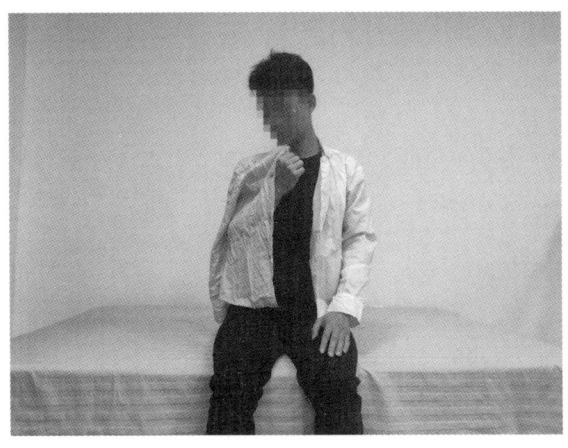
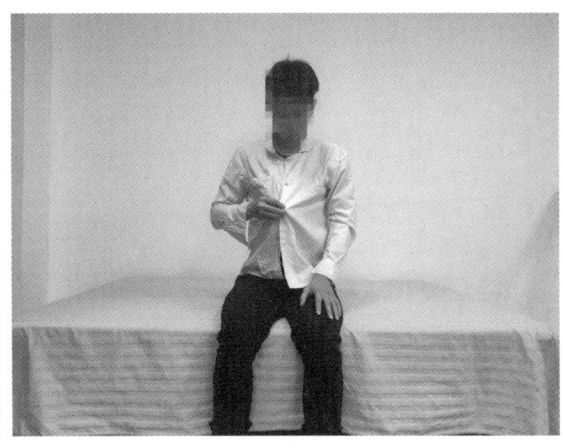

图3-3 单侧上肢功能障碍患者穿前开衫上衣训练

(2)双侧上肢协调功能障碍患者穿前开衫上衣训练

1)患者将衣服正面朝上置于膝关节上,理清衣服前后、衣领、袖笼等。

2)先将一侧手臂伸入袖孔,使袖孔处于肘上部,手露出衣袖。

3)用同样方法将另一侧手臂伸入袖孔,手露出衣袖。

4)低头使上衣及衣领上举过头顶至颈后部。

5)手臂伸直,躯干前倾,使上衣后身沿躯干滑下。

6)系上纽扣并整理好衣服。

2.脱前开衫上衣的活动成分　①解开纽扣。②先将一侧手脱出该侧衣袖,再用另一侧手脱出另一侧衣袖,完成脱衣动作。

(1)单侧上肢功能障碍患者脱前开衫上衣训练　与穿衣相反,先脱健侧,再脱患侧。

1)健侧手解开纽扣(图3-4a)。

2)健侧手先将患侧衣袖脱出患侧肩部,再将健侧衣袖脱出健侧肩部(图3-4b)。

3)健侧手将健侧衣袖全部脱出(图3-4c)。

4)健侧手再将患侧衣袖脱出,完成脱衣动作(图3-4d)。

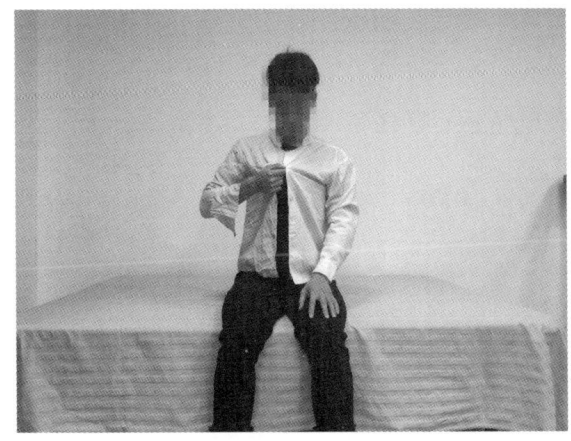
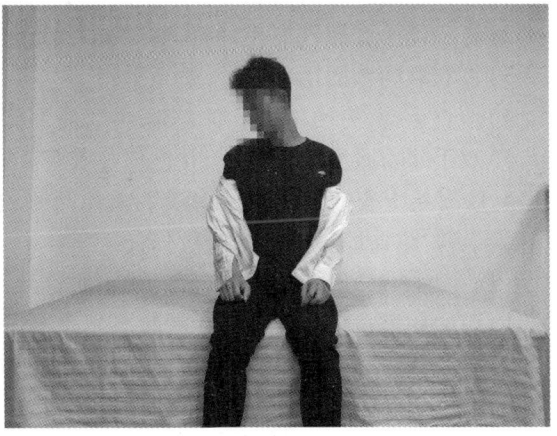

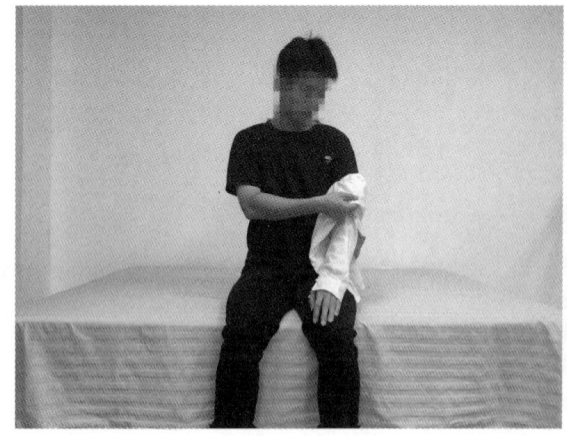
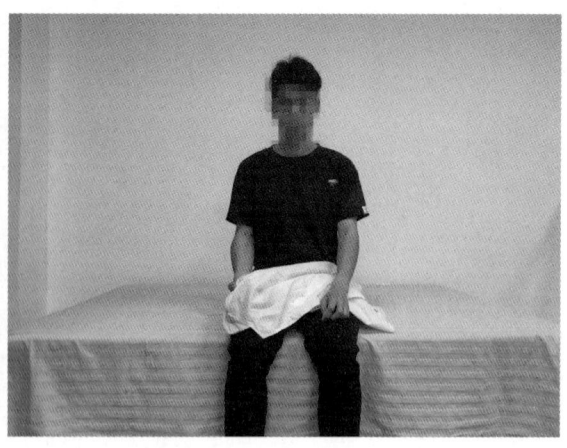

c　　　　　　　　　　　　　　　　d

图 3-4　单侧上肢功能障碍患者脱前开衫上衣训练

（2）双侧上肢协调功能障碍患者脱前开衫上衣训练

1）解开纽扣。

2）一侧手拇指伸入另一侧肩部的衣服里面，将衣服推落肩头直至肘下方（在此过程中可以耸肩以帮助动作完成），屈肘，肩后伸，使衣袖滑落至该侧手臂下方，将该侧手脱出。

3）用相同的方式再脱另外一只衣袖，完成脱衣动作。

3. 穿套头上衣的活动成分　①双手插入两侧衣袖内，并将手腕伸出衣袖。②低头，将头套入领口并伸出。③双手将衣服沿躯干拉下，并整理好衣服。

（1）单侧上肢功能障碍患者穿套头上衣训练

1）患者取坐位，坐稳，健侧手将衣服反面朝上置于膝关节上，下摆朝胸前，衣领在远端。

2）将患侧手插入同侧衣袖内，并将手腕伸出衣袖。

3）将健侧手插入另一只衣袖中，并将整个前臂伸出袖口。

4）健侧手将衣服尽可能拉向患侧肩部。

5）将头套入领口并伸出，并整理好衣服。

（2）双侧上肢协调功能障碍患者穿套头上衣训练

1）将衣服放在膝头，里面向外，前面朝下，衣领对着自己。

2）将双侧手臂插入袖孔，袖孔达至肘上部。

3）将衣服的背面用手握紧，举高手臂。

4）伸直手臂，使袖口滑至肘上部，再弯曲手臂放下，衣服也随之套入。

5）双手将衣服沿躯干拉下，并整理好衣服。

4. 脱套头上衣活动成分　①双手抓住两侧衣服下摆向上拉。②屈肘，肩前屈，使头脱出领口。③高举手臂，将衣袖脱出，完成脱衣动作。

（1）单侧上肢功能障碍患者脱套头上衣训练

1）用健侧手在颈部后方抓住衣服后领向上拉。

2）身体前倾，低头把衣服后领从头顶向前拉下。

3）最后将衣袖脱出，完成脱衣动作。

（2）双侧上肢协调功能障碍患者脱套头上衣训练

1）用双手将套头上衣缓慢往上推至腋窝处，将两只手拇指伸入套头上衣中，使上衣夹在双手虎口处。

2)低头,双手继续向上推,推过头顶,屈颈使衣物落于颈后部。

3)双手沿身体后方向下拉衣袖至肘部,一侧手从身体后方拉另一侧衣袖,同时另一侧肩部耸起,肘部屈曲,使该侧衣袖从手臂脱落。

4)重复以上步骤拉下另一侧衣袖,完成脱衣动作。

(二)穿脱裤子

穿脱裤子的体位有多种,如卧位、坐位、站位等,甚至可以在两种体位转换下进行。卧位下穿脱裤子训练适合腰背控制力量差、已掌握桥式运动训练技巧的患者;坐位下穿脱裤子训练适合绝大多数患者,但需要患者具备一定的坐位平衡能力;站位下穿脱裤子一般不推荐,因为需要患者具备很好的动态站立平衡;坐-卧体位下穿脱裤子适用于站立平衡能力差的患者;坐-站体位适用于在没有扶持下能站立的患者。

对于手功能较差,难以把裤腰系紧的患者,可以改进裤腰,如改用松紧带,松紧带能把裤子系紧,还能使裤子易于穿着;或装上拉链,拉锁扣处可加一个指环带帮助拉上拉链,指环带大小应能让拇指通过,患者需要一只手抓住拉锁的基部,另一只手拇指伸进指环带内,钩起环带向上拉关闭拉锁。

1. 穿裤子的活动成分　①将一侧腿屈髋屈膝交叉放在另一侧腿上。②将该侧腿穿上裤腿后拉至膝盖上方,放下该侧腿。③用同样方法穿上另一侧裤腿。④站起,将裤子拉过臀部提至腰部。⑤系好腰带并整理好裤子。

脱裤子的活动成分与上述穿裤子的顺序相反。

2. 单侧下肢功能障碍患者坐-卧位下穿脱裤子训练

(1)患者坐起将患侧腿屈髋屈膝交叉放在健侧腿上。

(2)患侧腿穿上裤腿后拉至膝盖上方,放下患侧腿,然后穿上健侧裤腿。

(3)躺下,蹬起健侧腿,结合桥式运动抬起臀部,将裤子拉过臀部提至腰部。

(4)系好腰带并整理好裤子。

脱裤子的顺序与上述穿裤子的顺序相反,只需卧位下就可以用健侧足将患侧裤腿脱下。

3. 单侧下肢功能障碍患者坐位下穿脱裤子训练

(1)患者取坐位,将裤子放在患者手容易拿到的位置(图3-5a)。

(2)患侧腿屈髋屈膝交叉放在健侧腿上,以便手能触及患侧脚踝,健侧手穿上患侧裤腿,向上提拉至膝盖以上,放下患侧腿(图3-5b)。

(3)穿上健侧裤腿,身体稍前倾,慢慢抬起臀部并站起,将裤子拉过臀部提至腰部(图3-5c)。

(4)系好腰带并整理好裤子(图3-5d)。

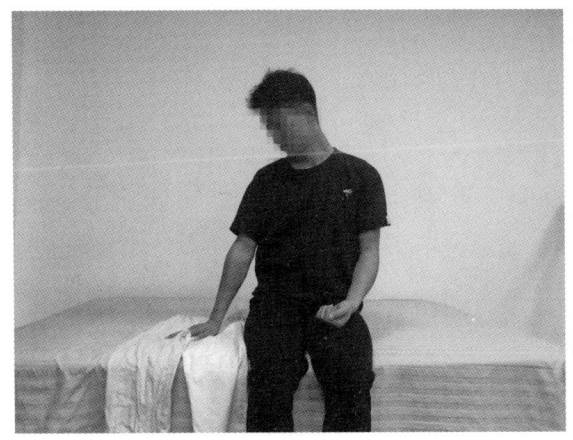
a

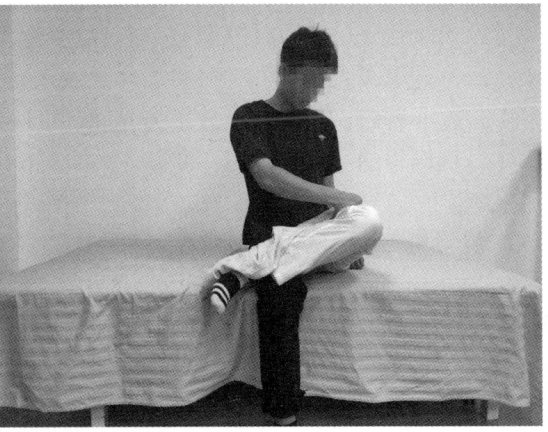
b

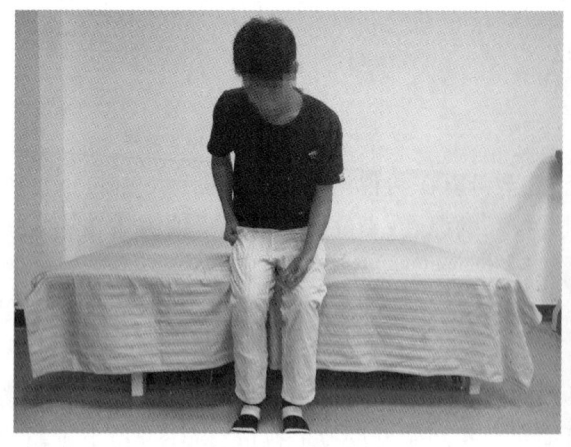
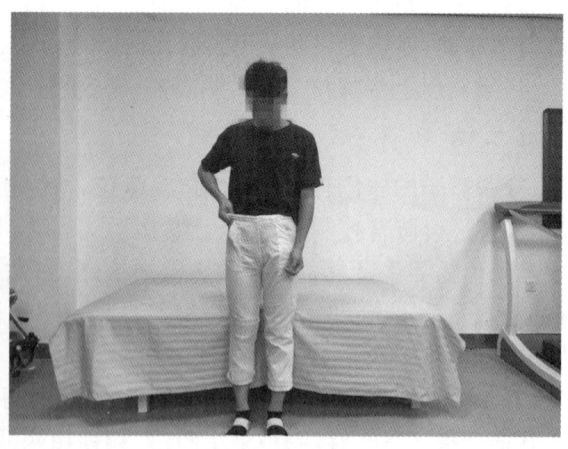

c　　　　　　　　　　　　　　　　　d

图 3-5　单侧下肢功能障碍患者坐位下穿脱裤子训练

脱裤子的顺序与上述穿裤子的顺序相反,先脱健侧,再脱患侧。

4.双侧下肢功能障碍患者穿脱裤子训练

（1）患者坐在床上,把裤子散开放在面前。

（2）一只手伸进小腿下面,屈膝,抬起下肢并使其外旋,使脚指向裤口;另一只手张开裤子,用双手把腿穿进裤腿内,再将腿放下。

（3）以同样的方法穿上另一条裤腿,把裤子提至臀部时,用一只肘支撑着,身体向后倾抬起一侧臀部,把裤子拉过臀部提至腰部。

脱裤子的顺序与上述穿裤子的顺序相反。

(三)穿脱鞋子

穿鞋训练要求鞋子大小合适,易于穿脱。可对鞋子进行改造,如在鞋扣上增加一个尼龙搭扣或在上面缝上一个指环带,便于扣紧鞋子,也可在鞋后面装上一个指环带以助于将鞋穿上,还可借助鞋拔,使患者坐着不用弯腰便可将鞋穿上。

1.穿鞋子的活动成分　①将一侧腿屈髋屈膝交叉放在另一侧腿上。②拿起鞋子,身体稍前倾,将该侧足放入要穿的鞋内。③用同样方法穿上另一只鞋子。

脱鞋的活动成分与上述穿鞋子的顺序相似。

2.单侧下肢功能障碍患者穿脱鞋子训练　先将鞋放到健侧手容易够到的地方。

(1)患者取坐位,将患侧腿提起交叉放在健侧腿上(图3-6a)。

(2)拿起鞋子,身体稍前倾,将患侧足放入要穿的鞋内(图3-6b)。

(3)提起鞋跟,系上鞋带,放下患侧腿(图3-6c)。

(4)用同样的方法穿上另一只鞋子(图3-6d)。

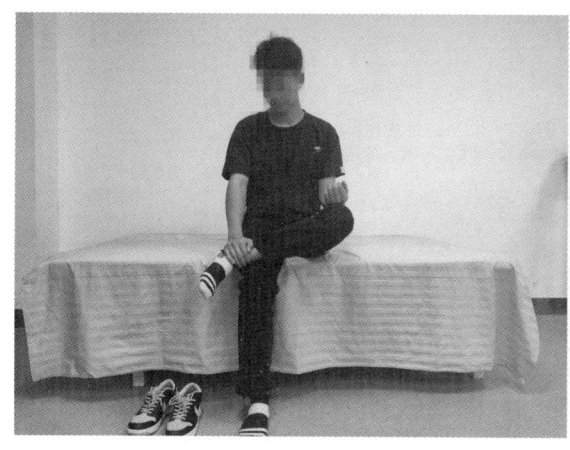
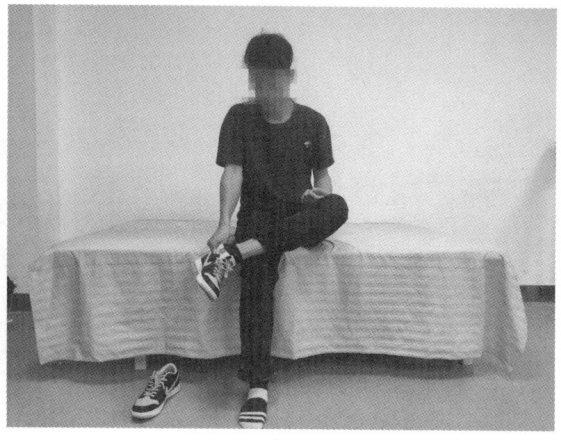
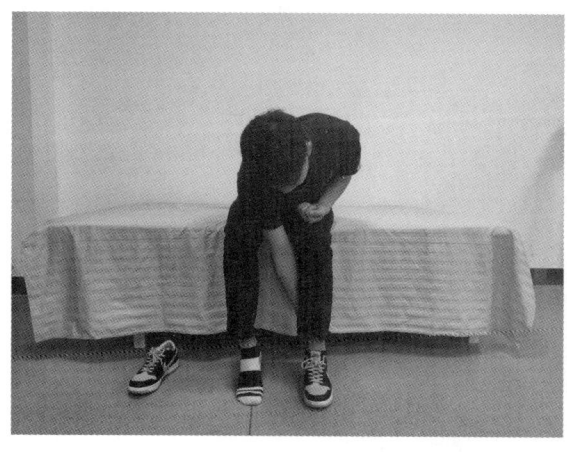
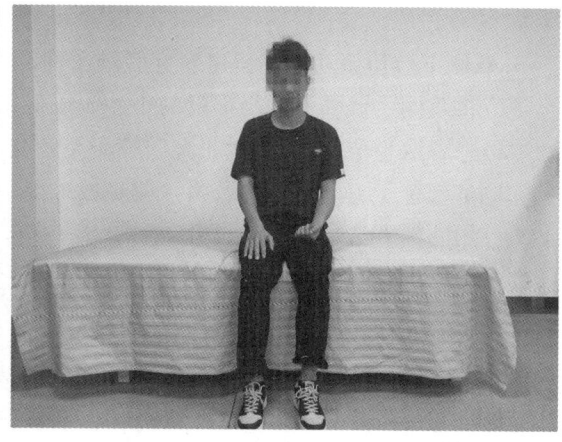

图 3-6　单侧下肢功能障碍患者穿鞋子训练

脱鞋动作和穿鞋动作模式相似,穿脱鞋子时需要注意鞋不能太重或太硬,尽量采用平底鞋,慎用高跟鞋,如有必要,尽量采用松紧鞋而非系带鞋(图 3-7)。

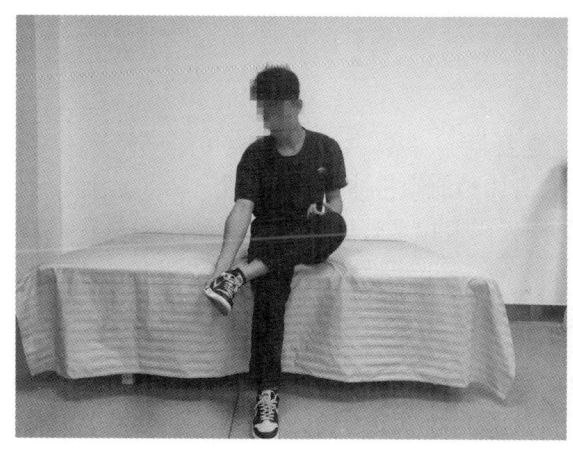
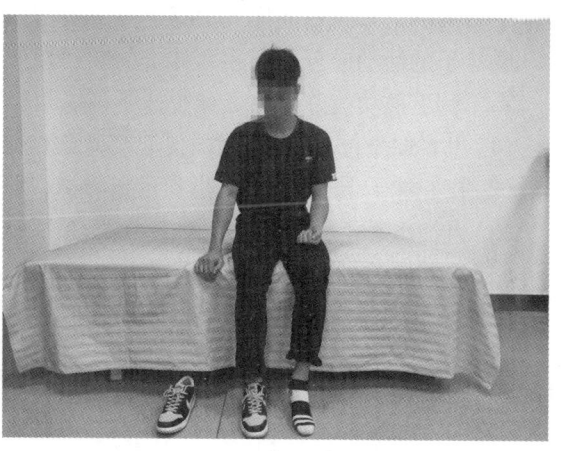

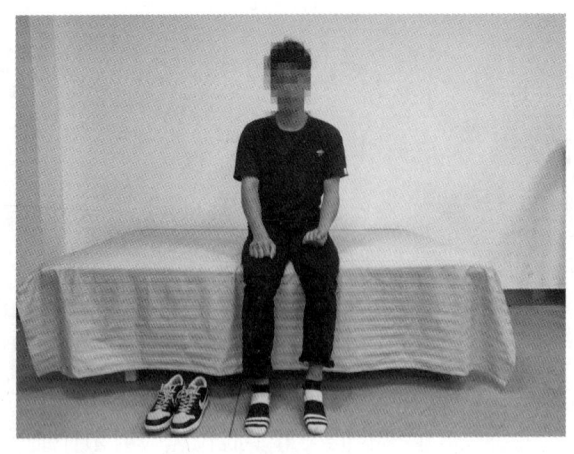

图 3-7 单侧下肢功能障碍患者脱鞋子训练

3. 双侧下肢协调功能障碍患者穿脱鞋子训练
(1)将双侧手臂绑上适当重量的小沙包以保持上肢稳定。
(2)患者取坐位,将一侧腿屈髋屈膝交叉放在另一侧腿上。
(3)拿起鞋子,身体稍前倾,将该侧足放入要穿的鞋内。
(4)用同样方法穿上另一只鞋子。
脱鞋的顺序与上述穿鞋的顺序相似。

(四)穿脱袜子

穿袜时须注意袜口不能太紧,可采用徒手穿袜的方法,用双手拇指把袜口打开,将袜子向两侧拉,使其容易套在脚上,当脚掌穿进袜内时,双手拇指移到袜后部呈钩状,向上拉袜,使袜子通过足跟,再用手拭擦袜子使之易于穿好。对于手指抓握能力差的患者可采用辅助用具,如在袜口里面缝上一个指环带,方便患者利用指环带撑开袜子,或利用穿袜器穿袜,先将袜子撑开套在穿袜器上,再将其套在脚上,然后抽出穿袜器,把袜子向上拉至脚踝。使用穿袜器时,要求患者具有一定的姿势稳定性,并且双手的功能较好。

1. 穿袜子的活动成分 ①将一侧腿屈髋屈膝交叉放在另一侧腿上。②拿起袜子,身体稍前倾将袜子套入脚上。③用同样方法穿上另一只袜子。
脱袜子的活动成分与上述穿袜子的顺序相似。

2. 单侧下肢功能障碍患者穿脱袜子训练
(1)患者取坐位,先将患侧腿提起交叉放在健侧腿上。
(2)找好袜子上下面,用拇指和示指将袜口张开,身体稍前倾将袜子套入脚上。
(3)再抽出手指将袜子拉至踝关节处,最后从脚跟处向上拉平整理。
(4)用同样的方法穿上另一只袜子。
脱袜子的顺序与上述穿袜子的顺序相似。

3. 双侧下肢协调功能障碍患者穿脱袜子训练
(1)将双侧手臂绑上适当重量的小沙包以保持上肢稳定。
(2)患者取坐位,将一侧腿屈髋屈膝交叉放在另一侧腿上。
(3)拿起袜子,身体稍前倾将袜子套入脚上。
(4)用同样方法穿上另一只袜子。

脱袜子的顺序与上述穿袜子的顺序相似。

如果患者髋关节活动能力很好,平衡功能较好,可直接坐在轮椅上向前移动身体,利用一只手分别抬起两侧脚穿上鞋、袜。或者患者坐在轮椅上,把一侧踝部交叉置于另一侧的膝部,保持身体的稳定性,使用双手穿上鞋、袜,为防止踝部倾斜滑下,可以用前臂顶住。患者还可以坐在轮椅上,先将一条腿放在床上,另一条腿屈膝使其踝部置于其大腿部,使脚尽可能靠近身体。这种姿势比较安全稳定,也方便患者使用双手穿上鞋、袜。

(五)注意事项

(1)患者学习独立穿脱衣服时,健侧肢体应具备基本活动功能,有一定的协调性、准确性和肌力。

(2)应将衣服改制成宽松式,尤其对于健侧肢体有关节活动受限障碍的患者,以方便患者穿脱衣服,避免强行穿脱引起关节疼痛,若患者有肩关节半脱位风险时须仔细注意。

(3)内衣以质软、平滑、穿着舒适、穿脱方便为宜,若是前开衫衣服更好。

(4)外衣以宽松式为宜,纽扣以按扣或尼龙搭扣为宜,或者增大扣子面积便于患者系扣。

(5)西服应选择光滑衬里,选择已打好的领带或其他饰物。

(6)穿脱裤子时,患者应具备坐位平衡的能力,掌握桥式运动方法,以便能将裤子拉到腰部。裤子腰带可用松紧带或尼龙搭扣等,也可选用背带挂钩式裤子。

(7)穿脱鞋袜时应注意选择软底、穿脱方便的鞋子,也可在鞋上安装尼龙搭扣或者魔术贴。

(8)对弯腰有困难的患者,可用简易穿袜器及穿鞋器协助穿脱。

(9)在穿鞋及穿袜子时患者不可用力过大,防止患侧上下肢出现联合反应影响动作完成。

(10)训练时治疗师或看护人应在患者患侧保护患者安全,患者和治疗师在训练时都应有耐心且对训练有信心。

(11)每天可利用各种机会让患者练习穿衣服,不要失去每次练习的时机,训练可反复多次,循序渐进。

五、如厕

如厕关乎到患者的自尊心,这是大多数患者最希望解决的问题,也是最难处理的问题之一。如厕训练前患者需具备最基本的坐位与站位的转移能力,坐位平衡和站位平衡能力。做好必要的安全措施,如在马桶旁安装高度合适的扶手,以便患者抓握。在如厕训练前还应准备好需要用到的清洁工具(如卫生纸),将其放在患者能够到的地方,不需要转身就能拿到。

1. 如厕的活动成分　①坐到座厕上。②脱下裤子。③便后处理,进行自我清洁。④穿上裤子。⑤站起。

2. 单侧下肢功能障碍患者如厕训练

(1)患者背对坐厕站立,两脚分开。

(2)一只手抓住扶手,另一只手解开腰带,脱下裤子。

(3)身体前倾,借助扶手缓慢坐下(或蹲下)。

(4)便后处理,进行自我清洁。

(5)一只手拉住裤子,另一只手拉扶手,身体前倾,伸髋伸膝,站立后系上腰带。

3. 双侧下肢功能障碍患者如厕训练

(1)使用轮椅转移至座厕旁。

(2)双上肢抓住扶手,双手同时撑起臀部向座厕方向移动。

(3)脱下裤子。

(4)便后处理,进行自我清洁。

(5)穿上裤子。

(6)双手撑住扶手,从座厕站起。

六、床上转移

床上转移是 ADL 中重要的活动训练内容之一,是患者进行衣、食、住、行等活动的必要前提。长期卧床,可导致一系列严重的并发症,例如下肢深静脉血栓、压疮、坠积性肺炎、肌肉萎缩或者肌肉痉挛等并发症。床上转移训练前应全面了解患者的功能状态,评估患者是否能够进行躯干的主动活动,是否具备较好的静态和动态平衡功能,是否具备基本的遵从简单指令的认知能力。

(一)床上翻身

卧床患者应每 1~2 h 翻一次身,以预防并发症发生。单侧肢体功能障碍的患者如偏瘫在反复多次的翻身训练后则可完成独立翻身动作;双侧下肢功能障碍的患者如 C_6 完全性损伤患者伸肘、屈腕能力较弱,手功能丧失,患者只能利用上肢甩动的惯性,头颈、肩胛带的旋转带动躯干、骨盆及下肢转动完成翻身动作;胸、腰段脊髓损伤者可采用 C_6 完全性损伤患者的翻身方法或直接利用肘部和手的支撑完成向一侧翻身,能够较容易地独立完成翻身动作;双侧肢体功能障碍的患者如四肢瘫患者可在治疗师辅助下完成翻身动作。

1. 床上翻身的活动成分(向左侧翻身) ①头颈屈曲抬起,左转。②右肩屈曲、内旋,肩胛前屈,肘屈。③躯干、骨盆左旋,身体重心左移。④右髋屈曲、内收、膝屈,右足蹬离,跨过左腿,完成翻身。

2. 单侧肢体功能障碍患者从仰卧位到患侧卧位翻身

(1)患者健侧手交叉握住患侧手,下肢屈髋、屈膝,上肢伸肘上举大于 90°(图 3-8a)。

(2)健侧上肢带动患侧上肢左右摆动,当摆向患侧的同时,屈颈向患侧转动头部,利用摆动的惯性转动躯干,依次带动肩胛带、骨盆的转动(图 3-8b)。

(3)健侧腿跨过患侧腿,完成向患侧翻身动作(图 3-8c)。

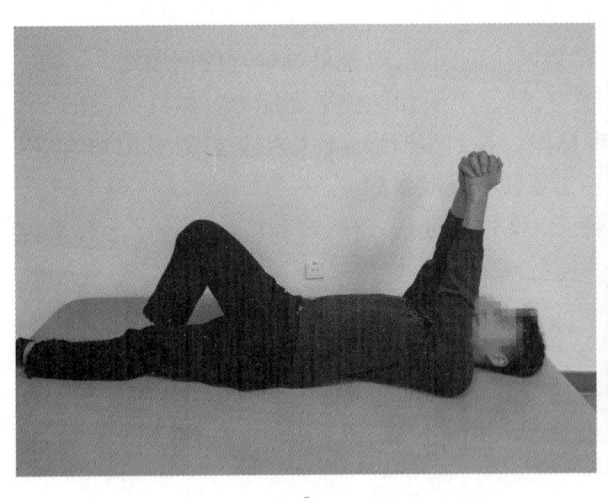
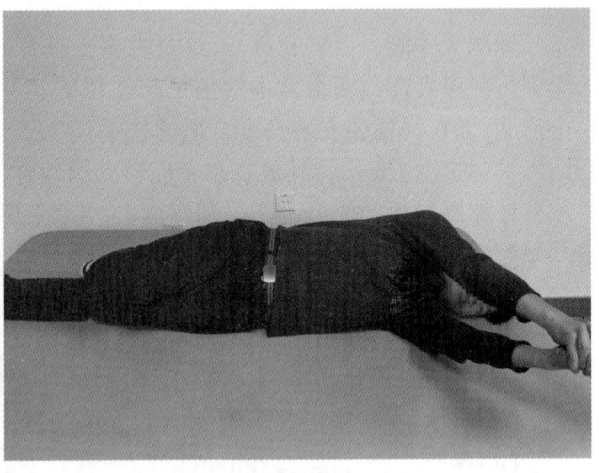

a　　　　　　　　　　　　　　　　b

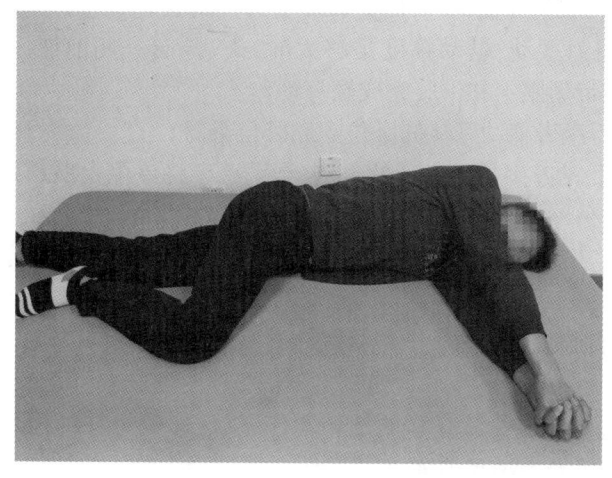

图3-8 单侧肢体功能障碍患者从仰卧位到患侧卧位翻身

3.单侧肢体功能障碍患者从仰卧位到健侧卧位翻身

(1)患者健侧手握住患侧手,上肢伸肘上举大于90°,健侧下肢屈曲,插入患侧腿下方(图3-9a)。

(2)健侧上肢带动患侧上肢来回摆动,上肢摆动的同时,屈颈向健侧转动头部,依靠躯干的旋转带动骨盆转向健侧,同时利用健侧伸膝的力量带动患侧身体完成健侧的翻身动作(图3-9b)。

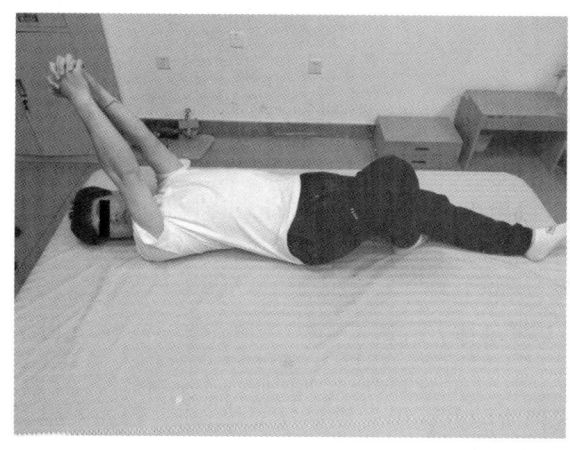 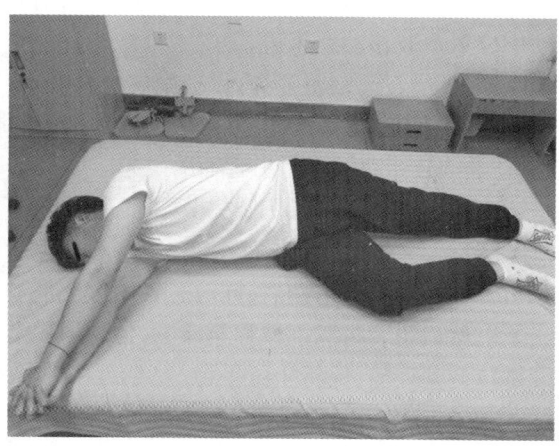

图3-9 单侧肢体功能障碍患者从仰卧位到健侧卧位翻身

4.单侧肢体功能障碍患者床上翻身注意事项

(1)患者向患侧翻身时,患侧上肢应置于身体前方,稍外展,防止患侧肢体受压。

(2)治疗人员站在患者的患侧以便保护患者。

(3)患者向健侧翻身首次不能完成时,治疗师可以协助患者患侧下肢完成屈髋屈膝及骨盆的转动。

(4)患者向健侧翻身时,尽量使患侧肩部前伸,患肢置于身体前方,防止单侧忽略导致患者的患侧肩部被牵拉脱位、疼痛。

5.双侧下肢功能障碍患者从仰卧位到侧卧位翻身

(1)患者仰卧于床面,双下肢交叉,一侧下肢置于另一侧上方。
(2)双上肢向左右用力摆动,摆动幅度足够大时,头、颈向一侧前屈,同时双上肢用力甩向一侧,借助上肢甩动的惯性带动躯干和下肢完成翻身动作。

6. 双侧肢体功能障碍患者辅助下从仰卧位到侧卧位翻身
(1)患者仰卧于床面,治疗师位于患者的一侧,帮助患者将该侧上肢横过胸前,将同侧下肢跨过另一侧下肢,同侧足置于另一侧床面。
(2)治疗师一只手置于患者同侧腰下,另一只手置于患者同侧髋部下方,用力推动患者髋部向上,使患者完成翻身动作。
(3)帮助患者调整好卧姿。

7. 床上翻身注意事项
(1)脊髓损伤早期患者应避免做脊柱的旋转动作,以免影响脊柱的稳定,在他人协助下直线翻身。急性不稳定期过后,可开始翻身训练。
(2)训练前应保证床的空间足够患者安全地翻身,床的高度以患者坐在床沿时双足能够平放在地面上同时保持髋、膝、踝屈曲90°左右为宜。由训练床过渡到家居使用的床时,可根据患者的需要提出改进床的高度的建议。

(二)卧坐转移

卧坐转移就是患者从卧位至坐位或者坐位至卧位转移的一个过程。卧坐转移要求患者具备一定的坐位平衡能力和姿势的控制能力。

1. 从卧位到坐位的活动成分
(1)头前倾,双侧肘屈曲,支撑身体,躯干前倾。
(2)双下肢移动到床边。
(3)移动臀部,调整姿势,保持坐位平稳。
从坐位到卧位的活动成分与从卧位到坐位的顺序相反。

2. 单侧肢体功能障碍患者辅助坐起
(1)患者健侧足从患侧膝关节下插入患侧腿下,将患侧手置于辅助者肩上,辅助者扶住患者的双肩。
(2)辅助者扶起患侧肩,同时患者用健侧肘支撑,抬起上身。
(3)然后患者将双下肢移至床下,伸展肘关节,支撑身体,坐起。
(4)调整姿势,保持坐位平稳。

3. 单侧肢体功能障碍患者独立从健侧坐起　这种活动方式患者较容易完成,并且较为安全,但是可能会引起患者出现联带运动模式,也容易使患者忽略其患侧。
(1)按上述健侧翻身步骤先翻成健侧卧位。
(2)健侧手拉住患侧手于枕前,健侧腿交叉放于患侧腿下方,用健侧腿将双下肢移至床边(图3-10a)。
(3)健侧肘屈曲于体侧,前臂旋前,用肘及手撑起身体坐起(图3-10b)。
(4)调整姿势,保持坐位平稳(图3-10c)。

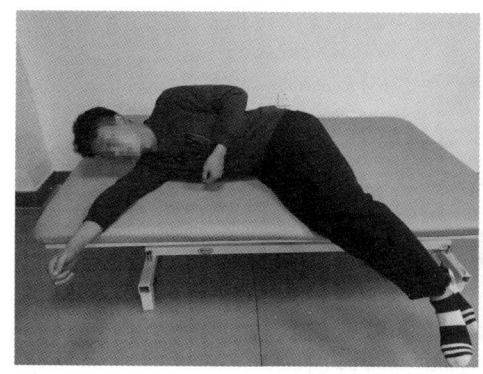
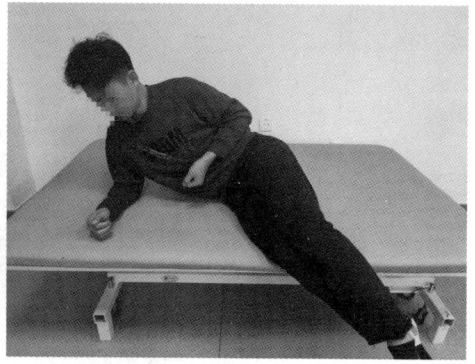
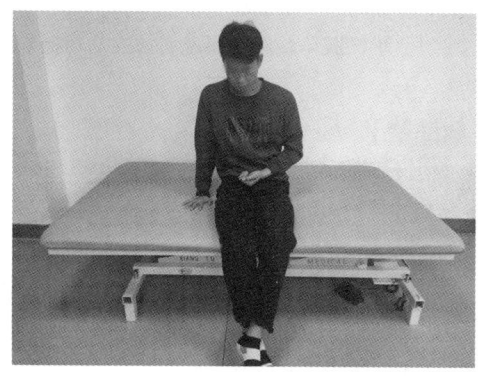

图 3-10　单侧肢体功能障碍患者独立从健侧坐起

4. 单侧肢体功能障碍患者独立从患侧坐起
(1) 按上述患侧翻身步骤先翻成患侧卧位。
(2) 用健侧腿将患侧下肢移至床外 (图 3-11a)。
(3) 健侧手支撑于患侧床面,伸直健侧上肢,撑起身体从患侧坐起 (图 3-11b)。
(4) 调整姿势,保持坐位平稳 (图 3-11c)。

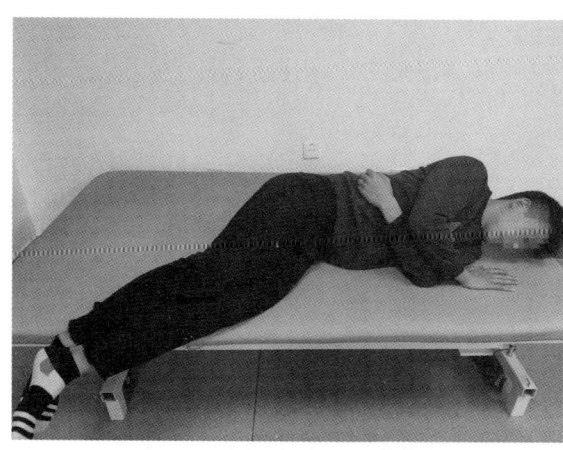
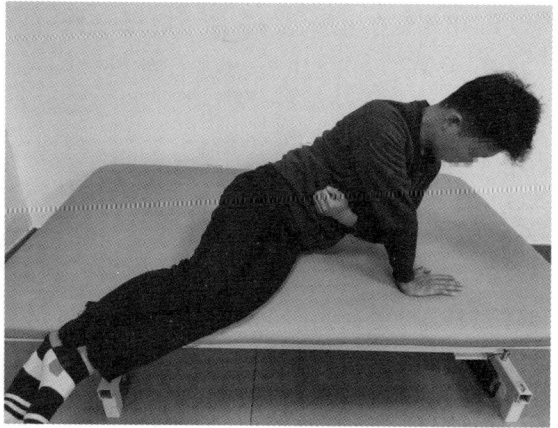

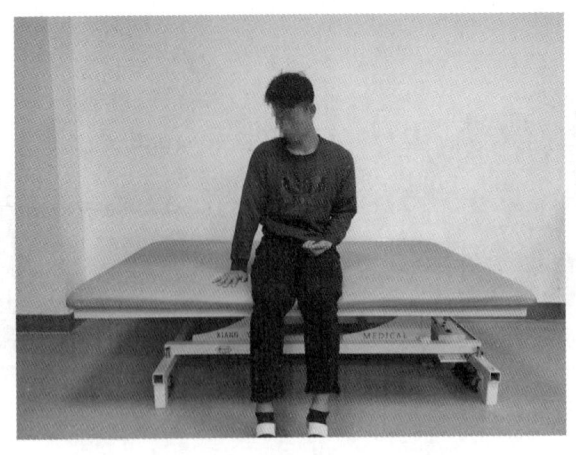

图 3-11 单侧肢体功能障碍患者独立从患侧坐起

5. 单侧肢体功能障碍患者辅助躺下

(1) 患者坐于床边,患侧手放在大腿上,健侧腿交叉置于患侧腿后方。

(2) 辅助者站在其患侧,用一侧上肢托住患者的颈部和肩部。

(3) 辅助者微屈双膝,把另一侧手放在患者腿下,当患者从患侧躺下时帮助将其双腿抬到床上。

(4) 辅助者转到床的另一侧,将双侧前臂置于患者的腰部及大腿下方。患者用健侧足和健侧手用力向下支撑床面,同时辅助者将患者髋部拉向床的中央。调整好姿势,取舒适的患侧卧位。

6. 单侧肢体功能障碍患者独立从患侧躺下

(1) 患者坐于床边,患侧手放在大腿上,健侧腿交叉置于患侧腿后方。

(2) 健侧手从胸前横过身体,支撑在患侧髋部旁边的床面上。

(3) 患侧腿在健侧腿的帮助下抬到床上。

(4) 当双腿放在床上后,患者逐渐将患侧身体放低,直至躺在床上,在身体躺下的过程中双腿保持屈曲。

7. 单侧肢体功能障碍患者独立从健侧躺下

(1) 患者坐于床边,患侧手放在大腿上,健侧腿交叉置于患侧腿后方。

(2) 身体向健侧倾斜,以健侧肘部支撑于床上。

(3) 患侧腿在健侧腿的帮助下抬到床上。

(4) 当双腿放在床上后,患者逐渐将身体放低,最后躺在床上。然后依靠健侧足和健侧肘支起臀部向后移动到床的中央。

8. 双侧下肢功能障碍患者独立坐起

(1) 患者仰卧,双上肢伸展上举并向身体两侧用力摆动,借助上肢甩动的惯性带动上部躯干旋转翻向左侧。

(2) 先用左肘支撑床面,然后变成仰卧位双肘支撑,抬起上身。

(3) 将体重移到右肘上,然后将左肘移近躯干。

(4) 保持头、肩前屈,将右上肢撤回身体右侧,并用双肘支撑保持平衡。

(5) 再将身体转向左肘支撑,同时外旋右上肢,在身体后伸展,右手支撑床面。

(6) 调整身体重心向右上肢转移,同样外旋左上肢,在身体后伸展,用左手支撑床面。

(7) 慢慢交替将双手从身后向前移动,直至体重移到双下肢上,完成坐起动作,保持长坐位。

9. 双侧下肢功能障碍患者独立躺下

(1)身体向一侧后侧倾倒,用该侧肘承重。
(2)屈曲另一侧上肢,将一半体重转移至该侧肘。
(3)仍然保持头、肩屈曲,交替伸直上肢直到躺平。

10.注意事项

(1)训练时需要注意患者连续坐位尽量不要超过半小时,期间需辅助或自行减压,避免骶尾部受压时间过长,导致压疮形成。

(2)发病后早期初次坐起或长期卧床要坐起时,为避免产生直立性低血压,应采取逐渐增加角度的被动坐起的方法。患者在坐起的过程中如果出现面色苍白、出冷汗、头晕等症状时,应立即恢复平卧位,然后再酌情调低坐起的角度,逐渐增加病人身体耐受力。要注意检查练习前后的血压和脉搏变化,逐渐增加被动坐起的角度。可先将床头摇起15°~30°,休息3~5 min,逐渐加大角度,每次增加10°~15°,增加坐位时间5~10 min,经过2~3 d的练习,在床上坐直达到90°。当患者可坐直90°并能保持30 min后,即可开始练习独立坐位及卧坐转移动作。

(3)治疗师可先从辅助患者坐起练习开始,逐步过渡到患者独立坐起。

(4)单侧肢体功能障碍患者的卧坐转移可从患侧坐起,也可从健侧坐起,从健侧坐起较从患侧坐起容易,但患侧坐起可以鼓励患者注意到其患侧的存在,促进患者使用患侧上肢和下肢,训练时应注意防止过度用力而诱发肢体痉挛。

(三)床椅转移

床椅转移是患者从轮椅到床或者床到轮椅上转移的一个过程。当患者学会在床上翻身、坐起等动作后,可以在治疗师或家属的辅助下进行床椅转移等训练,从而提升患者的生活自理能力,降低对家人的依赖程度,早日回归家庭和社会。

1.由床到轮椅的活动成分 ①床与轮椅呈45°夹角,刹住轮椅手闸,移开两侧脚踏板。②靠近轮椅的一侧手抓住轮椅的远端扶手以提供支撑。③双膝微屈,腰背挺直,抬起臀部转向轮椅坐下。④调整坐位姿势,坐稳。

由轮椅到床的活动成分与上述由床到轮椅的顺序相似。

2.单侧肢体功能障碍患者由床到轮椅的辅助转移

(1)患者坐在床边,双足平放在地面上。将轮椅置于患者健侧,与床呈45°夹角,刹住轮椅手闸,移开两侧脚踏板。

(2)辅助者面向患者站立,双膝微屈,腰背挺直,双足放在患侧足两侧,用双膝内外固定患膝,防止患侧下肢屈膝或足向前方移动。

(3)辅助者一只手从患者患侧腋下穿过置于患侧肩胛上,抓住肩胛骨的内缘,并将患侧前臂搭在自己的肩上,另一只手托住患者健侧上肢,使其躯干前倾,引导患者将重心前移至足前掌部,直至患者的臀部抬离床面,同时嘱咐患者抬头。

(4)辅助者引导患者转身,使患者臀部转向轮椅坐下。

(5)调整坐位姿势,坐稳。

3.单侧肢体功能障碍患者由床到轮椅的独立转移

(1)患者坐在床边,双足平放于地面上。将轮椅置于患者健侧,与床呈45°角,刹住轮椅手闸,移开两侧脚踏板。

(2)患者用健侧手抓握轮椅远侧扶手,患侧手支撑于床上,患侧足位于健侧足稍后方,双足全掌着地,与肩同宽。

(3)患者躯干前倾,健侧手用力支撑,抬起臀部,以双足为支点转动躯干直至背对轮椅,确信双腿后方贴近并正对轮椅后坐下。

(4)调整坐位姿势,坐稳。

由轮椅到床的转移顺序与上述顺序相似。

4. 双侧下肢功能障碍患者由轮椅到床的辅助转移

(1)患者坐在轮椅中,双足平放于地面上。

(2)辅助者面向患者,采用髋膝屈曲、腰背伸直的半蹲位,用自己的双足和双膝抵住患者的双足和双膝的外侧,双手抱住患者的臀部;同时患者躯干前倾,将下颌抵在辅助者的一侧肩部,辅助者头转向另一侧。

(3)辅助者重心后移用力将患者向上提起,呈站立位后,再向床边转动,注意控制膝关节稳定。

(4)患者背对床后,辅助者右手仍扶住患者臀部,左手扶住肩胛骨部位以稳定躯干,同时用双膝控制住患者的膝关节,屈曲其髋关节,将其臀部轻轻放到床上。

由床到轮椅的辅助转移顺序与上述顺序相似。

5. 双侧下肢功能障碍患者由轮椅到床的成角转移(从右侧转移)

(1)患者驱动轮椅从右侧靠近床,与床呈20°~30°夹角,刹住轮椅手闸,卸下近床侧扶手,移开近床侧脚踏板,双足平放在地面上。

(2)患者在轮椅中先将臀部向前移动,右手支撑床面,左手支撑轮椅扶手,同时撑起臀部并向前、向右侧方移动到床上。

6. 双侧下肢功能障碍患者由床到轮椅的成角转移(从右侧转移)

(1)患者坐于床边,双足平放在地面上,轮椅置于患者右侧床边,与床呈20°~30°夹角,刹住轮椅手闸,卸下近床侧扶手,移开近床侧脚踏板。

(2)患者右手支撑轮椅远侧扶手,左手支撑床面,同时撑起臀部并向前、向右侧方移动到轮椅上。

7. 双侧下肢功能障碍患者由轮椅到床的侧方平行转移(左侧身体靠床)

(1)轮椅与床平行放置,刹住轮椅手闸,卸下近床侧扶手,移开近床侧脚踏板。

(2)患者将双腿抬到床上,躯干控制能力差的患者需用右前臂勾住轮椅把手,以保持坐位平衡,将左腕置于右膝下,通过屈肘动作,将右下肢抬到床上,用同样方法将左下肢抬到床上。

(3)躯干向床侧倾斜,将右腿交叉置于左腿上,应用侧方支撑移动的方法,左手支撑床上,右手支撑于轮椅扶手上,头和躯干前屈,双手支撑抬起臀部将身体移动到床上。

8. 双侧下肢功能障碍患者由轮椅到床的正面转移

(1)患者驱动轮椅正面靠近床,距离30 cm,使抬腿有足够空间,刹住轮椅手闸。

(2)患者将双腿抬到床上,躯干控制能力差的患者需用右前臂勾住轮椅把手以保持坐位平衡;将左腕置于右膝下,通过屈肘动作,将右下肢抬到床上。用同样方法将左下肢抬到床上。

(3)打开轮椅手闸,向前驱动轮椅紧贴床沿,再刹住轮椅手闸。

(4)双手扶住轮椅扶手向上撑起身体,同时向前移动坐于床上,此过程中要保持头和躯干屈曲。

(5)将身体移到床上合适位置,用上肢帮助下肢摆正,调整坐位姿势。

9. 双侧下肢功能障碍患者用滑板由轮椅向床的后方转移 此方法只适用于椅背可以拆卸或安装有拉链的轮椅。

(1)患者驱动轮椅从后方靠近床沿,刹住轮椅手闸,拉下椅背上的拉链或卸下椅背。

(2)在轮椅与床之间放置滑板,将滑板的一端置于患者臀下并固定好。

(3)患者用双手支撑于床面将身体抬起,向后移坐到床上。

(4)用双手将下肢抬起移至床上并摆正,调整坐位姿势,最后撤除滑板。

10. 注意事项

(1)在转移过程中避免采用抱或者背患者的方式来转移患者,以免对患者造成二次损伤。转移必须在专业人员指导下进行,逐步过渡到家属辅助完成、患者独立完成。

(2)对于单侧肢体功能障碍的患者,转移时一般将轮椅放在患者健侧。

(3)患者需要具备一定平衡能力和较强的上肢肌力后才可进行转移训练。

(4)在做转移动作时,患者双肩和躯干要保持前屈,使头部前伸超过肩关节,治疗师或家属需在患者患侧注意保护,以免患者摔倒。

(四)坐站转移

单侧肢体功能障碍患者完成床上的翻身、卧位移动、卧位与坐位之间的转换、坐位移动等基础活动后即可训练患者完成坐位与立位之间的转移。进行坐站转移之前,患者一定要先达到动态坐位平衡和动态站位平衡的能力。

1. 站起的活动成分　①双足分开与肩同宽。②躯干前倾。③双膝向前运动使双肩双膝前移过双足,伸髋伸膝,完成站起动作。

2. 坐下的活动成分　①躯干前倾。②双膝向前运动。③屈髋屈膝,坐下。

3. 单侧肢体功能障碍患者辅助下由坐位到站位的转移

(1)患者坐于床边或椅子上,躯干尽量挺直,双足平放地上,双膝位于足尖上方,屈膝大于90°,患侧足稍偏后。

(2)辅助者面向患者,靠近患侧,患者双上肢前伸放在辅助者肩上,辅助者一只手放在患者患侧肩胛骨处,另一只手放在患者健侧骨盆后缘,双膝夹住患者患膝两侧,从内外方向固定患侧下肢。

(3)辅助者引导患者身体前倾,重心移动至双膝之间,双足不动,辅助者双手向前、向上引导的同时发出口令"站起来",帮助患者伸髋、伸膝,抬臀离开床面后挺胸直立抬起身体。

(4)患者调整好站立位姿势,保持抬头、挺胸,起立后患者双下肢应平均负重,辅助者可用膝顶住患者患膝以稳定其膝关节。

辅助下由站位到坐位的动作转移与上述顺序相反。但应注意以下几个方面:①无论是站起还是坐下,患者必须学会向前倾斜躯干,并保持脊柱伸直,患者必须学会两侧臀部和下肢平均承重。②辅助者向患者患侧足跟方向下压患膝,鼓励患者站立时两腿充分负重。③辅助者应教会患者在完全伸膝前将重心充分前移。

4. 单侧肢体功能障碍患者独立由坐位到站位的转移

(1)患者床边坐位,双足分开,与肩同宽,两足跟落后于两膝,两足摆放时患侧足稍靠后,以利负重及防止健侧代偿。

(2)双手十指交叉,患侧拇指伸展置于健侧拇指上方,双上肢向前充分伸展。这个动作能够有效地抑制患侧手指的屈曲、内收痉挛。

(3)身体前倾,重心前移,患侧下肢充分负重。

(4)当双肩向前超过双膝位置时,伸展髋、膝关节,抬臀,双腿同时用力慢慢站起,重心位于双腿之间。

5. 单侧肢体功能障碍患者独立由站位到坐位的转移

(1)患者背靠床站立,双下肢平均负重,双手交叉握手,双上肢向前伸展。

(2)在保持脊柱伸直状态下躯干前倾,两膝前移,屈膝、屈髋。

(3)缓慢向后、向下移动臀部,平稳坐于床上。

(4)调整好坐位姿势。

独立从椅子或轮椅上站起与坐下方法同上,但应注意以下几个方面:①椅子应结实、牢固、椅面硬,具有一定的高度。椅子较高些容易站起,初始训练时应选择较高的椅子,可将椅子逐渐变低以增大患者站起训练的难度。②有扶手的椅子较无扶手的椅子更容易起落,站起和坐下时可利用扶手支撑。③转移过程中轮椅应制动,脚踏板应向两侧移开。

6.双侧下肢功能障碍患者独立由坐位到站位的转移

(1)患者佩戴髋膝踝足矫形器坐于床边,双足分开,与肩同宽,将脚跟移动到膝关节的后方。

(2)双手支撑椅子,躯干前倾。

(3)双手用力支撑,臀部抬离床面,把躯干支撑起来站直,锁住膝关节。

(4)保持站立稳定。

7.注意事项

(1)双下肢功能障碍患者需要佩戴适合的矫形器才能练习坐站转移。先辅助患者进行坐位和站位之间的转移,逐渐过渡到患者能独立完成坐站转移。

(2)转移过程中家属或治疗师应站在患者患侧,注意患者安全,以免患者跌倒。

第三节　工具性日常生活活动训练

在日常生活中,仅保持基础性日常生活活动的独立性是不够的,作为社会一员,个人还需要与外界的社会环境接触并产生互动的关系。工具性日常生活活动正是体现了这种关系。根据患者的需要,治疗师在提供基本日常生活活动训练的基础上,还可以协助患者进行家务、外出交流等工具性日常生活活动训练,使患者进一步提升独立生活能力。一般来说,基础性日常生活活动有固定的难易训练顺序,但工具性日常生活活动训练则根据患者的病情因人而异,下面将介绍几种常见的有代表性的工具性日常生活活动训练项目。

一、概念

工具性日常生活活动是指人们为维持独立生活所必需进行的一些活动,包括做饭、洗衣、使用电话、购物、家务处理、使用交通工具、处理突发事件及在社区内的休闲活动等。

训练前应对患者的身体功能进行评定,如活动能到达的范围、移动能力、手的功能、能量消耗、安全性以及交往能力等,还需了解其家庭成员组成和环境状况、患者在家庭和社会上担当的角色,据此选择患者和家庭甚至是工作上需首要解决的问题,并对训练步骤进行必要的简化,家庭设施进行必要的改造,以适应患者的需要。通过对患者进行一些常用的工具性日常生活活动训练,可以提高病、伤、残患者的日常生活活动能力,为患者树立战胜残疾的信心,同时也减轻了家庭和社会的负担。

在进行家务训练时,要考虑到许多患者可能会由于年纪或疾病等因素导致心肺功能不足或肌力低等情况,因此在训练过程中使用节约体能的技术和方法,避免无谓的体能消耗和预防继发损害是十分必要的。可从以下几个方面考虑应用节省体能的原则。

1.合理安排活动　将繁重和轻巧的活动交替进行。在开始活动前,先将活动所需的物品准备好,并放置于容易拿取的位置,避免不必要的身体前倾和旋转;活动过程中适当地安排休息时间,每完成一个活动,都应进行休息再接着完成下一个活动,尽管有时候还不觉得疲劳,仍要注意休息。简化活动,使用辅助器具或是现代的家电设备来简化活动。

2.控制活动速度和节奏　活动的速度和节奏不应太过急促,安排充足的时间完成活动。在感到疲乏时,应减慢活动速度或停下来休息。

3.运用身体力学　进行活动时避免站立过久、蹲位或弯腰工作,尽量采取坐位;避免双手抬举过高,肘的位置不要高于肩膀;避免推、抬重物。

4. 配合呼吸　配合动作进行呼吸调节,如当准备用力时应吸气;伸腰,举手时应吸气;弯腰,收手时应呼气。

二、烹调

在进行烹调活动时,将会涉及以下各方面的能力:移动能力、上肢在一定范围活动的能力、手有精细动作能力、足够的体力、基本的智力、交流能力等。例如烹调时需要在厨房内或厨房和储藏室之间来回走动,反复拿起、放下各种物品,完成这些动作需要有移动能力以及上肢和双手的配合;做菜时要放适量的调味料,完成这些动作要求手的精确配合及基本的智力;在较热的环境中坚持操作一段时间,需要有足够的体力支撑;要做出符合要求的饭菜,需要烹调者与服务对象之间反复进行交流,因而需要烹调者具备一定的交流能力。另外,充足的光线、清新的空气、清洁的环境、愉快的气氛都有利于提高做家务的效率。

(一)准备食材

可以考虑在超市或菜市场购买已经处理好的食材,这样可以简化准备食材的程序;或者根据患者的情况选择适当的辅助器具以帮助患者准备食材。

(二)准备工具

1. 特制切菜板　切菜通常需要两只手来完成。对于那些只能使用一只手的患者来说,操作刀具和固定食材很难同时做到。有的特制的切菜板设计成砧板上有两根竖起的不锈钢钉方便固定食材,其边缘加装有直角形挡板防止食材滑出。切菜板可以放在防滑垫上或自带吸盘以防止使用过程中滑动。

2. 刀具　对于上肢肌肉力量弱的患者,为了避免重复或过度用力所导致的累积性损伤,可以采用符合人体工效学的刀来切食材。带有 C 形弹片的剪刀,这样可以利用弹片的回弹作用自动地张开剪刀,帮助张开手有困难的患者使用剪刀。

3. 开瓶器　训练患者使用自己习惯的方式打开瓶盖,如用腿或者腋窝、肘部夹住瓶子,然后用健侧手将其拧开。训练时可遵循由易到难的原则,先选择瓶口较宽的瓶盖进行开瓶训练,为贴近患者日常生活,可使用日常常用的物品,例如洗发水瓶、调味料瓶、矿泉水瓶、牙膏等。或者使用辅助器具,如采用固定在墙壁上或柜子上的开瓶器,用健侧手将其拧开;采用摩擦力系数高的防滑材质或齿轮防滑省力设计的辅助器具,对于手部力量弱的患者也可以较为轻松地打开瓶盖。

4. 锅、碗碟　使用轻质的锅,便于力量减退的患者或使用单侧肢体的患者操作;对于协调功能障碍的患者,可以考虑较重的锅等厨房用具。使用不锈钢或塑料的碗碟,不易摔碎。

(三)切菜

(1)可将菜板置于防滑垫上或是使用自助菜板,菜板中央有一固定作用的钉子,周围三面都有可防止菜品掉出的挡板。

(2)固定需要切割的菜品,利用菜板上的钉子固定肉、菜或其他块状食物。

(3)健侧手持菜刀进行切菜活动。

(4)将初次成片或成块的菜品重叠再固定于钉子上进行下一步的切丝动作。

根据患者的具体情况选择适当的辅助器具来帮助烹调,在烹调的过程中为了避免烫伤,可以穿戴手套,尤其是有感觉减退或消失的患者;使用锅柄固定器,防止烹调的过程中锅具移动,方便单手操作的患者使用。如果经济条件许可,可以考虑使用升降的洗手台或灶台或储物柜,尽可能减少身体倾斜、弯腰、够取以及抬举的范围,尤其方便轮椅使用者、弯腰有困难者的使用。灶台或洗手台下方有空间容许轮椅使用者的双腿放入。

三、清扫

(一)打扫地板

打扫地板通常会使用到扫帚、簸箕、垃圾桶、拖把或抹布等清洁工具。

1. 使用扫帚打扫地板　①取出扫帚。②打扫地板。③取出簸箕。④扫进簸箕。⑤倒进垃圾桶。
2. 使用拖把打扫地板　①取出拖把。②浸湿拖把。③拧干拖把。④拖地。⑤清洁拖把。
3. 代偿措施　①如果经济许可,可以购买扫地机器人或吸尘器来打扫地板。②对于力量较弱的患者可使用轻质的扫帚和簸箕。③单手操作者或弯腰困难者可使用取物夹来夹取地板上的垃圾等。④轮椅使用者可以选用加长手柄的拖把,便于拖地。⑤双上肢无力或只能使用单侧肢体的患者可使用免手动拧干的旋转桶拖把。⑥对于只能使用单侧肢体的患者来说,可以使用单足或双足固定簸箕,或将簸箕抵住墙或其他固定的物体,一只手将垃圾扫进簸箕;清洁拖把时,可以先用身体的其他部分(如上半身、双足等)把拖把杆固定,然后使用单手拧干拖把。

(二)清洗餐具

拿起餐具进行冲洗,在训练过程中,要保证清洁的刷子固定、稳定,为了减少餐具在清洁过程中的破损,可在水池的底部垫上橡胶垫子。必要时,可将水龙头按照患者的需要改造成宽手柄或是按压式设计。

(1)将需要清洗的餐具放置在水池中。
(2)利用固定在水池边的刷子等清洁用具洗刷餐具。
(3)打开水龙头,冲洗餐具。

(三)清洗衣物

(1)将需要清洗的衣物放置在水池中。
(2)打开水龙头,将衣物浸泡于水中。
(3)倒入洗衣粉或洗衣液。
(4)固定搓衣板。
(5)健侧手抓持衣服一角于搓衣板上,上下搓洗。

需要时,可在清洗衣物之前,将洗衣粉预先装在小袋中备用,一次一包,避免撒出浪费,也可根据患者的体力考虑配置运送衣物的推车。

四、购物

购物是日常生活活动的组成部分,也是很多患者享受生活乐趣的内容之一,传统的购物方式是到市场、集市或超市购物。步骤通常包括明确需要购买的物品;前往市场、集市或超市;挑选物品;有的物品需要称重;结账、离开等。提高患者购买日常生活用品的能力,能够进一步提高患者生活的独立性。

在实际的临床工作中,为了避免治疗师带患者外出购物所带来的不安全因素,可以在治疗的环境中设置一个模拟超市,大致包括水果区、日用品区、冷饮区等,治疗师可以根据患者的需要以及训练的目标,设计有针对性的、有目的性的购物任务,指导患者在模拟超市进行训练。如今网络购物越来越普及,若患者外出购物有困难,也可以学习使用网络购物。计算机和网络的便利,给此类患者也带来了很多便利之处。

1. 治疗室内模拟训练
(1)选择治疗室内相对独立宽敞的空间,将本子、钢笔、牙刷、洗发水等不同类别的物品分类摆放。

(2) 给患者提供购物清单。

(3) 让患者自行找到清单上的物品,并放于购物篮内。

(4) 治疗师充当收银员的角色,检查患者所购的物品是否符合要求。

2. 实地训练

(1) 提供给患者购物清单,可根据情况向患者预先描述需要购买物品的特征,以加深患者的印象,便于找寻。

(2) 让患者自行找到物品并放于购物车内。

(3) 治疗师检查购物车内物品是否符合要求。

(4) 付费。

购物训练常和认知训练相结合,对于记忆力较差的患者,可以事先将要买的物品列出清单,按清单将物品一一购买。若无法取及货架上的物体,可以寻求超市工作人员的帮助。

五、使用电话

对于手指精细功能稍差者,可以选用较大按键的电话。对于视力较差或记忆力较差、不能识字的患者,可以对常用的电话设定代码,例如按一个号码键就可以自动拨出电话。如果是座机,应该置于患者容易够到的地方,或使用手机便于随身携带。使用手机免提功能或使用耳机进行电话交谈,可以用于不能稳定地握持电话进行交谈的协调障碍的患者,也可以方便单手操作的患者,将健侧手空余出来做其他事情。具体步骤如下:查找号码→拿起电话→拨号码键→电话交谈→挂断电话。

本章小结

本章重点介绍了日常生活活动能力训练的基本内容。日常生活活动能力训练是作业治疗技术中非常重要的训练项目之一。深入理解日常生活活动能力训练的概念,掌握其治疗目的、治疗作用及每项基本训练的操作步骤,对于指导患者康复、在临床开展日常生活活动能力训练、提高日常生活活动能力训练的疗效有着重要意义。临床上要根据患者的实际身体状况和生活环境,因地制宜、有目的、有针对性地选择适合患者的日常生活活动能力训练,以获得比较理想的治疗效果,真正提高患者的独立生活能力。

(贾 君)

思考题

一、单项选择题

1. 日常生活活动能力训练不包括
   A. 进食 B. 洗澡 C. 如厕
   D. 交谈 E. 穿衣

2. 对于体力较弱的患者最适合的体位是
   A. 坐位 B. 站位 C. 侧卧位
   D. 半坐卧位 E. 仰卧位

3. 单侧上肢功能障碍患者进食时,可以使用的辅助器具是

A. 多用袖套   B. 曲柄匙勺   C. 吸附胶垫
D. 持杯器   E. 以上均是

4. 床与轮椅的转移时，轮椅和床的最佳夹角是
   A. 20°   B. 45°   C. 50°
   D. 55°   E. 60°

5. 下列不属于个人卫生训练的是
   A. 洗澡   B. 洗脸   C. 刷牙
   D. 漱口   E. 穿衣

6. C_6 以上脊髓损伤患者翻身困难的原因是
   A. 患者伸肘肌力差   B. 手功能丧失   C. 屈腕能力差
   D. 双下肢和躯干肌肉麻痹   E. 以上均是

7. 下列属于日常生活活动训练原则的是
   A. 针对性训练   B. 循序渐进原则   C. 整体性原则
   D. 与实际生活环境和生活方式相结合   E. 以上均是

8. 下列不属于家务活动训练的是
   A. 洗澡   B. 清扫   C. 做饭
   D. 购物   E. 洗衣服

9. 关于独立转移说法不正确的是
   A. 此项技术基本上所有患者都适合
   B. 患者独立转移时不需要他人帮助
   C. 针对功能障碍差的患者可以借助辅助器具
   D. 转移过程中需要注意患者安全
   E. 患者能独立转移时尽量选择独立转移的方法，如无法独立转移可采用辅助转移

10. 单侧肢体功能障碍患者转移训练包括
    A. 坐站转移   B. 床椅转移   C. 坐卧转移
    D. 床上翻身   E. 以上均是

11. 脑卒中单侧肢体功能障碍患者在穿衣时应
    A. 先穿患侧，再穿健侧；先脱患侧，再脱健侧
    B. 先穿患侧，再穿健侧；先脱健侧，再脱患侧
    C. 先穿健侧，再穿患侧；先脱健侧，再脱患侧
    D. 先穿健侧，再穿患侧；先脱患侧，再脱健侧
    E. 顺其自然

12. 单侧肢体功能障碍患者从坐到站的要点不包括
    A. 双足后移，屈膝稍大于90°   B. 躯干伸直前倾
    C. 只靠健侧腿持重   D. 肩和双膝前移过脚尖
    E. 髋、膝伸展

13. 下列属于工具性日常生活活动训练是
    A. 购物   B. 翻身   C. 穿衣
    D. 上下楼梯   E. 洗漱

14. 偏瘫患者床上活动训练说法正确的是
    A. 偏瘫患者向健侧翻身较容易
    B. 偏瘫患者向患侧翻身较容易

C. 偏瘫患者向患侧翻身和向健侧翻身同样容易

D. 偏瘫患者不能向健侧翻身

E. 偏瘫患者不能向患侧翻身

15. 日常生活活动能力训练的主要目的是

A. 尽可能获得生活能力最高水平的独立

B. 改善患者的躯体功能

C. 学会使用辅助器具

D. 充分发挥其主观能动性,调动并挖掘其自身潜力

E. 以上都是

16. 单侧肢体功能障碍患者在辅助下由坐位到立位的转移,下列说法正确的是

A. 患者必须学会依靠健侧腿负重站起

B. 患者必须学会向前倾斜躯干,保持脊柱伸直

C. 转移过程中辅助者向下压患者的患膝,鼓励患者站立时健侧腿充分负重

D. 辅助者应教会患者在站立时双膝过伸承重

E. 患者在帮助下从轮椅上站起时,轮椅可不制动,脚踏板也不必移开

二、简答题

1. 日常生活活动训练包括哪两个方面?
2. 基础性日常生活活动的训练内容有哪些?
3. 工具性日常生活活动的训练内容有哪些?
4. 基础性日常生活活动和工具性日常生活活动的区别有哪些?
5. 日常生活活动的训练的作用是什么?

第四章 治疗性作业活动

★教学目标
1. 掌握治疗性作业活动的概念、各种治疗性作业活动的治疗作用及应用原则。
2. 熟悉治疗性作业活动的分类及注意事项。
3. 了解各种治疗性作业活动的特点及代表性活动。
4. 对患者的作业活动治疗有整体思路,能比较规范地开展治疗性作业活动;作业活动的选择和调节,能合理安排与管理治疗性作业活动,保证作业活动的科学性和安全性。
5. 具有良好的沟通能力,能通过与患者及家属沟通,开展相关宣传教育;能与康复治疗团队人员进行专业交流和协作开展工作。

活动是由共同目的联合起来并完成一定社会职能动作的总和。活动由目的、动机、动作和共同性构成,人类活动赋予生命以意义。作业活动多数与人类日常生活和工作有关,也是维持基本生活和提高必要的工作技能,治疗性作业活动则是通过生活、工作、娱乐、休闲活动的实施和完成使患者在进行活动的过程中能获得躯体、心理、职业、社会4个方面康复的活动。

第一节 概　述

治疗性作业活动是指经过精心选择的、具有针对性的作业活动,其目的是维持和提高患者的功能、预防功能障碍或残疾的加重、提高患者的生活质量。治疗性作业活动具有以下特点。

(1)每一种活动都必须有其目的,能达到一定的目标。

(2)选择的活动对患者来说十分重要,其重要程度可随患者治疗的不同阶段而改变,但是它的作用不可忽视,即使只有在治疗的后期才能体现出其价值也不例外。

(3)每种作业活动都符合患者的需求并能被患者所接受,使患者能积极主动地参加具体的活动。

(4)作业活动不仅能维持和(或)提高功能,而且还能防止功能障碍或残疾的加重,提高患者的生活质量。

(5)多数作业活动与患者的日常生活和工作有关,有助于患者恢复维持基本生活和提高必要的工作技能。

(6)具有趣味性,患者主动参与有趣的作业活动,将有助于患者本人和作业治疗师共同达到他们的目标。

(7)活动量可调节,活动量可根据患者的功能情况和治疗需要而进行必要的调整。

(8)作业活动是由作业治疗师根据其专业知识和判断力并结合患者的需要选择的,因此,这种活动更能为患者所接受并达到良好的治疗效果。

一、分类

作业治疗的分类方法一般是按作业活动的项目、作业活动的性质、作业活动的功能及作业活动的目的等进行分类(详见第一章相关内容)。因此治疗性作业活动也有多个类别。本章侧重介绍按作业活动的功能进行分类的方法,分为日常生活活动、生产性作业活动、娱乐休闲性活动三大类,但各类中又会有重复,如个别娱乐休闲性活动也可以生产成产品,故又可称为生产性作业活动。因此在进行具体活动介绍时并没有划定严格界限。

二、应用原则

治疗性作业活动的选择和训练应遵循以下原则。

(一)在全面评估的基础上,有目的地进行选择

在选择活动前,首先应对患者的功能情况进行全面的评估,了解其功能状态和治疗目标。评估内容包括一般情况、躯体功能、心理功能、认知言语状态、兴趣爱好、职业情况、康复需求等方面,可通过查阅病历、询问、观察、问卷、检查、测量等全面了解患者的功能情况和治疗需求,找出存在的问题和需解决的问题,并分析解决的先后顺序。

1. 一般情况 包括年龄、性别、文化程度、家庭情况、经济收入、伤病原因、部位、诊断、病情发展等方面。

2. 躯体功能 包括肌力、关节活动度、平衡、协调、步行、转移、手功能、日常生活活动能力、职业能力等。

3. 心理功能 包括伤病前后的情绪、行为、个性有无改变,有无抑郁、焦虑等症状。

4. 认知状态 感知、认知、言语等方面的表现,需了解注意、记忆、解决问题能力以及有无交流障碍等。

5. 兴趣爱好 选择作业治疗活动前要了解患者的文化背景、生活经历、个人兴趣爱好、有何特长等。

6. 职业情况 包括工作环境、工作要求、具体工作任务、工作时间、职业兴趣、单位意向等。

7. 康复需求 患者对自身病情及预后情况的了解、对治疗的积极性和预期目标如何。

(二)对活动进行分析,选择具有针对性又安全可行的活动

进行任何活动前,均应进行活动分析,以了解该活动所需要的技能和功能要求,活动的顺序、场所、时间、工具以及有无潜在危险等。虽然作业活动分析是比较复杂的过程,需花费较长的时间,但是为了能准确选择作业活动使之符合或满足治疗的需要和达到治疗的目的,在作业治疗过程中作业活动分析是非常必要的,详见第二章有关内容。

(三)对活动进行必要的修改和调整,适合患者的需要

在功能评估和作业分析的基础上,应对活动进行必要的调整,以更好地达到治疗目的。活动的调整可从以下几方面进行考虑。

1. 工具的调整 如进行象棋训练时将棋子与棋盘加上魔术贴可增加下棋的难度,游戏的同时加强肌力/耐力训练效果;将棋子、棋盘进行改造可用脚来完成下棋活动,以改善下肢的肌力或平衡协调功能;用筷子夹棋子则可改善手的精细功能和日常生活活动能力;加粗手柄工具可使抓握功能稍差的患者较容易完成活动。

2. 材料的调整 如木工作业中选择不同质地的木材,锯木时对肌力的要求就有所不同,质地较硬的材料对肌力要求较高。

3. 体位或姿势的调整 同样以下棋为例,站立下进行可增强站立平衡能力和站立的耐力,而为改善认知功能或提高视扫描能力,坐位下进行则比较容易完成。另外,姿势的调整同样会增强治疗的针对性,如木工作业中钉钉子,不同的姿势可选择性训练腕关节屈伸、尺偏,肘关节屈伸,肩关节

内外旋。治疗用品位置的调整同样可以达到上述效果。

4. 治疗量的调整　可以从治疗的时间、频率、强度进行调整,以改变治疗量。如心脏病患者步行训练时,要严格控制运动量,速度不宜过快、时间不应过长,运动量以达到适宜心率为度。而对运动员而言,则运动量可大大超过前者。

5. 环境的调整　训练目的为改善认知功能时,多需要比较安静的环境以避免注意力分散,但若为了提高环境适应能力、实际生活或工作能力,则应在真实环境中进行,如木工车间、金工车间等。

6. 活动本身的调整　为了适合患者的训练,往往需要对活动方式、程序进行简化,可选择某一活动中的一个或几个动作进行训练,如选择篮球活动中的传球、投篮、运球分别训练而不一定是打一场比赛;对于截瘫患者,可将普通篮球比赛改为轮椅篮球赛。另外,木工、金工等传统的治疗性活动可结合现代电子康复技术进行活动改造,使活动更具趣味性和针对性,更适合于作业治疗。

(四)尽量以集体活动的方式进行,提高患者治疗的积极性和治疗效果

作业治疗鼓励集体训练而不是一对一训练,尤其是趣味性活动,集体训练效果远远优于一对一训练,集体训练的优点如下。

1. 有利于提高治疗的趣味性,充分调动患者的积极性　集体训练可大大增加治疗的趣味性,使患者更乐于接受。集体活动中的积极分子可发挥良好的榜样作用,对态度消极者是正向鼓励。

2. 有利于培养合作和竞争意识,为患者互相帮助提供机会和场所　集体训练给他们提供了一个机会和场所,使他们可以自由地交流、合作和竞争,为适应社会生活和重返社会创造条件。

3. 有利于塑造良好行为,提高社交能力　集体训练的一个突出优点是使残疾人在集体中,通过集体活动,能改变他们的行为,对他们进行社会功能的再训练。如训练他们如何进行人与人之间的交谈,如何与朋友约会,如何改正自己的攻击行为,如何维护自己的利益,如何学会找工作时与领导进行商谈等。

4. 有利于患者之间的交流,增进友谊　集体训练为患者创造了一个自由交流和学习的机会。通过交流,他们可以从别人身上学习如何进行训练和日常生活活动,如何克服自身的功能障碍,同时有利于充实知识、结交朋友、增进友谊,使他们觉得平等、温暖、和谐,并从治疗师及其同伴中得到激励和支持。

5. 有利于促使患者正确认识自己的功能障碍和预后情况　集体训练中病情相似者的情况可作为"镜子",让不能接受现实的患者看到自己的影子,逐渐接受功能障碍的事实;同时,功能类似者的良好表现也容易帮助患者树立信心,积极面对功能障碍和可能的预后。

(五)充分发挥治疗师的指导、协调作用,保证活动的顺利进行

治疗性作业活动中,作业治疗师起到组织、指导和协调的作用,以保证活动的顺利进行,当然,也可安排表现优异的患者进行组织与协调,但一定是在治疗师的指导下进行活动。治疗师在活动中扮演组织者、策划者、协调者、指导和教育者等角色。

三、作用

治疗性作业活动的目的在于帮助身体、精神、社会适应能力以及情感等方面有障碍的人群,恢复、养成并保持一种恰当的、能体现自身价值和改善生活质量的生活方式,并从中得到身心上的满足。其治疗作用归纳如下。

(一)躯体方面的治疗作用

根据所选择的活动不同可以改善患者的运动功能、感觉功能和日常生活活动能力。

1. 增强肌力　如木工、金工、飞镖、制陶、泥塑、投篮、通过特殊传感器控制的电子游戏(如

E-Link)等可提高肌力。

2. 增强身体耐力　如木工、金工、制陶、泥塑、篮球、舞蹈、足球、绘画、书法、轮椅竞技、园艺、郊游、爬山等。

3. 改善关节活动度　如制陶、泥塑、篮球、乒乓球、舞蹈、绘画、书法、编织、通过特殊传感器控制的电子游戏、橡皮泥作业、编织、纺织等。

4. 减轻疼痛和缓解症状　如通过棋类游戏、牌类游戏、绘画、书法、泥塑、音乐等可转移注意力,减轻疼痛,缓解症状。另外也可在热疗下进行作业或利用热的媒介(如加热陶土)进行作业以减轻疼痛。

5. 改善灵活性　如棋类游戏、牌类游戏、绘画、书法、泥塑、编织、折纸、镶嵌等作业可改善手的灵活性。

6. 改善平衡功能　如篮球、舞蹈、足球、编织、套圈、保龄球、园艺、飞镖、投掷游戏等。

7. 促进感觉恢复　如利用不同材料进行的手工艺制作、棋类游戏、牌类游戏等。

8. 提高日常生活活动能力　如日常生活活动训练、穿衣训练、家务活动等可提高日常生活活动能力。

(二)心理方面的治疗作用

治疗性作业活动可以调节情绪,消除抑郁,陶冶情操,振奋精神。

1. 增强独立感,建立信心　如绘画、书法、泥塑、编织、折纸、镶嵌、手工艺制作等。

2. 提高成就感、满足感　如木工、金工、制陶、泥塑、绘画、书法、编织、折纸、镶嵌、手工艺制作等可生产出产品的作业。

3. 调节精神和转移注意力　如音乐、棋类游戏、牌类游戏、绘画、书法、泥塑、编织、折纸、镶嵌、电子游戏等。

4. 调节情绪,促进心理平衡　如木工、锤打、剪纸、泥塑等宣泄性活动可使患者合理宣泄而促进心理平衡。

5. 改善认知、知觉功能　如棋类游戏、牌类游戏、电子游戏、绘画、书法、音乐等可改善患者注意力,提高解决问题和执行的能力。

(三)职业方面的治疗作用

1. 提高劳动技能　通过木工、金工、打字、手工艺制作、园艺等可提高患者劳动技能。

2. 提高职业适应能力　棋类游戏、牌类游戏、球类活动等集体性活动可增强患者的竞争与合作意识,促进人际交往而改善同事间的关系,提高职业适应能力。

3. 增强患者再就业的信心　通过木工、金工、制陶、泥塑、绘画、书法、编织、折纸、镶嵌、手工艺制作等治疗性作业活动生产出产品,可增强患者再就业的信心。

(四)社会方面的治疗作用

1. 可以改善社会交往和人际关系　如园艺、棋类游戏、牌类游戏、音乐等。

2. 促进重返社会　通过生产性活动、竞技性活动、游戏性活动等可促进患者适应社会环境,利于他们早日重返社会。

3. 增强社会对伤残人士的了解和理解　伤残人士通过治疗性作业活动生产出精美的工艺品,残疾人体育运动所表现出的拼搏精神,这种自强不息的精神无疑会促进社会对伤残人士的理解和尊重。

四、治疗性作业活动分析

治疗性作业活动分析即是作业治疗师的一项基本技能,也是进行作业治疗效果评价、设定康复治疗目标、实施有效治疗方案的基础。因此治疗性作业活动应按步骤进行分析。

（一）根据患者情况提出恰当的治疗目标

从患者的运动、感觉、认知、行为能力、心理等方面的因素进行分析，分析患者能完成该活动所必需的外部因素和条件，从而为患者选择最佳的治疗方案。

（二）选择合适的治疗性作业活动进行训练

患者必须有完成该项目最低要求的能力，该项目活动比目前患者的能力水平稍高，同时安全可行。通过训练达到活动和参与的目的，通过训练达到改善功能的目的。

（三）活动进行全过程跟踪及反馈

作业治疗师应具体分析患者在完成作业活动时的过程情况，并进行指导。对患者的表现适当地予以反馈，必要时提供帮助。随着时间的推移及完成情况的改善，可逐渐减少反馈频率。

（四）分析总结

分析活动中有哪些阻碍患者完成活动的不利因素，了解患者的感受和体验，作业治疗师要对不利因素进行调整或改造。因地制宜的制订作业治疗活动方案，以提高作业治疗的针对性和实用效果。

第二节　生产类作业活动

生产性活动是指可以生产出产品的活动，包括木工、金工、制陶、缝纫、搬运、建筑、机械装配、纺织作业等多种，是传统作业治疗中常用的活动。本节对作业治疗常用的具有代表性的木工、制陶作业进行介绍。

一、木工作业

木工作业是指利用木工工具对木材进行锯、刨、打磨、加工、组装，制作成各种用具或作品的一系列作业活动。木工作业是我国现代作业治疗中应用最为广泛、时间最为长远的作业活动之一。通过木工作业可制作各种家具、玩具、艺术品、乐器，甚至作业治疗器材本身（图4-1）。

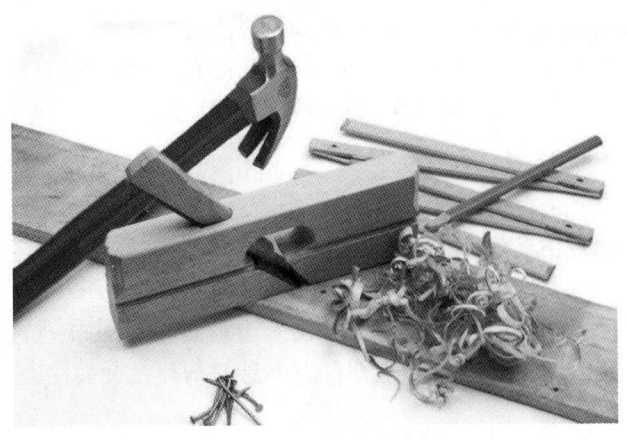

图4-1　木工作业器材

(一)特点

1. 方便　材料工具容易获得。
2. 实用　所生产的产品可用于日常生活或欣赏。
3. 易于操作　多数工序容易掌握。
4. 安全　除大型作业外,木工作业较为安全。

(二)常用工具及材料

1. 常用工具　木工台、桌椅、凳、锯、刨、锤子、螺丝刀、钻、钳子、钉子、钢尺、软尺、记号笔、砂纸、刷子等。
2. 常用材料　木板、合成板、木条、油漆等。

(三)代表性活动

木工作业动作较多,包括选料、量尺寸、画线、拉锯、刨削、钉钉子、打磨、组装、着色等,其中最具代表性的是锯木、刨削和钉钉子。

1. 锯木　见图4-2。

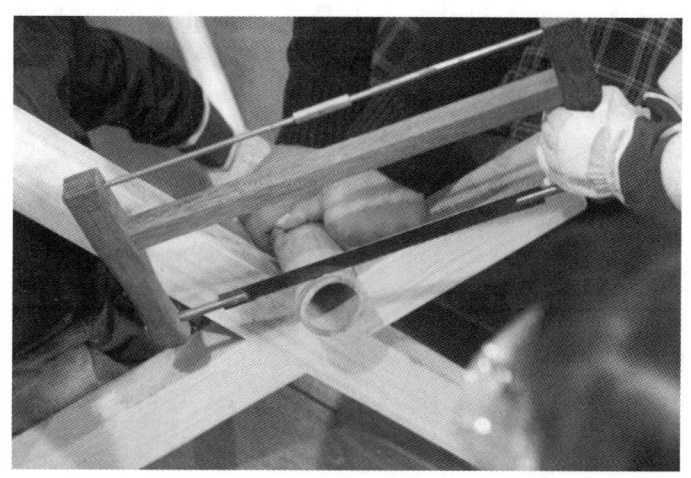

图4-2　锯木

(1)治疗作用　①增加上肢肌力和耐力;②改善肩、肘关节和躯干活动范围;③提高平衡能力。

(2)活动成分　①固定木材:小块材料可用一侧下肢踩于矮凳上固定或用台钳固定,大块木材需专门固定装置进行固定。②拉锯:可用单手或双手持锯利用肩、肘关节屈伸的力量平稳完成推拉锯动作。

2. 刨削　见图4-3。

(1)治疗作用　①增加上肢、躯干肌力和耐力;②改善肩、肘关节和躯干活动范围;③提高平衡能力。

(2)活动成分　①固定木材:用台钳将木材牢固地固定于水平桌面上,以保证所刨出的平面水平。②刨削:双手或单手持刨利用躯干、肩肘关节屈伸的力量平稳完成推拉动作。

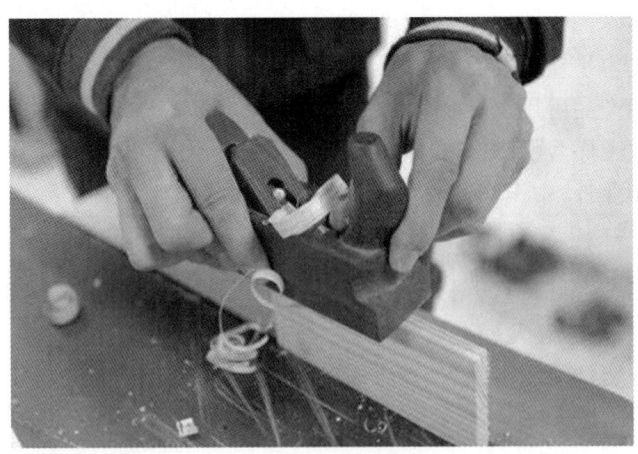

图 4-3 刨削

3. 钉钉子　见图 4-4。

(1) 治疗作用　①增加上肢肌力和耐力，尤其是肘、腕部肌群力量和握力；②改善肩关节内外旋、肘关节屈伸、腕关节屈伸、腕关节尺偏和桡偏活动范围；③改善手眼协调性；④宣泄不平衡心理。

(2) 活动成分　①固定：木材固定方法同上，钉子可用手持固定或钳夹固定。②锤打：根据治疗目的不同可分别应用肩关节内旋、肘关节伸直、腕关节屈曲、腕关节尺偏的力量用力向下敲打。

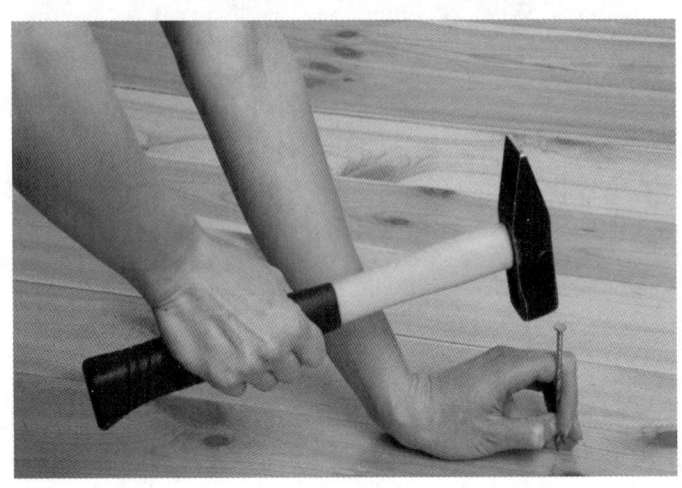

图 4-4 钉钉子

(四) 活动的调整

1. 工具的选择　可用弯手柄锯子或环状手柄锯子增加抓握的稳定性，加粗手柄锤子和刨可有利于抓握。

2. 材料的选择　增加木材的硬度可增加动作力度，有助于增强肌力。

3. 位置的调整　固定于较高位置的木材进行锯断时主要训练肘关节的屈伸功能，较低位置则主要训练肩关节后伸功能。木材固定于斜板上有助于扩大肩关节屈曲活动范围。

(五) 注意事项

1. 注意安全防护　必要时戴安全帽，坐轮椅者需固定腰带，噪声大时需使用防噪声设置（如耳塞），有粉尘和刺激性气体时需配备吸尘和排气装置并佩戴口罩。

2. 避免损伤　使用锯、刨等锋利工具时注意避免割伤,尤其手灵活性欠佳者和感觉障碍者;打磨时注意避免磨伤手部。

3. 注意防火　木工作业时注意防火,因木材、塑料、油漆均属于易燃品。

4. 避免污染　因油漆难以清除,刷漆时注意避免污染其他物品。

二、制陶作业

制陶也称陶瓷制作、陶艺,是作业治疗常用的活动之一。传统制陶工艺对工具、场地要求较高,但用于作业治疗时多为体验性质和小工艺品制作,简单较易操作。此外,近年出现的软陶制作特别适合在作业治疗中开展,故本节仅介绍软陶制作活动(图4-5)。

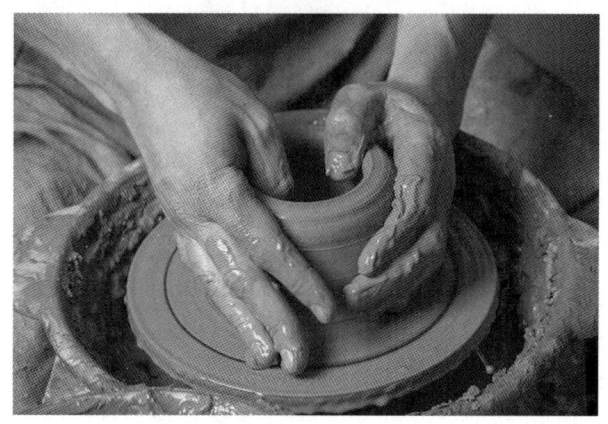

图4-5　制陶作业

（一）特点

趣味性及操作性均较强,可充分发挥创造性,启发创作思考,作品丰富多彩,材料安全,保存持久,易于在作业治疗中开展。较适用于握力训练、捏力训练、耐力训练、手部关节活动度训练、协调性训练、灵活性训练、感觉训练、职业训练等。

（二）常用工具及材料

1. 常用工具　雕刻工具、竹筷、不锈钢棒、直尺、美工刀、彩色笔、刮刀、面板、容器、烤箱等。

2. 常用材料　软陶泥、金属环、金属丝、挂绳、饰件等。

（三）代表性活动

1. 揉土　揉土的目的是把未经加工的软陶材料揉制均匀,减少裂痕与气泡,方便制作,是软陶制作过程中的必要工序。

2. 造型　造型是软陶制作过程中最为关键的步骤,初期可模仿样品进行制作,然后根据患者的兴趣创造丰富多彩的作品。简单的软陶制作主要有以下几种造型,包括球形、柱形、椭圆形、方形、鼓形、水滴形、弯柱形等,对这些造型进行组合可制作出千变万化的作品。造型过程可以分解为搓、捏、按、压等动作。

3. 配色　软陶的配色是一项关键技术。有些作品的成功往往取决于色彩的调配。虽然市售软陶泥有多种颜色,为创造出更加丰富或独特的色彩,需要利用红、黄、蓝3个原色之间的关系进行调配,调配出的颜色加入其他颜色还可以混合出更加丰富的色彩(图4-6)。

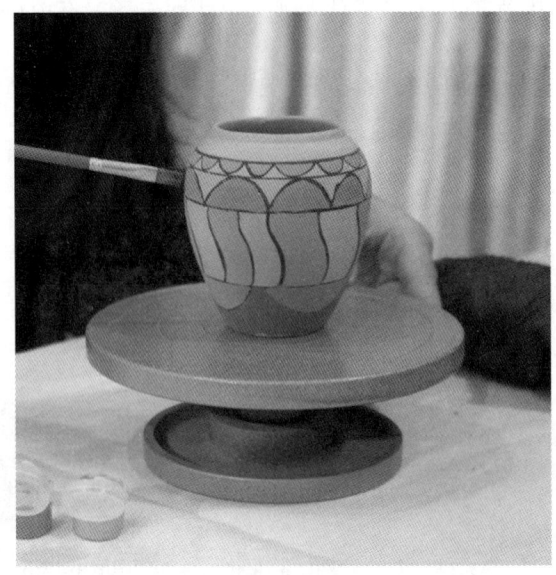

图4-6 配色

4.烘烤 软陶作品烘烤时间及温度是决定作品质量的重要因素,一般在100~140℃温度下烤制10~15 min即可,具体的烤制温度和时间视软陶的材料、作品的体积、烤箱的类型及容积而定。软陶作品要有足够的烘烤时间,烘烤时间过短无法烘烤完全,导致表面易破裂变形。过低温度烘烤无法达到作品的理想硬度和弹性,容易破损;温度过高则易导致作品表面焦黑甚至融化变形。

(四)活动的调整

1.材料的选择及调整 选择不同质地的软陶进行训练以达到不同的治疗效果,如较硬的软陶更利于进行肌力及耐力训练。对肌力不足者可选择较柔软的陶泥或在陶泥中加入适量凡士林使其变软。

2.体位的调节 根据需要可选择站立位、蹲位、坐位,以针对性训练站立平衡、下肢力量和关节活动度、坐位平衡和耐力。

3.工序的调整 可仅选用揉土、造型或烘烤中的一个或几个环节进行训练。

(五)注意事项

(1)应使用质量合格的陶泥。

(2)烘烤时感觉减退者注意防止烫伤。

(3)造型时避免工具或金属丝等碰伤、擦伤。

(4)手部有伤口或对陶泥材料过敏者需使用胶质手套或一次性手套。

(5)注意保持场地的清洁卫生。

(6)未用完的陶泥应装入塑料袋或保鲜袋,置于密闭容器中保存,防止干燥。

第三节 手工艺类作业活动

我国的民间手工艺制作种类相当丰富,常用的有手工编织、织染、刺绣、剪纸、折纸、布艺、剪贴画、插花、雕刻等,本节仅对手工编织、剪纸进行介绍。

一、手工编织

手工编织是作业治疗常用的活动之一。根据用途不同可分为器类、衣物类、家具类、装饰类。按工艺技法分为交织、针织、编织、钩织等,按所用原料分为草编、竹编、柳编、藤编、棕编、葵编、绳编等类。

（一）特点

所用工具简单易得,活动易学易练,产品丰富多彩,易于在作业治疗中开展,适用于手关节活动度训练、灵活性训练、协调性训练等。

（二）常用工具及材料

1. 常用工具　编织框、挂棒、分经棒、毛衣棒针、缝毛线针、钩针、剪刀、镊子、钳子、尺等。
2. 常用材料　丝线、毛线、编织用草、竹片、竹叶、藤条等。

（三）代表性活动

以编结为例进行介绍。编结是由多种多样的绳子一边编一边结,无经纬线之分,可分为平面的或立体的,如中国结。

中国结的编制步骤可概括为编、抽、修3个步骤。

1. 编　编时既要注意线路走向,辨清线与线的关系,又要注意纹路的平整性,尽量不要扭折。为了方便穿线可将线与线之间的空间留宽一些。编制最后,线条太密时,可以借用粗钩针或镊子帮助线头穿越。

2. 抽　编的步骤完成后,要将结抽紧定形,这是整个编结过程中最困难的步骤。抽时先认清要抽的那几根线,然后同时均匀施力,慢慢抽紧,此时需注意编线有没有发生扭折的现象。

3. 修　结定型满意后,则要通过修来添加装饰附件,对容易松散、易变形或受力之处,可选择与结同色的细线,用缝针进行固定。

（四）活动的调整

1. 材料的选择　对于手功能稍差的患者,可先选用较粗的线进行操作;为了增加肌力,可选藤编并使用较粗的藤条,手部感觉差者则不选过细的线或锋利的草和竹片。

2. 工具或方法的调整　为改善灵活性可选针织或钩织并选稍复杂的图案或形状;如果治疗目的为扩大上肢关节活动度,则可利用较大编织框进行大件物品的编织;手功能欠佳者可在钩针的末端增加套环以利于抓握和稳定。

3. 体位的调整　根据需要可选择站立位、坐位、轮椅坐位,以针对性训练站立平衡、下肢力量和关节活动度、坐位平衡和轮椅上的耐力,如为扩大肩关节或躯干的关节活动度,可将编织框挂于墙上较高处。

4. 工序的调整　对手功能较差者,可仅选用其中的一个或几个工序进行训练,也可几个患者流水线作业,如在编结时一人负责编、一人负责抽,另外一人则专门进行修饰,这样可培养合作精神和时间感。

（五）注意事项

(1) 针织或钩织时所选用的针不要过于锋利以免刺伤皮肤。

(2) 草编和藤编时注意处理好材料的边缘,以免割伤。

(3) 不要选用过细的线进行训练,以防用力拉紧时损伤皮肤。

(4) 如需较大的力拉紧时最好选用钳子或镊子,而不是直接用手拉。

二、剪纸

剪纸是指利用剪刀、刻刀将纸镂空一部分后形成图画、图案或文字的过程。剪纸按题材分为人物、动物、景物、植物、组字等种类;按颜色分为单色、彩色、套色、衬色、拼色等类;从形式上分为剪纸、刻纸、撕纸、烫纸及以上几种的组合。

(一)特点

剪纸对患者来说比较简单易学,上手容易,趣味性强,具有较强的直观性和可操作性,因工具材料简单、制作工序相对单一、作品丰富多彩、耗时少等特点,较受患者欢迎,易于在作业治疗中广泛开展。较适用于进行耐力训练、手稳定性训练及手灵活性训练等。

(二)常用工具及材料

1. 常用工具　剪纸工具非常简单,常用的有剪刀、刻板、刻刀、订书器、铅笔、橡皮、尺子、胶水、复写纸、彩色笔等。
2. 常用材料　纸(单色纸、彩色纸、金箔纸、银箔纸、绒纸、电光纸等)。

(三)代表性活动

1. 剪纸的基本形状　花样繁多的剪纸作品常有以下基本形状组合而成,包括小圆孔、月牙形、柳叶形、锯齿形、花瓣形、逗号形、水滴形等。
2. 折叠剪纸基本技法　将纸对折或多折叠起来,再剪出图案称折叠剪纸。一般折叠方法为:将正方形色纸对折、压平再进行折叠,折好后用订书器订好,在折好的纸面上画好图稿并用剪刀剪出需要的图案,打开折叠部分后一件精美的剪纸作品就完成了。常用的折叠方法有对折折叠法、四瓣形折叠法、五瓣形折叠法、六瓣形折叠法。实际应用时往往需进行组合。

(四)活动的调整

1. 工具的选择　手抓握功能欠佳者可选用加粗手柄工具,手指伸展不良者可使用带弹簧可自动弹开的剪刀;不能很好固定纸者可使用镇尺协助固定。
2. 材料的选择　为增强肌力可选较硬和较厚的纸。
3. 姿势的调整　可根据治疗目的选择坐位或立位进行训练。
4. 工序的调整　为增强手的灵活性可选折叠剪纸,手灵活性不佳者可选刻纸训练,为发泄不满情绪可选剪纸或撕纸,为训练耐心提高注意力最好选刻纸。

(五)注意事项

(1)因所用剪刀或刻刀较为锋利,要注意避免损伤,尤其是手感觉障碍者。
(2)有攻击行为者可只选用撕纸而不用剪刀或刻刀,以免伤及他人或自伤。
(3)刻纸前要先检查刻刀是否牢固,刻纸时刻刀要垂直向下以提高产品质量和防止刻刀断裂伤人。
(4)剪好的图案应分开平放,不要相互重叠以免粘连、损坏,可放在专门的文件夹内或夹于书内。

第四节　艺术类作业活动

艺术类作业活动包括音乐、绘画、舞蹈、戏剧、书法、诗歌等,是作业治疗中常用的活动。本节侧重对音乐、绘画、书法、舞蹈活动进行介绍。

一、音乐作业

音乐自古以来就是人类的好朋友。人们在高兴的时候、悲伤或寂寞的时候都会想起它。人们用音乐表达思想、抒发感情、赞美事物。

（一）特点

音乐活动较适用于调整心理状态、增强肌力及耐力、改善关节活动度、抑制肌痉挛、协调性训练等。

（二）常用工具及材料

根据科室实际情况、病种特点和患者的兴趣爱好，可选择下列一种或多种工具和材料进行训练：各种乐器（如钢琴、手风琴、电子琴、口琴、小提琴、吉他、笛子、手鼓、架子鼓、二胡等）、录音机、电脑、电视机、DVD机、音箱、磁带、光盘、麦克风等。

（三）代表性活动

1. 音乐欣赏　音乐欣赏只要有简单视听器材就可进行训练，不同的音乐具有不同的作用，如节奏明快的乐曲可使情绪消沉的患者精神兴奋，节奏缓的乐曲可使烦躁的患者安静，并具有降低肌张力的作用。

2. 乐器演奏　各种乐器都可成为训练工具，吉他等弦乐器演奏可改善手的灵巧性和心理功能，敲打手鼓等击打乐器可改善手的灵活性和上肢关节活动度（ROM），吹笛子等管乐器可提高呼吸功能和改善手的协调性。

3. 声乐歌唱　常用的有卡拉OK，本活动可训练呼吸功能并增进人际间的交流，也可以缓解情绪和放松精神、提高治疗积极性和生活的信心，是患者乐于接受的训练方法，多选用集体方式进行此项训练。

（四）活动的调整

1. 活动本身的调整　主要根据训练的目的和方式进行调整，如手灵活性稍差的患者选用击打乐器而不是弦乐器或管乐器。

2. 环境的调整　环境对音乐治疗非常重要，故最好在相对独立和安静的环境下进行训练。

（五）注意事项

（1）所选择的乐曲一定要适合患者功能训练需要，否则可能带来与治疗目的相反的结果，如选用摇滚乐来训练会使情绪激动者更加兴奋。

（2）注意卫生，尤其是吹奏乐器，最好单独使用固定的乐器，如需公用则应进行消毒。

（3）治疗中注意观察患者的反应，集体治疗时注意控制相互间的不利影响。

二、绘画、书法作业

绘画活动包括欣赏和自由创作两方面；绘画的六要素为线条、平面、体积、明暗、质感、色彩；书法是以汉字为表现对象，以毛笔及各类硬笔为表现工具的一种线条造型艺术；较适合进行肩、肘关节活动度练习、耐力练习、调节情操等。

（一）特点

绘画、书法类别多样、材料易得。通过绘画艺术加工、书法，可以反映出作者对生活的感受，并激发人们对生活的热爱和获得艺术美的感受，反映了作者的思想情感和世界观，还具有一定的美感，使人从中受到教育。较适用于进行耐力训练、手稳定性训练、灵活性训练等。

(二) 常用工具及材料

画笔(钢笔、铅笔、毛笔、水粉画笔、水彩画笔、中国画毛笔、木炭条等)、画纸、颜料、调色盒、画夹、直尺、小刀、橡皮胶纸;文房四宝(笔、墨、纸、砚)为书法的主要工具和材料等。

(三) 代表性活动

1. 绘画　通过线条或者只用单一色调来表现和创造形象,常用于培养和训练视觉思维和发展技能,常采用素描进行绘画训练,这是较为方便的绘画训练方法之一。

2. 书法

(1) 写字姿势　①正确的坐姿需头正、身正、腿展、臂开、足安;②正确的站姿为头俯、身躬、臂悬、足开。

(2) 执笔方法　一般采用三指执笔法,也可用5个字概括:按、压、顶、抵、靠。具体要求是:右手执笔,拇指、示指、中指分别从3个方向捏住离笔尖3 cm左右的笔杆下端。示指稍前,拇指稍后,中指在内侧抵住笔杆,环指和小指依次自然地放在中指的下方并向手心弯曲。笔杆上端斜靠在示指的近节指骨处,笔杆和纸面呈50°左右。

(四) 活动的调整

1. 工具的调整　手功能不佳者可加粗画笔手持的部分,不能抓握者可使用自助具固定画笔于手上,或通过自助具用头、口或脚进行绘画;不能很好固定画纸的可使用镇尺或画夹固定。

2. 姿势和位置的调整　根据需要可在坐位、站立位下进行训练,也可调整画纸的位置为平放、斜放、竖放而改变上肢的活动范围。

3. 活动本身的调整　根据患者的情况选择不同的绘画或书法方法进行训练,所选绘画或书法的种类不同,训练要求和针对性也稍有不同,对手和上肢的灵活性和关节活动度要求也不相同。

(五) 注意事项

(1) 注意绘画和持笔姿势正确,避免长时间出现不良姿势。

(2) 需使用颜料墨水时注意保持画面和治疗场所的清洁。

(3) 使用安全无污染的材料和颜料墨水进行创作。

三、舞蹈作业

舞蹈是一种在音乐伴奏下,以有节奏的动作为主要表现手段的艺术形式。舞蹈疗法主要是指组织患者参与舞蹈活动,陶冶身心,锻炼形体。舞蹈疗法源远流长,据我国史书记载,在大禹治水时人们就利用"大舞"以治病。舞蹈是一种空间性、时间性和综合性的动态造型艺术。

(一) 特点

舞蹈有技艺性、观赏性和趣味性强的特点。舞蹈种类多样,动作难度不一,所需要的工具简单,易于在治疗室内开展。可进行平衡性训练、协调性训练。

(二) 常用工具及材料

根据场地实际情况、病种特点和患者的兴趣爱好,选择不同音乐的伴奏,或穿不同特定的服装,有的舞蹈还需要手持各种道具。如果是在舞台上表演,灯光和布景也是不可缺少的。

(三) 代表性活动

舞蹈时,人的头、胸、腰、胯、腿、手等部位都伴随着音乐而有节奏地摆动,同时还要求全身动作协调,舞姿优美,这对于消除抑郁、改善心理及精神状态和恢复肢体的运动功能有着良好的康复作用。舞蹈对肌肉的刺激是全面性、综合性的,它的动作兼顾到头、颈、胸、腿、髋等部位。比如爵士舞

第四章 治疗性作业活动

对小关节、小肌肉的运动较多,这些地方是平日健身不易活动到的地方。体能是舞蹈者掌握各类舞蹈技巧的基础,它包括:身体形态、身体功能、运动能力等内容,其中运动能力(如力量、柔韧度、灵敏度、耐力等)是构成体能各要素中最重要的决定因素。

（四）活动的选择与调整

1. **活动本身的选择与调整**　舞蹈的种类很多,不同的舞蹈,其节奏和动作也不一样。如有的充满活力,热情奔放;有的步伐稳健,动作敏捷;有的旋律活泼,轻松愉快等。可根据患者的具体情况,灵活予以选择。

2. **姿势的选择**　根据患者的情况选择卧位、坐位与站位。

3. **环境的调整**　环境对舞蹈治疗非常重要,故最好在相对独立和安静的环境下进行训练。

（五）注意事项

(1) 所选择的舞蹈动作一定要适合患者功能训练需要,否则可能带来不良结果,如心理抑郁的患者,要选择热情奔放的舞蹈动作。

(2) 注意安全,不要让患者摔倒。

(3) 注意勿过度疲劳。

第五节　体育类作业活动

体育活动主要包括健身类、娱乐类和竞技类体育。用体育活动进行治疗的方法称体育运动疗法,又称适应性体育或康复体育。常用于康复训练的体育活动有篮球、足球、排球、乒乓球、台球、射击、飞镖、游泳、体育舞蹈、太极拳、八段锦、五禽戏等。

一、篮球

篮球(图4-7)是深受广大群众喜爱的体育运动项目,具有趣味性强、易学易练、运动量适中等特点,适合伤残人士进行训练,甚至在轮椅上也可进行,轮椅篮球已成为残疾人体育正式比赛项目。较适用于平衡训练、协调训练、关节活动度训练、耐力训练、集体训练等。

（一）特点

篮球活动具有趣味性强、易学易练、运动量适中、适合伤残人士运动的特点,比较适合用于增强肌力、扩大关节活动度、改善心肺功能、提高手眼协调能力、改善平衡能力,亦可缓解消极情绪、增加自信心、提升自我价值、培养集体观念等。

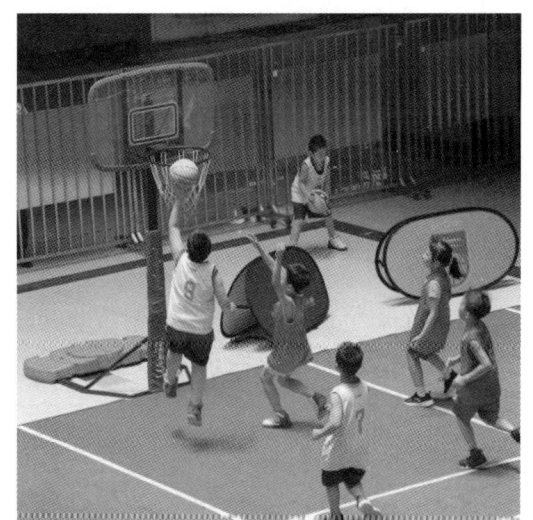

图4-7　篮球

（二）常用工具及材料

无须特殊工具及材料,只需篮球、篮球架或特制篮筐就可开展训练。

（三）代表性活动

1. **传球**　是作业治疗进行平衡训练和扩大关节活动范围训练最常用的方法,包括胸前传球、上手传球、侧身勾手传球、反弹传球、单手传球等。

2. 投篮 是上肢功能训练和耐力训练较常用的方法,训练可采用原地投篮、行进间投篮、跳起投篮、坐位下投篮、轮椅上投篮、自由投篮等。

3. 轮椅篮球 轮椅篮球是残疾人体育中最具观赏性的运动之一,轮椅篮球选手是由下肢截肢、小儿麻痹症或脊柱损伤运动员组成。1960年罗马残奥会(第1届残奥会)上轮椅篮球已被列为正式比赛项目。除了规则特殊外,轮椅篮球与一般篮球从场地到规则基本相同。轮椅篮球没有2次运球违例,但场上队员持球移动时,推动轮椅1~2次后就必须拍球一次或多次,或传球、投篮。比赛时,运动员的脚不能触及地面,臀部亦不能离开轮椅。

(四)活动的调整

1. 工具的选择 如患者存在功能水平或场地的限制,可采用降低高度的特制篮筐,为增强肌力和耐力,可在手臂上加沙袋进行训练。

2. 体位的调整 可在坐位、站立位、轮椅坐位上进行以使活动更具针对性。

3. 活动本身的调整 可选投篮、传球、运球中的一个或多个活动进行训练,也可选择正式或非正式比赛进行。

(五)注意事项

(1)注意安全,尤其是比赛中的安全。

(2)训练和比赛时不可随身携带多余物品,如手机、钥匙等,以免造成伤害。

(3)进行平衡训练时应注意保护,以防摔倒。

二、乒乓球

乒乓球是残疾人体育活动中较易开展的项目,也是深受中国观众喜爱的运动项目。

(一)特点

乒乓球技巧性强,尤其适合灵活性、手眼协调性和上肢关节活动度训练。

(二)常用工具及材料

所需工具简单,场地要求不高,需有乒乓球、球拍、乒乓球台就可开展该训练。

(三)代表性活动

1. 基本技术 与普通练习和比赛一样,包括发球、接发球、步法、推挡球、搓球、削球、短球、杀高球、反手攻球、正手攻球、放高球、滑板球、回击弧圈球、弧圈球等技术。

2. 轮椅乒乓球 轮椅乒乓球是作业治疗较容易开展的体育运动项目,其规则除特殊规定外与普通比赛相同。

(四)活动的调整

1. 工具的调整 抓握功能不良者可加粗球拍手柄。

2. 体位的调整 可在站立位、轮椅坐位上进行活动。

(五)注意事项

(1)所用场地和球台符合残疾人使用需要。

(2)训练时注意监护和保护,以防摔倒、碰伤。

三、飞镖

飞镖运动是一项风靡全球的室内体育运动,集趣味性、竞技性于一体,深受普通大众的欢迎。

(一)特点

飞镖活动简单易于掌握,不需要专门的场地和设施,且运动量适宜,不受年龄、性别的限制,经济实惠,是作业治疗最为常用的训练项目之一。较适用于进行肘部及手部关节活动度训练、平衡训练、协调训练、耐力训练等。

(二)常用工具及材料

镖盘、飞镖。

(三)代表性活动

1. 基本姿势和动作

(1)肩 在投掷过程中肩部保持不动,只有手臂是动的,身体的其他部分都应保持一定的姿势不动。

(2)肘 在投掷动作的前期即手臂后甩时肘部应基本保持不动,在手臂前挥飞镖加速过程的某一点,肘部顺势上扬。

(3)腕 腕固定不动或通过甩腕的动作来增加速度。

2. 投掷过程

(1)瞄准 使眼睛、镖、目标点成一线。

(2)后移 后移程度依个人而定,一般说来越远越好,但是不要移得太快。

(3)加速 不要太快,也不要太用力,尽量自然圆滑地运动,沿着一定的抛物线方向。要此过程应适当地提肘,如果采用甩腕动作,也要遵循原来的曲线方向,直到飞镖脱手。

(4)释放 只要用正确的方法投掷,这一步只是前面几步的自然延伸。

(5)随势动作 在投出镖之后,手应继续沿着原来瞄准目标的方向而不是立刻下垂手臂。

(四)活动的调整

1. 工具的选择 为保证安全和避免损坏治疗场所,可使用吸盘式飞镖进行训练,也可选用粘贴性飞镖或用吸盘式羽毛球取代飞镖。

2. 体位调整 可选择站立位、坐位和轮椅坐位进行训练。

(五)注意事项

(1)注意安全,有攻击行为者不适于参加本活动。

(2)使用适当的防护措施,避免飞镖损伤周围墙面或地面。

第六节 游戏类作业活动

游戏是作业治疗较为常用的活动之一,因极具趣味性而深受患者的欢迎。治疗性游戏种类繁多,包括棋类游戏、牌类游戏、拼图、迷宫、套圈、电脑游戏以及大型互动游戏等。

一、棋牌类游戏作业

棋牌类游戏是深受中国人喜爱的游戏,也是作业治疗常用的治疗性游戏。棋类游戏包括象棋、围棋、跳棋、陆战棋、飞行棋、大富翁棋等;牌类游戏包括扑克牌、麻将牌等。可用于进行认知训练、手灵活性训练、感觉训练、协调训练等。

(一)特点

棋牌类游戏具有趣味性、种类繁多的特点,可用于改善手的灵活性、扩大关节活动范围、提高肌力和耐力、缓解疼痛、促进感觉恢复,亦可用于提高注意力、记忆力、思维能力、视扫描能力等。

(二)常用工具及材料

棋类:棋(象棋、围棋、跳棋、陆战棋、飞行棋)、棋盘。牌类:扑克牌、麻将、桌子、麻将台等。

(三)代表性活动

1. 象棋 规则为广大群众所熟悉,常用来改善思维能力和视扫描能力或转移注意力,也可起到放松心情,缓解紧张状态的作用。

2. 跳棋 常用来改善手的灵活性和思维的敏捷性,同时可进行注意力和耐力的训练。

3. 扑克 根据地区文化的不同,玩法也不尽相同,如为进行计算训练可选用"二十四点""十点半"等,进行记忆和思维训练可选择"拱猪""拖拉机""斗地主"等。

4. 麻将 是中国传统的民间游戏,也是作业训练的常用方法之一。可用于改善手的灵活性,促进感觉恢复,提高认知功能,改善心理状态。

(四)活动的调整

1. 工具的调整 可改变棋盘和棋子的材料和大小,如为训练下肢可用脚使用改装的棋子进行训练,为增强手部肌力,可在棋盘和棋子上加上魔术贴以增加阻力,还可使用筷子夹持跳棋进行训练以提高手的灵活性和 ADL 能力。手功能不佳或截肢者可使用持牌器代替抓握;失明者可在牌上标注盲文;可改变麻将的重量和粗糙程度以改变活动难度。

2. 体位的调整 如本章第一节所述,可在站立位、坐位甚至是蹲位下进行训练。

3. 活动本身的调整 根据患者的功能水平及训练目的选择不同难度的游戏进行训练,也可增加一些额外要求,比如说出前面所打出的主要牌等。

(五)注意事项

(1)注意时间的控制,避免时间过久影响休息和正常生活习惯或其他治疗项目。

(2)轮椅坐位者注意每 30~45 min 减压一次。

(3)注意情绪的控制,防止过于激动。

(4)注意基本礼节,尊重对手。

(5)避免大声喧哗以免影响他人正常治疗。

(6)杜绝赌博。

二、套圈游戏作业

套圈是由若干靶棍和环圈构成的装置,可于远处抛掷而套于靶棍上。套圈作业是一种游戏性训练活动,可起到调节情绪、缓解抑郁的作用(图4-8)。

(一)特点

套圈训练具有多样性和趣味性,训练手、眼、躯干和下肢的协调能力;训练上、下肢肌力和关节活动度。

(二)常用工具及材料

各式套圈(靶棍、环圈)等。

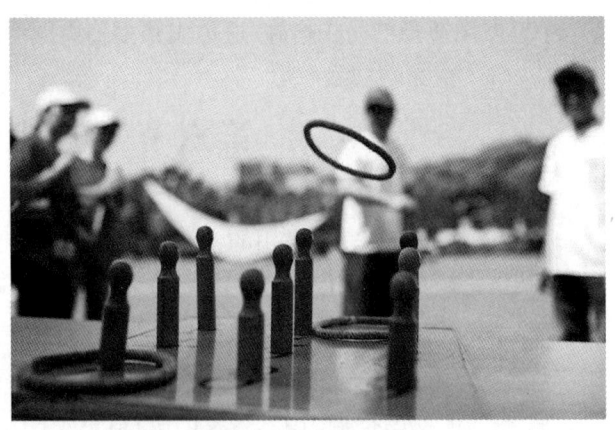

图4-8 套圈游戏

第四章 治疗性作业活动

(三)代表性活动

套圈训练的方式有水平投掷、垂直投掷,可以取座椅位、平行杠间站立位和一般站立位等。患者可进行握圈、投圈、拾圈的综合动作训练,整个动作需要上肢的屈伸协调、手功能协调、手眼协调以及躯干、下肢的平衡,其协调性训练的范围比木钉盘大。

套圈活动在协调性训练的同时,也训练了上、下肢肌力和关节活动度。此外,它作为一种游戏性训练,可起到调节情绪、缓解抑郁的作用。

(四)活动的选择与调整

1. 工具的选择　手指灵活性欠佳者可选较粗的环圈,为加强肌力可于前臂加沙袋以增加阻力,也可利用沙袋改变肢体重心,以增加平衡训练难度。

2. 材料的选择　可以选择圈的不同大小,或以重量或摩擦阻力不同的套环进行训练。

3. 活动本身的选择与调整

(1)位置的调整　调整患者和套圈之间的距离。

(2)体位的选择　可在坐位、站立位、轮椅坐位上进行,以使活动更具针对性。

(五)注意事项

(1)注意保持正确的姿势。

(2)避免摔倒。

三、互动类游戏作业

互动游戏既可指游戏厅里的游戏(所谓的"街机"),也可指多人同时参与的互动游戏,虽然工作开展会有一定难度,但训练效果好于一般的游戏和活动,值得在作业治疗中去尝试。较适用于平衡训练、协调训练、灵活性训练、集体训练等。

(一)特点

互动类活动突破了以往手柄按键输入的操作方式,而是由肢体操作增加了游戏的趣味性和互动性。互动类活动适合用改善平衡功能,扩大关节活动范围,增强灵活性和协调性,提高肌力和耐力,改善记忆、注意力和思维能力等。

(二)常用工具及材料

游戏机(如跳舞机、太鼓、各类赛车、射击游戏机、乒乓球游戏机)、电脑、训练软件、各类手柄。

(三)代表性活动

1. 打乒乓球游戏　通过特殊设计的软件和硬件,可在一定距离内对着显示屏挥动球拍击球,训练效果接近实际的乒乓球比赛。

2. 赛车游戏　通过屏幕上的道路状况使身体做出各种调整姿势,趣味和实用性俱佳,是训练反应能力和平衡能力比较好的方法。

3. 真实互动游戏　可不需要特殊工具或仅需简单工具,因互动性强而深受欢迎,如较传统的击鼓传花、诗词接龙、歌曲接龙、顶气球、持乒乓球赛跑等。适合于集体训练,每月或1~2周组织一次,以调动患者的积极性。

(四)活动的调整

1. 工具的调整　市售的游戏机需对手柄或输入工具进行相应调整以适应功能障碍者需要。

2. 游戏本身的调整　多数游戏是针对正常人设计,用于训练需降低训练难度和要求,如改变速度、体位、难度等,最好是可灵活调节以适应不同患者需要。

(五)注意事项

(1)治疗师应注意对游戏的控制,避免使患者过于激动。
(2)注意控制治疗时间并保持正确的姿势。
(3)最好在相对独立的环境中进行训练以免影响他人。
(4)分清现实和虚拟的关系,防止沉溺于虚拟世界。
(5)注意安全,防止意外伤害。

四、虚拟现实类游戏作业

虚拟现实是指利用综合技术形成逼真的三维视、听、触一体化的虚拟环境,用户借助必要的设备以自然的方式与虚拟世界中的物体交互,相互影响,从而产生身临其境般的感受和体验。

(一)特点

虚拟现实具有真实性、反馈性、趣味性、安全性等特点,在改善患者肢体运动功能、平衡功能、步行功能、认知功能、日常生活活动能力等方面有较好的效果。

(二)常用工具及材料

VR 眼镜或头盔、耳机、配套工具如操纵杆、手柄、手套等。

(三)代表性活动

1. 滑雪　在虚拟的雪山上,要求患者控制虚拟人物从小山坡滑下,并且躲避两旁的岩石、树木等虚拟障碍物,在平衡协调能力、姿势控制等方面有很好的训练作用。

2. 射箭　在虚拟场景中完成射箭任务,需要患者手持手柄,通过肩、肘、腕关节的相互配合,完成取箭、搭箭、射箭等一系列活动,在上肢肌力、肌肉耐力、协调运动、灵活性等方面有很好的训练作用。

3. 烹饪　模拟真实的生活场景,跟随指示完成烹饪的任务,在认知训练和 ADL 能力的训练等方面有很好的效果,可以帮助患者更好地回归家庭。

(四)活动的调整

1. 体位的调整　可在站位、坐位、轮椅坐位等体位进行训练。

2. 工具的调整　可根据患者功能水平选择合适的配套工具,如患者上肢近端活动较好,远端活动较差,可以选择操纵杆进行游戏。

3. 游戏本身的调整　如为训练患者上肢功能,可选择弹奏钢琴、捕捉蜂鸟等游戏;为训练患者平衡协调能力,可选择滑雪、抛接球、骑行类游戏;为训练帕金森病患者的步行能力,可选择有视觉导向线索的场景,为训练患者的日常生活活动能力,可模拟真实的生活环境,如在虚拟环境中进行购物、打扫、烹饪等活动。

(五)注意事项

(1)应用 VR 设备进行训练时注意保护,防止意外的发生。
(2)注意控制运动量以及运动时间。
(3)针对不同功能情况的患者选择合适的游戏,并保持正确的姿势。
(4)分清现实和虚拟的关系,防止沉迷游戏。
(5)避免患者过度激动。

第七节　园艺类作业活动

园艺活动包括种植花草、栽培盆景、园艺设计、游园活动等。利用园艺活动进行训练以达到愉悦心情、促使身心健康的目的训练方法称为园艺疗法。园艺疗法是对于有必要在其身体以及精神方面进行改善的人们,利用植物栽培与园艺操作活动,从社会、教育、心理及身体诸方面对其进行调节的一种有效方法(图4-9)。

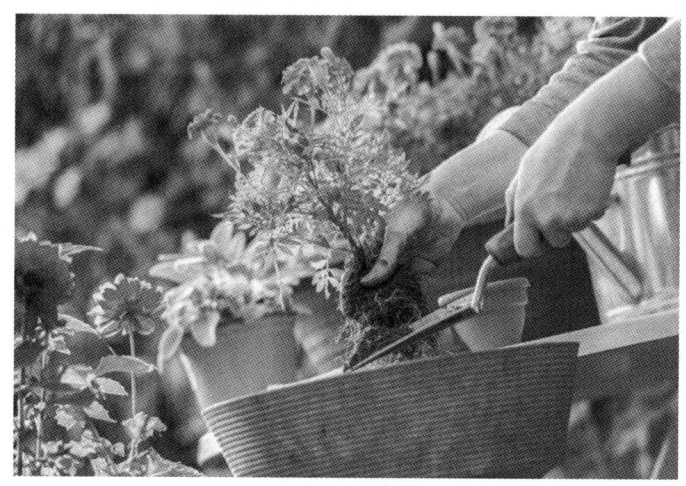

图4-9　园艺活动

一、种植

种植是指通过种植园林植物所进行的活动,包括园林花卉的生产、园林树木的生产及园林草坪的生产及养护等活动。较适用于肢体实用功能训练、耐力训练、肌力训练、耐力训练、平衡和体位转换训练等。

(一)特点

种植活动针对有身体、精神、心理等方面有改善需求的人们,通过植物的种植、修剪等有目的的设计园艺治疗活动,达到最终改善生活质量的一种治疗方法称为园艺疗法。它的特点不在于强调植物栽种的成活及环境的美化,更强调通过植物的颜色、味道、气味、触感等刺激人体不同的感受器,并通过有针对性设计的园艺活动,改善肢体功能、提高认知能力、训练手眼协调、感受成长、体验收获、建立信心、缓解压力、消除抑郁,最终达到身心同时康健的效果。

(二)常用工具及材料

1. 常用工具　花盆、铁锹、耙子、花剪、花铲、水桶、喷壶、喷雾器、浸种容器、手套、塑料薄膜等。

2. 常用材料　营养土、园林植物、草花种子、肥料、农药等。

(三)代表性活动

1. 花草播种育苗　包括营养土的配制、苗床(箱)的准备、净种、种子消毒、播种、覆土、保湿、移苗、定植等过程。

2. 花卉的养护管理　包括上盆、换盆、盆花摆放、转盆、倒盆、松盆、施肥、浇水、整形修剪等。

（四）活动的调整

1. **工具的调整**　手抓握功能不佳者使用加粗手柄工具或自助具，改变手柄形状以利于手功能欠佳者使用。
2. **场地或位置的调整**　可选择室内和室外场地进行训练，如身体功能较好者可选室外训练，而体弱者或活动不便者宜进行室内训练；可通过改变工作位置（如花架的位置和高度）来使训练更具针对性。
3. **活动本身的调整**　根据患者情况和场地条件，选择不同活动或不同工序进行训练，如可仅选浇水、松土、修剪中的一个或多个活动进行训练。

（五）注意事项

(1) 园艺场地可能存在不平整和有其他障碍物的情况，训练时要预防摔倒，平衡功能欠佳者尤其注意。
(2) 部分工具较锋利，使用时注意避免造成人体伤害。
(3) 有自伤和伤人者慎选此活动。
(4) 对初学者和情绪控制欠佳者不宜选用名贵花卉进行训练以免造成不必要的损失。
(5) 注意不同植物对阳光的需求和控制。
(6) 根据花木的需要控制浇水量和时间。

二、园艺欣赏

花木通过迷人的色彩、绚丽的花朵、芳香的气息以及别致的造型给人以心旷神怡的感受，通过花木欣赏可调节情绪、愉悦心情，增加对生命的热爱和生活的信心，通过游园活动增加了与大自然接近的机会，激发生活的热情。主要用于改善心理状态。

（一）特点

园艺欣赏通过在有限的空间内，进行合理的园艺布局，人为地创造洁净优美、幽雅舒适的工作及生活环境，使治疗对象缓解繁重的精神压力，得到更好的康复。

（二）常用工具及材料

无须特殊工具和材料，但需有合适的场地和场所，如医院花园、周围公共花园、绿化带等。

（三）代表性活动

1. **花木欣赏**　通过选择不同的花草种类可达到相应的治疗作用，如欣赏红花使人产生激动感，黄花使人产生明快感，蓝花、白花使人产生宁静感，绿色植物给人积极向上的感觉。丁香花有止痛、杀菌、净化空气的作用；茉莉花有理气解郁作用，菊花有清热明目的功效，仙人掌可以吸收大量的辐射污染，艾草具有安神助眠功效。
2. **游园活动**　通过集体游园活动方式进行，如到附近的花园、公园进行游玩并开展相关活动（如写生、摄影等），可改善心理状态，强化运动功能，增加人际交往能力，密切医患关系。

（四）活动的调整

1. **场地的选择**　尽量选取户外场地进行，但对于行动不便或病情严重者可在室内进行，甚至置于床边的一盆小花或一束鲜花也会给患者带来生活的勇气和信心。
2. **活动本身的调整**　根据需要选择相应的活动和程度，如可自己驱动轮椅到公园，也可在他人帮助下前往。

（五）注意事项

(1) 注意花木的选择，避免使用有害花草进行训练。

(2) 户外活动时注意温度对患者的影响,尤其是烧伤者和脊髓损伤者会出现体温调节障碍而发热或发冷。

(3) 户外活动时不宜到较远的场所进行,并提前做好安全防护。

本章小结

作业是人的属性,人类的生活主要由作业活动构成,作业活动是生活的重要组成部分。治疗性作业活动常利用工作、劳动等活动的方法来改善和治疗患者的功能障碍,是有目的和选择性的、能促进患者功能恢复的活动,还可以提高患者训练的兴趣,改善心理状态,从而提高患者的日常生活和工作能力,提高生存质量,使其真正回归家庭、重返社会。

(赵宿睿)

思考题

一、单项选择题

1. 以下不属于治疗性作业活动的是
　A. 日常生活活动　　　　B. 缝纫　　　　　　　C. 制作矫形器
　D. 折纸　　　　　　　　E. 下棋

2. 以下主要用于肌耐力训练的治疗性作业活动是
　A. 书法欣赏　　　　　　B. 听音乐　　　　　　C. 拉锯作业
　D. 折纸　　　　　　　　E. 电脑游戏

3. 以下可改善关节活动度的作业活动是
　A. 园艺欣赏　　　　　　B. 唱歌　　　　　　　C. 听音乐
　D. 书法欣赏　　　　　　E. 书法

4. 能增强手指精细活动的作业活动是
　A. 编织　　　　　　　　B. 推重物　　　　　　C. 滚筒训练
　D. 功率自行车　　　　　E. 阅读训练

5. 可改善患者的注意力,调节情绪的作业活动是
　A. 游戏　　　　　　　　B. 打字　　　　　　　C. 编织
　D. 金工　　　　　　　　E. 进食

6. 作业活动的内容应与患者的哪项协调一致
　A. 日常生活　　　　　　B. 工作　　　　　　　C. 休闲、娱乐
　D. 功能状况　　　　　　E. 以上都是

7. 属于平衡作业训练方法的是
　A. 功率自行车　　　　　B. 保龄球　　　　　　C. 捏橡皮泥
　D. 木刻　　　　　　　　E. 雕塑

8. 下列哪项不属于办公室作业
　A. 书写　　　　　　　　B. 资料管理　　　　　C. 电话通讯
　D. 计算机辅助训练　　　E. 治疗性游戏

9. 能增强社会交往的作业活动是
　A. 木工　　　　　　　　B. 编织　　　　　　　C. 绘画

D. 泥塑　　　　　　　E. 歌咏比赛
10. 上下肢协调的作业活动是
    A. 磨砂　　　　　　B. 刨木　　　　　　C. 拉锯
    D. 保龄球　　　　　E. 推重物
11. 患者男,54 岁,教授。脑梗死后左侧肢体活动受限,现在手 Brunnstrom 分期 Ⅴ 期,下列作业活动中最适合增强患者手的功能的是
    A. 磨砂　　　　　　B. 调和黏土　　　　C. 拧龙头
    D. 打字　　　　　　E. 手摇缝纫

二、简答题
1. 简述治疗性作业活动的生理方面的治疗作用。
2. 简述治疗性作业活动的心理方面的治疗作用。

第五章 认知功能障碍训练

★教学目标
1. 掌握认知功能障碍的评定及作业治疗。
2. 熟悉认知功能障碍的分类。
3. 了解注意障碍、记忆障碍等作业治疗的注意事项。
4. 具有认知及知觉基础知识,熟练掌握认知及知觉的评定方法及作业治疗技术。使学生能在临床工作中对常见的认知功能障碍进行有针对性的作业训练和治疗。

认知功能是指人在对客观事物的认识过程中对感觉输入信息的获取、编码、操作、提取和使用的过程,是输入和输出之间发生的内部心理过程,认知的加工过程通过脑这一特殊物实现。因此,认知过程是高级脑功能活动。广义的认知包括认知觉和感知觉,常见认知障碍包括注意力、记忆力、思维、解决问题能力及推理能力障碍等;常见知觉障碍包括失认症、失用症、空间关系障碍、躯体构图障碍等。

认知是指人类认识客观事物,获得知识的活动,包括知觉、记忆、学习、言语、思维和问题解决等过程。按照现代认知心理学的观点:认知活动是人对外界信息进行积极加工的过程。人类进行认知活动的物质基础是大脑,即通过大脑接受和处理来自身体内外环境的信息,并据此调节、控制机体活动,所以认知是大脑摄取、储存、重整和处理信息的过程。

知觉是人脑将当前作用于感觉器官的客观事物的各种属性综合起来以整体的形式进行反映,依赖于人的主观态度和知识经验,是人对客观事物各种部分或属性的整体反映。知觉跟感觉一样,是由客观事物直接作用于分析器而引起,但比感觉要复杂,是几种感觉的组合;不是简单的相加,而是对事物的整体认识或综合属性的判断,具有整体性、选择性和恒常性的特征。

认知障碍是当认知功能因大脑及中枢神经系统障碍而出现异常。有多方面的表现,如注意、记忆、理解、判断、抽象思维、排列顺序的障碍等。临床上以注意力障碍、记忆障碍多见。

知觉障碍是指在感觉传导系统完整的情况下大脑皮质特定区域对感觉刺激的认识和整合障碍,可见于各种原因所致的局灶性或弥漫性脑损伤患者。临床上以各种类型的失认症、失用症、躯体构图障碍及视觉辨别功能障碍等常见。

第一节 注意障碍的作业治疗

注意力是有选择性地集中精力和认知来处理离散信息的行为能力,是对有限的资源进行处理和分配的过程。注意是其他认知功能的基础。在确定意识清醒的状态下,首先进行的认知功能检查就是注意力的检查,如果注意力有障碍,其他功能检查结果也不准确。

注意力一般根据对活动任务的表现影响分为五类,包括重点性注意、连续性注意、选择性注意、交替性注意和分别性注意。

1. 重点性注意 特殊感觉(视觉、听觉、触觉)信息反应能力,是注意力系统的基本形式。如听到钟声会转头,上课时认真听讲,读书等。

2. 连续性注意 连续一段时间注意某项活动或刺激的能力。它与警觉有关,如削土豆皮活动,在公路上开车都需要个体将注意力持续关注在该任务中。

3. 选择性注意 选择有关活动、任务指能够自由地从专注的事情中分散出来,通过选择性注意,个体能够集中在某一外界刺激上,同时忽略其他干扰性刺激。如做饭时忽略电视的声音,同时记住烹饪顺序。

4. 交替性注意 交替性注意力指个体能够在多个活动(操作)中灵活转换注意力,是思维灵活性的表现。如在烹饪过程中准备食物,忽然电话铃声响起,接听完电话后再继续准备食物。

5. 分别性注意 能够同时应对2个活动(任务)。如一边炒菜一边和家人聊天。

日常生活中大多需要以上5种注意的共同参与,只是每种注意的参与程度会根据活动的变化而改变。哪种注意有障碍都会影响日常活动的进行。

一、注意障碍的评定

(一)视跟踪和辨别

1. 视跟踪 让患者看着一光源,测试者将光源向患者左、右、上、下移动观察患者随之移动的能力,每个方向评1分,正常4分。

2. 形状辨别 让患者复制一根垂线、一个圆、一个正方形和大写字母A,每项评1分,正常4分。

3. 划消测试 常用于注意持久性的检测。有不同类型的划消测试,如数字、字母或符号的划消等。如字母划消:每行中有52个英文字母,共有6行,让患者以最快的速度准确地删除字母中的C和E,每行有18个要删除的字母,随机地分散在每行字母中,100 s内删除错误多于1个为注意力有缺陷(图5-1)。

```
EUHCKCVAUYFEJCECEHXSFENUCENBEKVCIUXVXKEHAEOTFEPOZXEC
JCYEUFESALCEKNELKACYEUYENCYCVBEAOIEVMEVKCUHECHUIEHAN
SEJCOKEHXSEUHNKCVACYFENUCENEHCEQTFEPOZXECBEKVCIUEVXK
KCVAEYBEJCBCEUHNEHXSFENUCENXKEHGEQTFEPOZXECBEKVCIUGE
UYGEJCECEHXSFENEUHNKCVACIUCVXKHGEQTFECPOZXECENBEKVCN
JEUHCNKCVAUEYCMEHXESENUCENBEKVCIFUCXEHCVXKEHEQTFEPOZ
```

图5-1 划消测试

4. 连线测验 检查注意和运动速度,因简单易行,故被广泛使用。它包括两种类型:A型(图5-2),一张纸上印有25个小圆圈,并标上数字1~25,要求患者尽快地将数字按顺序用直线连接25个圆圈,即1—2—3—4—5…24—25;B型(图5-3),一张纸上印有13个1~13的数字,另外还有12个标有A~L的字母,要求患者尽快地1—A—2—B—3—C…12—L—13连接起来,以完成的时间评分。一般认为A型主要反映大脑右半球的功能,即反映较为原始的知觉运动速率;而B型则是反映大脑左半脑的功能,除了包括知觉运动速率之外,还包括了概念和注意转换等能力。

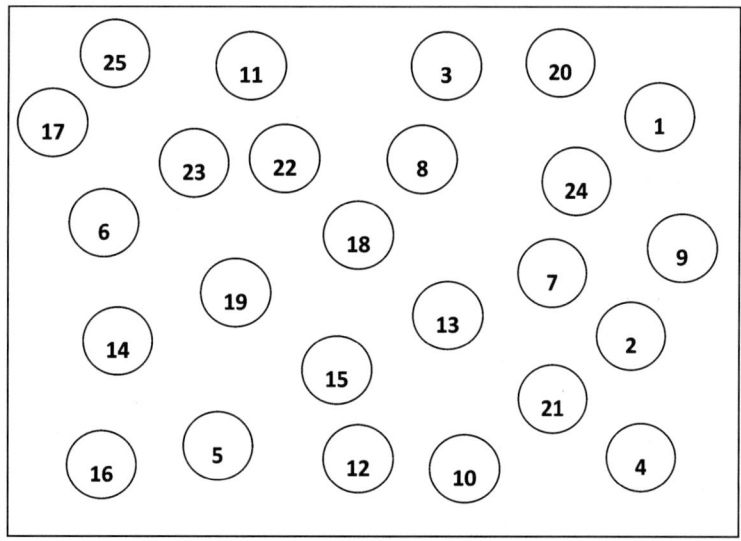

图 5-2 A 型连线测试

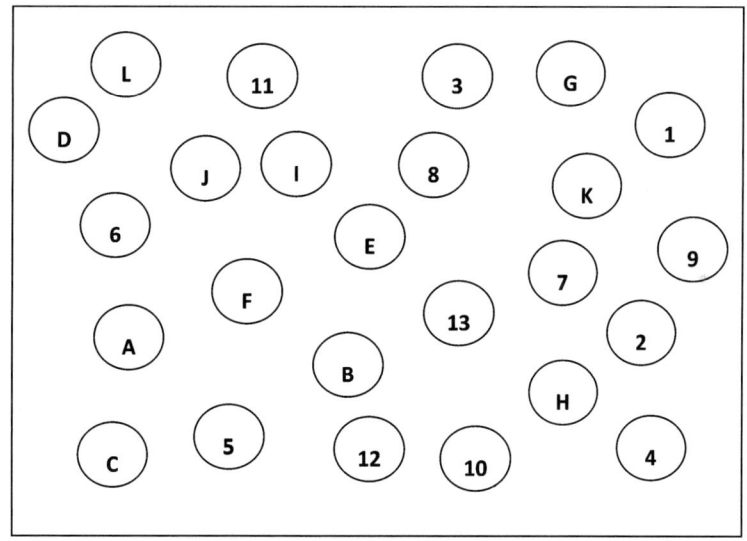

图 5-3 B 型连线测试

(二) 听跟踪和辨别

1.听跟踪　让患者闭目倾听铃声,将铃在患者左、右、前、后和头上方摇动,让患者指出铃所在的位置。每个位置评 1 分,少于 5 分为异常。

2.听认字母　测试者在 60 s 内以每秒一个的速度念无规则排列的字母,其中有 10 个为指定的同一字母,让患者每听到此字母时拍击一下桌子,应拍击 10 次。

3.音辨别　向患者播放一段录音,含有重复出现的电话铃声、钟表滴答声、门铃声和号角声等,要求患者每听到一次特定的声音给出反应,如举手、敲击桌子等。

4.词辨认　向患者播放一段短文录音,内容是在嘈杂的背景中一段文章的朗读,要求患者每听到特定的词就给出反应,如举手、敲击桌子等。

5.数字广度测试　韦氏记忆力测试的子测试,也可检查注意力。要求患者准确地顺向或反向复述治疗师刚才读的数字字串。复述不到5个为异常。

(三)斯特鲁普测验

斯特鲁普测验(Stroop test)有英文单词、文字两种形式,一般有4页,第1页是用黑体字书写的文字,第2页则是不同颜色的色块,第3页和第4页则是使用不同于字义颜色所书写的文字。第1页和第3页分别要求被试者尽快读出该页的文字,第2页要求被试者尽快读出色块的颜色,第四页的任务则是要求患者尽快读出书写文字所用的颜色,分别记录读字或命名颜色所用时间,这一测试中,第4页的测试被认为是测验被试者的选择性注意。

(四)日常专注力测验

日常专注力测验(TEA)是唯一一个有正常参考值的专注力测验,将日常活动作为测验项目来评估注意功能的情况,用于评定选择性注意力,持续关注和注意力转换。如通过不同的声音或指示灯,要求患者在无和有背景噪声中分辨双向电梯的位置,在电话簿中找到指定的一组电话号码等。

(五)计算机辅助的标准化评定

现在临床上计算机产品已经应用非常广泛和普遍。

上面给大家介绍了多种评定方法,治疗师在评定患者时涵盖所有的注意力成分。还有在选择评定方法时要考虑患者的年龄、文化程度、职业、视觉等因素。比如对于一个文化程度很低的患者根本不认识26个字母,字母划消测验就不适用。传统的纸笔测验简单易行,但是时间分辨率差,缺乏特异性,计算机辅助的注意力测验,计时准确,可以精确到毫秒。

二、注意障碍的治疗

注意障碍是认知障碍的中心问题,注意障碍的及时纠正,有助于记忆、学习、交流、解决问题等认知障碍的有效治疗。

(一)信息处理训练

1. **兴趣法** 发现并利用患者感兴趣的物品和熟悉的活动刺激注意,比如使用电脑游戏、编制的软件、虚拟现实技术的应用等。

2. **奖赏法** 通过给予奖赏来增加所希望的注意行为出现的频率和每次出现持续的时间,期待的注意反应出现后,立即给予奖励以达到强化目的。治疗中常采取代币法。

3. **示范法** 治疗师亲身示范想要患者做的活动,并给予语言提示,调动患者的视觉和听觉,加强注意。例如拍篮球,一边让患者看到拍的动作,一边讲解动作要领。

4. **电话交谈** 电话交谈过程中,患者只能依赖声音刺激,这比面对面交谈需要更集中注意力。鼓励不在一起住的家人和亲友常给患者打电话聊天,交谈患者感兴趣的话题。

(二)以技能为基础的训练

1. **猜测游戏** 桌上摆放2个不透明杯子和1个乒乓球,治疗师在患者的注视下将2个杯子反扣在桌上,其中1个杯子反扣在球上,要求患者指出哪个杯子有球。治疗师双手移动交换杯子的位置,再让患者指出哪个杯子有球。

2. **删除作业** 治疗师提前规定特定的目标物,然后给患者一张整齐排列的混有少量目标物的同类非目标物表,要求患者迅速、准确地找到目标物并用笔划去,反复练习。

3. **时间感训练** 给患者一个秒表,治疗师发出开始指令,患者立即开启秒表,要求患者注视秒表并在10 s内自行按停秒表。以后延长至1 min。当误差小于3 s时改为不让患者看表,开启秒表后心算到10 s后自行停止。最后,给患者一定干扰,例如和患者交谈,重复上述训练。

4. **数字排序** 提高患者对数字序列的排列能力。准备铅笔和计时表。向患者读指导语,请把

1~16的数字顺序指示出来,确定患者理解后,改为偶、奇数或5的规律数,训练加减乘除法,增加一定的难度。

5. 字母排序　提高患者对字母的排序能力。让患者从A~K的字母顺序指示出来。记录正确排序的字母。

(三)分类训练

1. 连续性注意障碍训练　①删除作业;②连线作业;③数秒数;④数字顺背倒背训练(图5-4);⑤击鼓传球游戏;⑥写字,下棋等比赛。

```
9-7
6-1
4-8-1
5-3-2
8-4-3-9
6-7-2-8
8-1-5-9-4
9-6-1-4-7
7-1-9-2-5-4
2-4-5-8-3-9
3-9-2-5-1-6-7
7-2-8-3-5-1-6
```

图5-4　数字顺背倒背

2. 选择性注意障碍训练

(1)辨别物品图片或任务照片,例如在一组照片中迅速找出水果。

(2)在一段背景嘈杂的录音中找出特定声音,如门铃声或鸟鸣声,并数出指定声音出现的次数,找不同游戏等。

3. 交替性注意障碍训练

(1)删除奇数、偶数作业,例如在一组随机排列的数字中先删除奇数,再删除偶数(图5-5)。

(2)将一副扑克牌先按照颜色分类,再按照花色分类,再按照数字奇偶分类。

(3)看一会电视让患者间隔一段时间切换一次频道。

```
29352853728784649587457654742749486489829845859 42
86556745446564682541673659381639538658568365385 68
27347636767845465478785386367346831783478587198 36
63573167398438566137431813641306386143091348346 38
76463589735986317367346736493184761376413651378 63
83160583019856386538195638190847908183648356389 168
35603650319801398147198084783436530953184781463 84
64246893178436580931986489013868936438638901456 48
```

图5-5　奇数、偶数删除数字

4.分别性注意障碍训练
(1)听写字母、汉字或数字。
(2)患者拼图、下棋或穿衣作业时与患者谈论事情。

(四)电脑辅助训练

电脑游戏等软件通过丰富多彩的画面和声音刺激,能引起患者的兴趣并吸引其注意,根据注意障碍的不同类型,可以设计相应程序,让患者完成操作训练。现代康复治疗上应用的比较多。

(五)结合日常生活进行训练

指导患者完成特定的任务,增加康复的趣味性,为患者回归家庭、社会做准备。例如挑选不同颜色的豆子比赛、抄书比赛、找不同比赛、下棋比赛、打扑克牌、打麻将等。例如一个接待员需要学习在工作环境中消除分散注意力的技能、保持警觉性直到活动完成为止。

(六)自我指导训练

让患者在进行特定的作业活动时大声口述每一个步骤或大声自我提示,逐渐转为内心默默提示,直到注意力专注。

(七)代偿策略

在日常生活中指导辅助技巧,简化活动步骤并不断重复强化训练,使患者掌握一定的技能,重返社会。如教会患者观察周围的环境,识别引起注意力不集中的因素,并排除或改变其位置,如电视机的位置或开着的门等。

三、注意事项

(1)每次训练前,在给予口令、建议、提供信息或改变活动时,需确定患者是否在注意,必要时可要求患者复述治疗师刚才说的话。

(2)多用任务导向性训练,在丰富多彩的日常活动中,提高患者的注意力和兴趣。

(3)训练过程中尽量避免干扰,治疗从安静的环境开始,逐渐过渡到接近生活的日常环境。

(4)循序渐进,当患者的注意改善时,逐渐增加治疗时间和任务难度。在注意训练的同时,兼顾其他认知障碍的康复。

(5)教会患者主动观察周围环境,识别引起精神不集中的潜在因素并排除该因素。

(6)与患者及家人一起制订目标,实施训练计划;鼓励家人、照顾者参与训练,督促患者;提倡24 h管理制度。

第二节　记忆障碍的作业治疗

记忆是人们对过去经历的事物的一种反应,是以往经历、信息的获得、保留与提取,或在它重新呈现时能再认识。从信息加工的角度来说,记忆是信息的输入、加工(编码)、储存和提取的过程。

根据记忆时间的长短可分为瞬时记忆,短期记忆和长期记忆。

1.瞬时记忆　又称感觉记忆,是视听觉信息到达感觉器官的暂时存储,保持时间为0.25~2 s。

2.短期记忆　又称工作记忆,是对信息进行暂时加工和储存的容量有限的记忆系统,保持时间5 s~2 min。比如我们默念一串电话号码,然后立即拨号,这里依靠的就是短时记忆。短时记忆障碍表现为不能及时更新信息、不能思考及解决问题、思维缓慢、记不住指导语等。

3. 长时记忆 是指信息经过充分和一定深度的加工后,在头脑中长期保存下来。储存时间很长,在 1 min 以上甚至到终生。容量没有限制。根据储存信息的类型,长时记忆可以分为程序记忆,语义记忆和情景记忆。根据储存信息的发生时间,长时记忆可以分为前瞻性记忆和回顾性记忆。

(1)语义记忆 语义记忆是有关字词、知识、概念、规则及公式等的记忆,与特殊的时间和地点无关。比如我们记得国旗的颜色是红色,中国的首都是北京,爸爸的爸爸叫爷爷等。

(2)情景记忆 情景记忆是人们根据时空关系对某个事件的记忆。这种记忆与个人的亲身经历有关。比如我们记得自己十岁生日的场景,记得自己大学毕业时拿到学位证书的那一瞬间等,这些属于情景记忆。语义记忆障碍和情景记忆障碍常见于阿尔茨海默病和痴呆。

(3)程序记忆 程序记忆又称内隐记忆,是关于技能或日常的记忆。比如骑自行车、刷牙、游泳,打字等。程序记忆障碍常见于亨廷顿舞蹈病、帕金森病、儿童读写障碍等,其他多数记忆障碍的程序记忆保持完好。

(4)前瞻性记忆 前瞻性记忆是对将来计划或意图的记忆,比如明天下午考试,离家时要锁门等。前瞻性记忆障碍是最常见的记忆障碍,占记忆障碍的 50%~80%。

(5)回溯性记忆 回溯性记忆是对过去的记忆,包含语义记忆和情景记忆。

记忆障碍是指个人处于一种不能记住或回忆信息或技能的状态,有可能是由于病理生理性的或情境性的原因引起的永久性或暂时性的记忆障碍。以上各记忆系统之间是独立的,可以单独发生障碍,也可以同时发生障碍。

一、记忆障碍的评定

1. 韦氏记忆量表 目前国内广泛应用的是 1980 年龚耀先等修订的韦氏记忆量表中国修订版(表 5-1),在原版基础上新增了 3 个分测验,包括记图、再认及触摸。

表 5-1 韦氏记忆评定

测试项目	内容	评分方法
1.经历	5 个与个人相关的问题	每答对一题记 1 分
2.定向	5 个有关时间和空间的问题	每答对一题记 1 分
3.数字顺序关系	①顺数 1~100	限时记错,记漏或退数次数,扣分分别按记分公式算出原始分
	②倒数 100~1	限时记错,记漏或退数次数,扣分分别按记分公式算出原始分
	③累加从 1 起每次加 3,至 49 为止	限时记错,记漏或退数次数,扣分分别按记分公式算出原始分
4.再认	每套识记卡片有 8 项内容,呈现给受试 30 s 后,让受试者再认	根据受试者再认内容与呈现的相关性分别记 2、1、0 或 -1 分,最高分 16 分
5.图片回忆	每套图片中有 20 项内容,呈现 1 分 30 s 后,要求受试者说出呈现内容	正确回忆记 1 分,错误扣 1 分,最高得分 20 分
6.视觉再生	每套图片中有 3 张,每张上有 1~2 个图形,呈现 10 s 后让受试者画出来	按所画图形的准确度记分,最高分为 14 分

续表 5-1

测试项目	内容	评分方法
7.联想学习	每套卡片上有 10 对词,分别读给受试者听,同时呈现 2 s。10 对词完毕后,停 5 s,再读每对词的前一词,要受试者说出后一词	5 s 内正确回答 1 词记 1 分,3 遍测验的容易联想分相加后除以 2,与困难联想分之和即为测验总分,最高分为 21 分
8.触觉记忆	使用一副槽板,上有 9 个图形,让受试者蒙眼用利手,非利手和双手分别将 3 个木块放入相应槽中。再睁眼,将各木块的图形及位置默画出来	计时并正确计算回忆和位置的数目,根据公式推断出测验原始分
9.逻辑记忆	3 个故事包括 14、20 和 30 个内容,将故事讲给受试者听,同时让其看着卡片上的故事,念完后要求复述	回忆第一个内容记 0.5 分,最高分为 25 分和 17 分
10.背诵数目	要求背顺 3~9 位数,倒背 2~8 位数	以能背诵和最高位数为准,最高分分别为 9 分和 8 分,共计 17 分

2.临床记忆量表手册　1984 年由中国科学院心理研究所许淑莲教授等编制,在我国广泛应用于临床及科研。该量表主要用于成人(20~90 岁),分为有文化和无文化两部分,分别建立两套正常值,但两套性质相同、难度相当(相关系数 0.85),便于前后比较。其测验项目都是检测一段时间内(数分钟)的一次性记忆能力,主要包括回忆和再认两种记忆活动。量表分甲乙两套,每套均包括五项分测验:指向记忆、联想学习、图像自由回忆、无意义图形再认及人像特点联系回忆。

(1)具体检查步骤　包括五项分测验。

1)指向记忆:每套包括两组内容,每组有 24 个词,如黄瓜、番茄等,其中 12 个词属于同类,如蔬菜类、动物类等,要求受试者识记。另外有 12 个与上述词接近的词,不要求识记。将以上 24 个词混在一起,随机排列,用录音机播放。第一组词播放完后要求受试者说出要求识记的词,间隔 5 s 后,测验第二组词。

2)联想学习:每套包括 12 对词,其中容易联想与不易联想成对词各 6 对,12 对词随机排列,用录音机以不同顺序播放 3 遍,每遍播放后主试者按另一顺序念每对词的前一词,要求受试者说出后一词。

3)图像自由回忆:每套包括 2 组黑白图片各 15 张,内容都是常见和易辨认的东西。将第一组图片随机排列,每张看 4 s,间隔 2 s,15 张看完后要求受试者立即说出图片内容。间隔 5 s 后,再测验第二组图片。

4)无意义图形再认:每套有识记图片 20 张,内容为封闭或不封闭的直线或曲线图形。另有再认图片 40 张,包括与识记图片相同或相似图形各 20 张。将识记图片给受试者看,每张 3 s,间隔 3 s,20 张看完后以随机顺序看再认图片,要求指出看见过的图片。

5)人像特点回忆:每套有黑白人头像 6 张,随机排列让受试者看,同时告知其姓名、职业和爱好共 2 遍,每张看 9 s,间隔 5 s。6 张看完后,以另一顺序分别呈现,要求说出各人头像的 3 个特点。

(2)评价指标　①上述第 1)、2)、3)、5)项均以正确回答数量计分;第 4)项再认分=(正确再认数-错误再认数)×2。②将 5 个分测验的粗分分别查对"等值量表分表"换算成量表分,相加即为总量表分。根据年龄查对"总量表分的等值记忆商(MQ)表",可得到受试者的 MQ。

(3)分级标准 记忆商可划分7个等级:130以上为很优秀、120~129为优秀、110~119为中上、90~109为中等、90~89为中下、70~79为差、69以下为很差,以此衡量人的记忆水平。

3. Rivermead行为记忆测试 侧重于评定日常记忆能力,有较高的可信度与效度,测试方法和评分都不难,患者比较容易完成。

(1)记住姓和名 让患者看一张人像照片,并告知他照片上人的姓和名。延迟一段时间后让他回答照片上人的姓和名。

评分:姓和名均答对2分;仅答出姓或名1分;否则0分。

(2)记住藏起的物品 准备一些梳子、铅笔、手帕、水果等物品,当着患者的面藏在抽屉或柜橱内,然后让他进行一些与此无关的活动,结束前问患者上述物品放于何处。

评分:正确指出所藏的地点,1分;找不到0分。

(3)记住预约的申请 告诉患者,医生将闹钟定于20 min后钟响,让他20 min后听到闹钟响时提出一次预约的申请,如向医生问"您能告诉我什么时候再来就诊吗?"

评分:钟响当时能提出正确问题者得1分;否则0分。

(4)记住一段短的路线 让患者看着医生手拿一个信封在屋内走一条分5段的路线:椅子→门→窗前→书桌→并放在书桌上→放下信封→椅子→从书桌上拿信封放到患者前面,让患者照样做。提前告知患者需关注的重点,在做的过程中不再给予提示。

评分:5段路线全记住得1分;否则0分。

(5)延迟后记住一段短路线 方法同(4),但不立刻让患者重复,而是延迟一段时间再让患者重复,延迟期间可进行其他测试。

评分:全记住并能重复得1分;否则0分。

(6)记住一项任务 即观察(4)中患者放信封的地点是否对。

评分:立即重复和延迟重复时信封放的位置都对得1分;否则0分。

(7)学一种新技能 找一个可以设定时间如月、日、时和分的计算器或电子表,让患者学习如何确定月、日、时和分的方法,先由测试者示范操作一次,然后按复位键,取消一切设定,再让患者测试操作3次。

评分:3次内操作成功得1分;否则0分。

(8)问患者下列问题 ①今年是哪一年?②本月是哪个月?③今日是星期几?④今日是本月的几号?⑤现在我们在哪里?⑥现在我们在哪个城市?⑦您多大年纪?⑧您何年出生?

评分:①②③④⑤⑥⑦⑧全对得1分;否则0分。

(9)患者回答问题 问(8)中的第⑧题时记下错、对。

评分:正确得1分否则0分。

(10)辨认面孔 让患者细看一些面部照片,每张看5 s,一共看5张。然后逐张问他这是男的还是女的? 是不到40岁,还是大于40岁? 然后给他10张面部照片,其中有5张是刚看过的,让他挑出来。

评分:全对得1分;否则0分。

(11)认识图画 让患者看10张用线条图绘的物体画,每次看一张,每张看5 s,让患者说出每张图中的物体的名称。在延迟数分钟后,让患者从20张图画中找出刚看过的10张。

评分:全对1分;否则0分。

以上11题满分为12分,正常人总分9~12分,脑损伤时至少3项不能完成,总分0~9分。

4. 本顿视觉保持测验 评定顺行性记忆,由10张绘有1~3个抽象图形的卡片组成,治疗师将每张图卡呈现10 s,然后要求患者凭记忆将图卡上的图形画出来。

5. 其他 除了上述标准化记忆测验外,一些标准化的认知评定量表也包括了对记忆的检测,比如 MMSE、MOCA、Loewenstein 认知功能评定表(老人版)及神经行为认知状态测验等。

二、记忆障碍的治疗

记忆障碍可能与注意障碍合并出现,两者关系密切。因此,记忆障碍训练的前提是改善注意障碍。在训练记忆障碍之前,应确保患者能够保持一定的注意力。记忆训练的目的是逐渐延长刺激与记忆的间隔时间,使患者在间隔较长时间后能准确回忆或再现。

记忆损伤经常妨碍其他的康复训练。记忆缺陷明显地影响患者整个康复过程,因而限制患者获得独立的能力,所以记忆力的恢复也是非常重要的。临床上记忆障碍康复常用的方法包括内部策略训练法、外在记忆辅助工具、计算机的应用、环境适应和新技术应用。

(一)内部策略训练法

1. 无错性学习　无错性学习旨在学习的不同阶段降低错误发生的频率。方法有将复杂的任务细分成若干个简单的小任务、错误发生时立即给予纠正、鼓励患者不要用猜测的策略、给予线索提示、重复练习等。中山大学第三附属医院窦祖林教授把无错性学习与中国传统文化相结合,开发了一套针对记忆障碍的康复训练软件,称记忆障碍训练课程。该课程分4个部分,包含20节训练,每一节内容相对独立,从易到难,难度水平分为三级。整个课程又密切关联,从瞬时记忆、工作记忆、视听记忆、词语记忆等记忆训练逐步过渡到在日常生活中应用记忆能力。

2. 助记术　是通过对所涉及学习材料信息的有效组织、储存和提取来提高记忆力的方法。助记术的真正价值是用来教记忆障碍者记住新信息,家属及治疗师均应鼓励患者学习这些方法。临床常用的助记术包括视形象技术,言语记忆法,书面材料的学习等。

(1)视形象技术　适应于大脑半球损伤或言语记忆差的患者。视编码能力比言语(编码能力)大,对遗忘的抗力也大。在促进记忆上,稀奇古怪的图像或用图像配对的方法都不如使用图像逻辑的作用佳。

1)图像法:把将要学习的字词或概念想象成图像。例如为了让患者记住一个购物清单,患者需要将清单上的每个物品转化为视觉图像储存在记忆中。

2)联想法:也称视觉意向法。将待记忆的信息联系到已存在和熟悉的记忆中,在大脑里产生一个印象有助于记住它们。通过联想可加强记忆。如别人介绍一位新朋友相识,这个新人与他以前熟悉的老友同名,一想到老友的音容笑貌,也就记住了新朋友的名字。

3)放置地点法:凡能以固定顺序记住建筑或几何部位的患者都可以用。此法的原理是将新信息和按固定顺序的几何部位相联系,以后即可按顺序回顾来回想物体。如某患者早上有两件事要完成:取牛奶、洗衬衣。让其将这两件事的突出形象和屋子内的两个房间联系起来:牛奶在客厅桌子上,衬衣在卧室衣架上,为回想这两件事只需环视两个房间就可以想起。

4)联系法:与联想类似,把要记住的项目和相关的图像连接在一起来记忆。

5)分类法:将要记住的信息按形状分类以便回想。

(2)言语记忆法　适用于右大脑半球损伤或形象记忆较差者。

1)首词记忆法:也称为关键词法,常用于罗列事物的记忆。将所罗列的各项事物的第一个字、词摘出,编成自己容易记忆的顺口溜。为了发挥联想记忆的作用,某些"头词"还可以用谐音字或"形象描述字词"替代。

2)数字分段记忆法:将要记忆的信息组成与患者记忆广度相适应的节段。如患者的记忆广度只能达到两项:就以两项为一节,称为组块。组块时,对于言语记忆要将语义相近的组在一起。数字分段是一种有效记忆数字的基本方法,如门牌号码和电话号码等(例如87665111可分为8766、5111或87、66、51、11等几组数字记忆)。

3)故事法:让患者按照自己的兴趣将要记住的信息编成一个他自己熟悉的故事来记忆。通过语义加工,使这个故事包括所有要记住的内容。

4)时空顺序:利用与信息同时发生的事件来回想;利用某一印象深刻的事件与信息的前、后、左、右、上、下的关系来回想。

5)因果关系:利用信息与某一事件的因果关系来回想。

6)重要性和新近性:重要的和新鲜的事比不重要的和陈旧的易于回忆,可利用这种特点进行回想。

(3)书面材料的学习

1)PQRST记忆法:记忆障碍康复使用最广泛的重复策略,是记忆书面材料的一种完整理想的学习方法,即理解性记忆。P指预习要记住的信息内容或材料;Q指自我提问,例如这个段落的中心思想是什么?这个事件发生在哪一年?R指仔细阅读并回答问题;S指用自己的话陈述答案;T指通过回答问题的方法来检验记忆。实践证明PQRST法优于死记硬背。

2)信息检索法:①主动浏览要记住的材料,确定主题、重点或背景;②自发地把注意焦点转移到不同的刺激点上;③注意并重复要学习的信息;④将新信息与熟悉的事物联系起来,学会归类或组合;⑤把一些信息编成押韵诗帮助记忆。

(二)外在记忆辅助工具

利用身体外在辅助物品或提示来帮助记忆障碍者的方法,对于功能性记忆障碍患者是最有用的策略,适用于年轻、记忆问题不太严重并且其他认知障碍较少的患者。

辅助物应具备的条件:可以携带,使用的时间较长。

提示应具备的条件:提示能在最需要时立即提供;提示的内容对被提示的信息有特异性。

常用的外在记忆辅助工具有:①信息存储类工具,日历本、日记本、备忘录、日程表、地图等。②记忆提示工具,标签、记号、清单等。③电子辅助工具,闹钟、手表、手机、微信、平板电脑等。

这些代偿方法需要额外的训练,这样患者才能记住去使用它们,否则记忆障碍者很难记住去使用这些外在的记忆辅助工具;同时内部和外部提示方法都需要治疗师了解患者的兴趣、动机、情绪及情感、意志与决心等因素后,再决定患者适用于哪种方法;另外患者的体能和文化程度也应充分考虑。

(三)环境适应

环境适应适用于记忆系统失去了足够功能的患者,通过环境的重建,满足他们的日常生活的需要。

1.家用电器的安全 通常使用电水壶、电炊具、电灯等,设计隔一段时间可自动关闭装置,避免健忘者使用时带来的危险。

2.避免常用物品遗失 把眼镜架系上线绳挂在脖子上,把手机、钥匙用绳挂在脖子上,可有效防止遗忘。

3.减少环境的变化 使环境尽量保持一致,如固定卧室。

4.将环境安排好 房间或者治疗室简洁、素净,尽量减少装饰等。消除分散注意力的因素。

5.简化环境 生活中将物品摆放有序,突出要记住的物品。将重要的物品放在显眼固定的位置,比如放在门口鞋柜上等。

6.提示 提供言语或视觉提示,如让患者记住一件事时,口头提问有关的问题,同时让他看有关的图画或记事栏等。

(四)新技术的应用

1.计算机辅助训练系统 该训练系统适用于各种不同原因引起的脑认知功能障碍的患者

(图 5-6)。通过该系统可以使认知障碍诊断的测量形式得到简化,结果客观、规范、定量化。同时可将患者的生活环境和场景拍成一系列照片用作实验材料,例如小区等,以患者的日常活动为实验任务,例如购物、去医院看病等,然后让患者用触屏的形式完成任务,所以每套训练程序都是独特的、为患者量身定做的。研究结果显示该训练程序可以有效地提高患者的反应速度,更重要的是减少犯错误的概率,即提高了工作记忆。

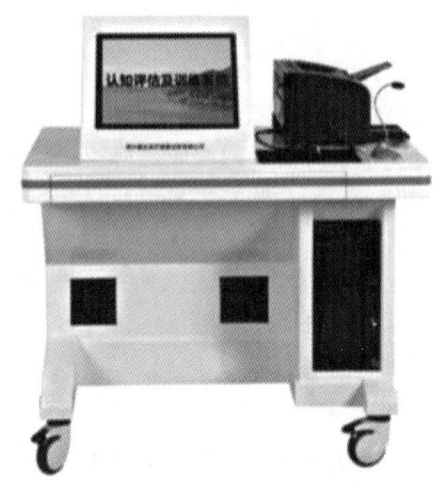

图 5-6　认知评估与训练系统

2. 专家系统　专家系统是人工智能的分支,已被广泛应用于多领域,包括医疗咨询。香港理工大学文伟光研发了一种记忆康复的专家系统(ESMR)。治疗师在为脑外伤、脑卒中和痴呆患者提供干预治疗时,ESMR 能通过一个网络平台给予专家意见以便做出更好的决策。

3. 智能家居　这是环境适应和外在记忆辅助工具在高新技术方面的延续。

(1)智能屋　计算机与显示器连接在一起的摄像机组成的装置,用来监控认知功能严重障碍患者的生活环境,目的是增加患者的生活独立性和活动性,进而提高生活质量。具有跌倒倾向、定向力障碍、需要急救、家务管理受限者均可利用此装置。还可通过对一般家庭所拥有的设备改造,使智能屋更加完善。

(2)使用电话　在患者网络中,把 10 个重要成员的照片贴在电话按键上,每个按键编上程序,要打电话给其中某人,按贴着照片的按键即可,免去了记住电话号码;患者家中和照顾中心或主要帮助者之间提供可视电话;一个大的红色帮助按键提供给患者,以便呼叫照顾中心或亲戚。

(3)进出住宅　在门前安装一盏感应灯,当有人走进来时,灯会亮;一个运动探测器连接到词语信息器上,当某人正要进来时可以显示;可以使用远红外线钥匙开门;安装环境控制系统,可以做到远距离开关屋门。

(4)温度控制　一套适合控制淋浴和浴缸的系统,可以保证水温既不太冷也不太热;中央控制系统可以用来调节室内温度。

(5)报警系统　当炊具或其他电子设备放在那里并且一段时间没有使用时,可发出警告声音;为了防止迷路,当某人离开屋内时,报警系统可发出声音;在着火或其他紧急情况下,报警系统或照顾中心的警铃会响,一个语音信息会转发给患者,告诉他由于紧急情况尽快离开这所房子。

(6)交互式活动指导系统　这是正在开发的另一项新技术,这个系统用电脑提供一套指令,指导患者按部就班地进行日常生活活动,如烹调、清洁等。电脑作为代偿装置提供分布指导,使用者要略懂电脑操作。通过这个系统的使用,患者自我满足感增强,沮丧情绪下降。有人认为随着人机界面的改进,电脑在记忆康复中将越来越发挥重要作用。

4.虚拟现实训练　VR训练是通过电脑产生的一个多感知觉相互作用的类似现实环境的3D界面,让患者有"身临其境"的感觉。VR丰富的环境刺激可以增加大脑多巴胺和胆碱能系统神经递质的激活,进而提高记忆功能。有研究表明VR训练结合计算机认知治疗可以显著提高脑卒中患者的视觉注意和短期的视空间记忆。

5.远程康复训练　远程康复指应用计算机技术、互联网及多媒体信息技术,为患者提供康复服务。

三、注意事项

(1)治疗前与患者沟通,了解他们学习的目标,康复策略的制订应该结合患者需求并应用到日常生活中。选择记忆方法要根据患者个人风格、需要和爱好。

(2)治疗师在决定采用何种对策和方法时,首先对患者的正常与异常情况要有清楚的了解。如患者有书写和阅读困难,应考虑采用视觉意向的记忆策略而非首词记忆术,或者图文并茂而非单纯文字。记忆障碍者在采用视觉意象时,最好让他们看到纸上或卡片上的图画,而不单纯依靠精神想象。

(3)患者与其家属必须了解所采用的方法及这些方法如何在家中或社区中帮助他们,通过医院—社区—家庭的无缝连接,帮助患者更好更快地康复。

第三节　失认症的作业治疗

失认症是指并非感觉器官功能不全或智力低下、意识不清、注意力不集中、言语困难以及对该事物不熟悉等原因,而是由于大脑损伤,不能通过相应的感官感受和认识以往熟悉的事物,但仍可以利用其他感觉途径进行识别的一类症状。

一、触觉失认

触觉失认指患者意识正常,但不借助其他感官仅凭触摸又不能认出常见物品的形状、质地、名称。触觉失认包括质地觉失认、形态觉失认、实体觉失认。

(一)评定

1.质地觉评定　用不同原材料制成形状、大小、薄厚相同的布料,令患者闭目触摸。

2.形态觉评定　用木质的不同形状的模型块,让患者闭目触摸。

3.实体觉评定　给出大小,形状、质地各不相同的几种物品,让患者闭目触摸后说出名称。如钢笔、曲别针、卡片等。

(二)治疗方法

1.感觉刺激　对手部进行各种感觉刺激,如用粗糙的物品沿患者手指向指尖摩擦进行触觉刺激;用手掌部反复握住锥形体进行压觉刺激等;摩擦和压力刺激可以交替进行。

2.触觉辨识训练　让患者闭目,用手感觉、分辨和识别不同质地的材料,如砂纸、丝绸、毛巾等,练习时强调患者把注意力集中在体会物品特征上面,以提高训练效果。

3.功能适应性训练　利用视觉或健手的感觉帮助患肢进行感知,重视对物体的形状、材料、温度等特质的体验。向患者及家属宣教,让其了解触觉失认者在日常生活中潜在的危险,避开有潜在危险的场所(如厨房);避免使用刀具等危险器具,以免意外损伤。

二、听觉失认

听觉失认指没有听力下降或丧失,能判断声音的存在,但不能识别和肯定原本熟悉的声音的意义,常与其他言语障碍相伴发生。

(一)评定

1. 声音配对。
2. 在声源物的图片中找答案。
3. 听音乐跟唱。

(二)治疗方法

1. 建立声音与单词的联系训练　治疗师用录音带播放猫、狗、鸟等的叫声,让患者找出与叫声相对应的动物的词卡。

2. 声音练习辨认　治疗师从发"啊"音开始,让患者对着镜子模仿发出此音,反复数次后向患者出示一张写有"啊"字音的字卡,再令患者模仿此音;逐步增加"咿""噢""喔"等元音的练习,并分别出示相应的字卡。

3. 建立声音与发音体的联系训练　治疗师让患者听吹口哨的声音,然后让患者从画有水杯、闹钟、面包、口哨的图片中找出口哨。

4. 功能适应性训练　主要是指导患者利用其他感官进行代偿,如在门铃上加上闪灯等。

三、视觉失认

视觉失认指患者视觉感受存在,但不能认识事物、颜色和熟人的脸。视觉失认包括物品失认、颜色失认、面容失认。

(一)物品失认

物品失认是指视觉感受存在,但不知其为何物。

1. 评定方法　①相同物品配对:如别针、钥匙、钢笔等各2枚混在一起,让患者把相同物品分开。②按物品用途分组:如钥匙-锁、牙刷-牙膏。③按指令使用物品,如戴眼镜等。④指物呼名或按口令指物。

2. 治疗方法　①对常用的、必需的、功能特定的物品通过反复实践进行辨认。②教会患者注意某些物品的特征。③鼓励患者在日常生活中多运用触觉、听觉。④必要时可在物品上贴标签,提示患者。

(二)颜色失认

颜色失认是指有视觉体验,能分辨各种颜色不同,但不能辨认颜色种类。

1. 评定方法　①颜色匹配:可正确完成。②按指令指出不同颜色:不能完成。③呼出颜色名称:不能完成。④轮廓着色:不能完成,如给画面上的香蕉涂色错误。

2. 治疗方法　①让患者对色卡反复进行命名和辨别颜色的练习。②匹配颜色练习。③按指令指出颜色。④呼出颜色名称。⑤轮廓着色。⑥利用颜色以外的特征如形状、属性、名称等进行辨认。

(三)面容失认

面容失认是指能认识面孔,也能鉴别个别特征,但不能认识以往熟悉的人是谁。

1. 评定方法　给出熟悉人的照片,令患者指出相应的名字。
2. 治疗方法　①按年龄顺序将照片排序,帮助辨认。②让患者从不同场景、不同角度、与不同的人合照的照片中找出熟悉的人。③教患者根据人的特征如发型、声音、身高、服饰等辨别。④把照片和写好的名字进行配对练习。

四、躯体构图失认

(一)左右失认

左右失认是指不能理解和应用左右的概念,不能辨别自身、他人及环境的左右。

1. 评定方法　①指出人体模型或图画的方位。②按指令完成动作如"请摸摸我的右手""摸摸你的左腿",不能正确完成为阳性。
2. 治疗方法　①感觉刺激训练:如在患者注视下固定给一侧肢体以触觉和本体感觉刺激。②左右辨别练习:反复使用包含左右的口令或进行与左右有关的活动等。③佩戴标志物:在衣袖和鞋上贴彩色胶带帮助区别左右。④在日常生活中要避免对患者使用带有"左"和"右"的口令。

(二)躯体失认

躯体失认是指患者不能识别和区别自身的器官、肢体名称及位置。

1. 评定方法　①让患者用自己的手或粗糙的毛巾摩擦身体的某一部位并说出该部位的名称。②按指令触摸身体的某些部位,如"请指你的鼻子",不能正确完成。③画人像,不能完成。④回答问题,如"手在胳膊的下面吗?",回答错误。⑤拼接躯体的拼图,不能完成。
2. 治疗方法　①感觉-运动整合训练:令患者自己用粗糙布擦拭治疗师所指的身体部位。②让患者按命令模仿治疗师的动作,如用右手摸你的左耳,左手放在右腿上。③强化辨识训练:强化对身体各部分及其相互间关系的认识。④鼓励患者用双侧肢体或患肢进行活动,强化正常的运动模式。⑤当治疗师触及患者身体的某一部分时,让患者确定是哪一部分。⑥练习组装人体模型拼板。

(三)手指失认

手指失认是指在感觉存在的情况下不能识别自己和他人的手指,包括不能命名或指出被触及的手指。

1. 评定方法　①令患者说出检查者所触患者手指的名称,出现错误。②按指令伸出手指,出现错误。③令患者模仿治疗师所做手指动作,不能正确模仿。④说出某两指间的手指数目,出现错误。
2. 治疗方法　①增加手指皮肤触觉和压觉输入。如使用粗糙的毛巾用力摩擦患侧前臂的腹侧面、手掌、手指指腹;也可进行按键、弹琴等活动。②患者主动抓握用硬纸板做成的圆锥体向手掌施加压力,并在手掌中移动产生摩擦感,以上方法至少进行 2 min,接受刺激要有一定的强度。注意刺激不能引起明显的不适,以免引起防卫反应。③手指辨认训练:按指令辨认手指图案、患者本人或治疗师的手指。④ADL 训练:进行与手指功能相关的功能活动,如使用勺子进食、更衣训练等。

五、空间关系辨认障碍

空间关系辨认障碍是指对空间的物与物或自己与物体之间的关系、距离、方位辨别障碍,包括图形-背景区分辨障碍、空间定位障碍、空间关系障碍、地形定向障碍、深度和距离辨认障碍。

(一)图形-背景分辨障碍

图形-背景分辨障碍指不能忽略无关的视觉刺激和选择需要的对象,因而不能从背景中区分出不同的形状,不能从视觉上将图形与背景分开,表现为不能从桌子上找出指定的物品等。在临床工作中要注意排除视力差、视觉失认、失语等对检查结果的干扰。

1. 评定方法

(1) Ayres 图形-背景测试(图 5-7)异常　不能在 1 min 内从测试图中正确指出 3 个物品。

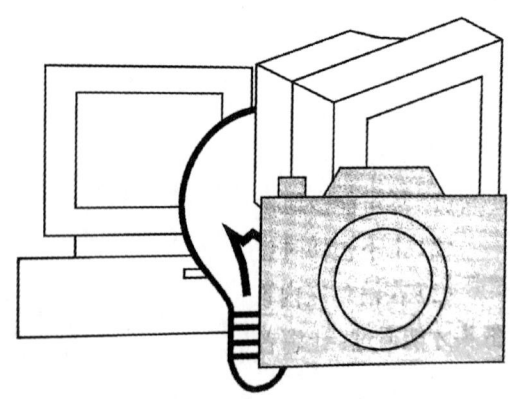

图 5-7　Ayres 图形-背景测试

(2) 功能性测试　从白布上取出毛巾,从盘中拿起勺子,指出衣服上的扣子等。

2. 治疗方法

(1) 物品辨识训练　将 3 种不同的物品放在患者面前的桌上,要求患者通过视觉进行分辨(避免使用触觉),随着功能改善逐渐增加物品的数量,增加辨识难度。

(2) ADL 训练　对患者在日常生活中表现出的困难进行针对性的练习。如练习从装有混杂物体的抽屉中找出熟悉的物体;对于在驾驶轮椅时难于找到手闸者,可以反复练习寻找手闸并练习打开和锁上手闸。

(3) 功能适应性训练　①养成视觉搜索的习惯:对于找东西困难者要指导患者养成放慢速度并进行系统搜索的习惯。如在厨房按一定顺序用眼睛看和用手摸索来寻找操作台上的东西。②环境布置简明有序:为方便者找到物品,在抽屉内的放置物品的种类不宜过多并尽可能分类摆放,必要时贴标签标明物体的位置;为方便辨认,衣服上的纽扣尽量与衣服的底色不同;用与衣服底色不同的色带标出袖孔的位置;用颜色鲜艳的胶带标示楼梯边缘等。

(二) 空间定位障碍

空间定位障碍是指不能了解和解释物体在空间的位置,表现为不能理解含有方位词的指令(如上、下、前、后以及内、外等);不能处理物与物之间的方位关系。

1. 评定方法

(1) 图片测试法　将 1 张画有正方形的纸放在受试者面前,令其在正方形纸的上方或下方画圆圈;或将几张内容相同的图片放在被检者面前,每 1 张图片都画有铅笔和铅笔盒但铅笔的位置不同,要求受试者描述铅笔与铅笔盒的位置。

(2) 功能检测法　将生活中常用的物品摆放在被检者面前,要求受试者按照指令完成相应的动作,如"将牙刷放在牙缸中""将勺子放在碗里"等,不能完成指令者为存在空间定位障碍。

2. 治疗方法

(1) 空间定位作业　任意摆放 4 块正方形硬纸板或塑料板让患者按要求进行排列,如横向平行排列、纵向垂直排列或呈对角线排列等。也可以把几张相同的图卡(或实物)摆成排,并将其中 1 张上下颠倒摆放,让患者辨认出来。还可以练习按照指令把 1 块积木分别放在另 1 块积木的上方、前方、后方、左侧和右侧等。

(2)触觉-运动觉输入作业 为改善患者的空间定位功能,让患者反复练习组装物体和拼装玩具等作业,通过触觉-运动觉刺激的输入,提高患者判断距离和物体与点相对位置的能力。

(3)跨越身体中线的作业 让患者跟随治疗师"左""右"的口令反复练习跨越中线的作业活动。

(4)ADL训练 指导患者进行整理橱柜内容物等的练习,逐步掌握物体空间定位的关系。

(5)功能适应性训练 环境调整是补偿空间定位障碍最有效的方法。对于空间定位障碍的患者,其家庭和工作环境应简洁,物体位置要尽量固定放置,必要时使用标签帮助定位;在家里或经常使用的环境中使用个性化的标记,以方便患者找到需要的物品。

(三)空间关系障碍

空间关系障碍是指不能感知两个物体之间以及物体与自身之间的位置关系,患者可表现为结构性障碍、穿衣困难等。如穿衣时把领口与袖口弄错、两条腿同时伸进一条裤腿等;不能正确摆放物品等。

1. 评定方法

(1)点式图连接测试 将一张画有左右相同的点式图纸出示给受试者,左边通过各点的连接形成一个图案,要求受试者按照左侧图的形状,将右侧的点连接成与左侧一样的。

(2)十字标测试 在示范卡片的不同位置画上十字标,要求受试者按照示范卡的样子,将十字标准确无误地画在另一个卡片上,如果受试者不理解指令,检查者给予示范。

(3)ADL测试 让受试者根据检查者的指令进行穿衣、梳洗、转移、进食等日常生活活动,观察其使用物品、摆放物品、处理物品之间位置关系的能力。

2. 治疗方法 进行改善空间关系障碍的作业治疗通常先从训练患者认识自己在空间中的位置开始,然后过渡到认识物体与物体间的定向关系。

(1)复制作业 从简单到复杂,练习复制不同的图形;从平面图开始逐渐过渡到复制立体图型。如让患者按照治疗师的指令用木块、火柴、木钉盘等复制指定的模型等。

(2)自身空间位置训练 让患者按治疗师的指令进行自身空间位置定位练习。如治疗师让患者站在自己的前面、后面、左侧、右侧等;让患者走到窗户前等;也可以让患者把几种物品放置在房间内的不同位置,让患者离开房间,然后再返回房间并说出这些物品的放置位置并逐一取出来;或在地图上按指示从一个地点开始到另一个地点等。

(3)物体定位训练 让患者按照治疗师的指令练习摆放物品的位置。如把杯子、勺、茶盘放在患者面前,让患者按指令把杯子放到盘子上,把勺子放到杯子里,把茶盘放到杯子旁边等;或准备一个盒子和一块积木,让患者按指令把积木放到盒子的里面、上面、底下、前面、后面、左侧、右侧等;或选择患者熟悉的人物、动物或物品的图形进行拼图练习等。

(4)功能适应性训练 ①物品位置固定摆放:把常用物品摆放在其房间内相对固定的位置,以方便患者找到。②贴标签:在放置患者重要或常用物品的抽屉、柜橱等处贴上标签,以便于寻找。

(四)地形定向障碍

地形定向障碍指不能理解和记住两地之间的关系,无论是否使用地图均无法从一个地方走到另一个地方。表现为不能从治疗室回到病房,找不到回家的路,在熟悉的环境中迷路;也不能描述所熟悉的路线或环境特征;不能在地图上确定找出从某点回家的路线等。

1. 评定方法 ①让患者画一个自己熟悉的地区图,并描绘出路径。异常:不能画出。②将患者领到某治疗室后让他自己回到病房,带领他走过后仍迷路者为异常。

2. 治疗方法

(1)地点定向练习 让患者反复练习从一个地点到另一个指定地点,如在口头提示下从作业治疗室走到运动治疗室等,从简短路线逐渐过渡到曲折复杂的路线。

(2)路线描述练习　让患者按要求描述或画一个熟悉的路线图,如所住街区、居住的位置及主要十字路口;描述从工作单位(或学校)到家里的路线等。

(3)在地图上确定位置练习　把所在城市的交通地图放在患者面前,治疗师指出当前所在位置,让患者找出从该点回家的路线。练习时从简短路线开始,逐渐过渡到曲折复杂的路线。

(4)ADL训练　让患者练习自己回到病房,或从小区门口找回自己的家等。当患者不能完成时给予暗示或提示,能够完成后逐渐减少提示。

(5)功能适应性训练　①设置路标:在患者经常活动的环境中设置路标,如用图片、文字、物品等标出路线,以避免迷路。②携带联络卡:让患者独自外出时随身携带写有姓名、住址、联系电话的卡片。

(6)其他　当患者地形定向障碍与左侧忽略或空间关系障碍等有关时,应重点治疗这些更为基础的障碍。

(五)距离与深度辨认障碍

距离与深度辨认障碍(depth and distance perceptual deficits)是指患者在判断物体的距离及深度上有困难。临床上表现为在拿起摆放在桌子上的物品或抓取悬吊在前面的物品时有困难,伸手过近或过远或迟疑;当要坐到椅子上时不能准确坐到合适的位置;不能把物品放置在正确的位置等。

1. 评定方法　①让患者伸手取物。异常:伸手不够、过度或迟疑。②向杯中倒水。异常:水溢出或倒在杯外。

2. 治疗方法

(1)距离与深度辨认练习　让患者练习上、下台阶,或在行走时设置不同高度的路障反复练习。

(2)本体感觉练习　如在地板上画上标记,让患者练习把脚放在标记上。

(3)ADL训练　让患者练习上、下楼梯等。

(4)功能适应性训练

1)触觉代偿　指导患者利用触觉进行代偿,如在往杯子里倒水时可将手指尖放进杯子上段(但需注意倒热水时避免烫伤);在上下楼时先用脚探查楼梯来估计其距离和高度。

2)环境调整　对其生活环境进行调整,如移走突出的可导致损伤的物体;用醒目的彩条标出台阶的边缘等。

3)安全教育　向患者和家属讲解,使其认识到患者在日常生活中可能存在的危险,限制从事具有危险性的活动(如驾驶、操作电器等)。

第四节　失用症的作业治疗

失用症是由于中枢神经损伤后,在运动、感觉和反射均无障碍的情况下,患者丧失完成有目的复杂活动的能力。这一情况并非因肌肉瘫痪、感觉缺失、共济失调或理解障所造成,而是由于大脑皮质受损,导致皮质所储存的运动程序的提取出现紊乱,从而对其所接受到的外周刺激不能调动相应的程序予以应答。失用症包括结构性失用、意念性失用、意念运动性失用、运动性失用、穿衣失用和步行失用等。失用症可表现为双侧或单侧的失用。多见于左侧脑损伤的患者,且常合并失语。

一、失用症的概念及分类

（一）结构性失用

结构性失用是指空间分析和对某一活动进行概念化的能力障碍,导致患者缺乏对空间结构的认识,丧失对空间的排列和组合能力。如患者在绘图、拼积木时往往出现排列错误,上下、左右倒置,比例不适,线条的粗细不等。①患者临摹、绘制和构造二维和三维的图或模型有困难。②不能将某些结构的物体各个成分连贯成一个个体。如患者在看到锅、生米和水时,可能知道自己要做饭,但却不能完成做饭这一动作。

（二）意念性失用

意念性失用是指意念中枢受损以致动作的逻辑顺序紊乱,表现为患者失去执行复杂精巧动作和完成整个动作的观念,表现动作混乱,前后顺序颠倒等。

（1）症状不局限在某侧肢体或个别上肢或下肢,一般都是两侧性的。动作错乱可表现在身体的各个部位。

（2）不能口述动作过程,能模仿检查者的动作,即动作计划是从外部呈现的。

（3）完成简单动作无错误,不能成功地制订动作计划,程序错乱。程序越复杂,进行越困难。

（4）组合动作的部分省略,如冲奶粉,应是:取奶粉→入杯→倒水→搅拌。而患者直接向奶粉中倒水。

（5）组合动作的部分合并,如冲奶粉时患者边取奶粉边做搅拌动作。

（6）执行动作不完整,如火腿肠没有去包装纸就往嘴里放。

（7）执行动作过于夸张,令患者脱掉外衣,患者可将其他衣服也脱掉。

（8）动作有空间和反向错误。如搅拌时手上下动;拔插头时手向下按。

（9）做事常表现心不在焉,纠正错误动作时表现无耐心。

（三）意念运动性失用

意念运动性失用是指患者能做日常简单的动作,但不能按指令完成复杂的随意动作和模仿动作,患者知道如何做,也可以讲出如何做,但自己不能完成。

（1）能正确口述动作,但执行困难,患者常感觉手不听使唤。

（2）能在自然情况下完成动作,但不能完成指令性动作。如令患者开口,患者可能用力闭眼,但给他一个梨,便自然张嘴去吃。

（3）自己知道执行动作中的错误,但无所适从,启动困难,不知所措。

（4）重复动作,无论给任何指令,患者均以相同动作执行,难以从一项活动转向另一项活动。

（5）将身体的一部分当物品使用。如用牙刷刷牙,患者不是做出拿牙刷刷牙的样子,而是用手指代替牙刷。

（6）不能模仿动作。

（四）运动性失用

运动性失用是患者在无肢体瘫痪,无共济障碍等情况下,失去执行精巧、熟练动作的能力,不能完成精细动作。

（1）表现在一侧肢体的失用,并以上肢为主,甚至只见一部分肌肉群的运动功能障碍。

（2）动作的困难与动作的简单或复杂程度无关。

（3）动作笨拙,精细运动更容易暴露,如弹琴、编织等。

（五）穿衣失用

穿衣失用是指穿衣时上下颠倒，正反及前后颠倒，纽扣扣错，将双下肢穿入同一条裤腿等。

二、失用症的评定

1. 结构性失用的评定　让患者自己进行绘图、拼图、拼积木或对图形等。不能完成为阳性。
2. 意念性失用的评定　①把牙膏、牙刷放在桌上，让患者打开牙膏盖，拿起牙膏，将牙膏挤在牙刷上，然后去刷牙。②将信纸信封、邮票、胶水放在桌上，让患者折好信，放入信封，封好信封口，贴上邮票。动作顺序错乱为阳性。
3. 意念运动性失用的评定
（1）模仿运动　治疗师向患者示范一种运动，如举起手、拍掌、伸出舌头，让患者模仿，不能完成为阳性。
（2）按指令做动作　让患者执行治疗师的口头指令，不能完成为阳性。
4. 运动性失用的评定　嘱咐患者完成有目的、有计划、有指令的动作。不能完成为阳性。
5. 穿衣失用的评定　让患者自己进行穿衣动作。错乱为阳性。

三、失用症的治疗

（一）结构性失用的治疗

1. 复制作业　指导患者完成桌面上的二维、三维作业，治疗师开始给患者较多的提示，有进步后可随之减少，并增加训练的复杂性，例如增加使用的积木数量或不同形状大小的积木。布置家居陈设、常用物品的排列、堆放有次序的积木等。
2. 结合 ADL 训练　对患者在 ADL 中的问题进行针对性的训练。例如穿衣时，治疗师先指导着患者穿，然后让患者自己穿。治疗活动应与日常生活紧密结合，确保对患者有意义。
3. 本体感觉的刺激　在患者操作过程中治疗师可加入本体感觉的刺激，提高训练的效果。
4. 功能适应性训练
（1）活动分解　对活动成分进行分析，对完成困难的环节进行辅助；也可先训练完成部分活动，然后过渡到完成全部活动。
（2）逆向链接　治疗师首先完成活动的一部分，让患者完成训练内容的剩余部分。如进行刷牙活动训练时，治疗师先拿出水杯、牙刷，然后让患者完成剩余的部分活动。
（3）做标记或提供顺序图或说明书　在完成组装任务困难时，可以事先按一定的顺序把配件摆放好，或者按顺序给配件做标记，这样有助于提高效率。

（二）意念性失用的治疗

1. 系列动作训练　选择日常生活中一系列组成的动作来进行训练，如取火柴后点燃蜡烛、泡茶后喝茶、洗菜后切菜、摆放餐具后吃饭等。由于顺序常混乱，训练中还需要治疗师对下一个步骤给予提示，或用手帮助患者进行下一个运动，直到有改善或基本完成动作。
2. 故事图片排序训练　把多张表达故事情节的图片让患者根据故事情节的顺序排列起来组成故事，根据患者的情况逐渐增加图片的数量和故事情节的复杂性。
3. 让患者描述活动顺序或给予视觉、触觉提示　让患者大声说出活动步骤以帮助完成系列动作。能够完成后逐渐改成低声重复，直至默念；当不能通过口头描述来促进活动能力改善时，改用视觉或触觉的提示。
4 单项技能训练　患者在整个知觉技能中已不能改正时，可集中改善某个单项技能。通过组织学习程序,并通过大量的重复来学习该技能。

5. 功能适应性训练　①代偿方法:根据患者情况,指导患者在日常生活中选用动作简化、步骤少的活动。当患者不能完成系鞋带的动作可选用松紧口鞋或使用带弹力的鞋带;如果患者不能完成给裤子系皮带的动作可选用松紧腰的裤子让患者穿。②选择操作简单,容易操作的自助器具:如系扣器、单手开瓶器等。

(三)意念运动性失用的治疗

1. 多做具体动作指导　对于动作笨拙和动作异常的患者,尽量不要用语言纠正,而是握住患者的手亲自完成。如患者用牙刷刷牙,此时治疗师应握住患者的手,将牙刷放入口中,并帮忙做刷牙动作。

2. 各种感觉刺激　在治疗前及治疗中给患肢加以感觉刺激,以加强正常运动模式和运动计划的输出。

3. 想象或观摩　训练开始先让患者想象将要进行的动作,即让患者在头脑中以流畅、精确和协调的运动模式想象;或观看治疗师或家人演示一遍完整的动作,然后再进行自我训练。

4. 功能适应性训练　①启发患者的无意识活动,自发的运动,尽量使活动在无意识的水平上整体地出现,如站立训练只给"站起来"的口令。②进行日常生活训练时尽可能在相应的时间、地点和场景进行,如早晨在病房进行穿衣、洗漱训练。

(四)运动性失用的治疗

1. 给予提醒、暗示或亲手指导患者　有改善后可减少提醒、暗示等,并加入复杂的动作指令。

2. 感觉刺激　在进行某些特定活动前,先给肢体以本体觉、触觉、运动觉的刺激。如练习穿衣时先活动上肢。

3. 功能适应性训练　如训练洗脸、刷牙、梳头等动作,尽量减少口头指令。

(五)穿衣失用的治疗

1. 进行穿衣训练时治疗师可进行暗示、提醒　甚至每一步骤均用言语提示,必要时给予触觉和运动觉的指导,经过反复训练提高穿衣技能。

2. 治疗师可将穿衣分为多个步骤　在每个步骤中指导患者用相同的步骤顺序穿衣。

3. 用录音机或口述来提示穿衣的先后顺序　随着功能的改善逐渐减少提示,去除指导。

4. 功能适应性训练　教会患者根据商标或做标记区分衣服的不同部位。如在衣服的上下、左右、前后做上明显的记号或特别的标签;系扣时从最下面的扣子和扣眼开始或将每对扣子和扣眼做不同的标记。

第五节　单侧空间忽略

单侧空间忽略又称单侧忽略,是脑损伤患者常见的综合征,主要表现为对来自损伤半球对侧的刺激无法注意、响应、表征,患者无法意识到或不留意大脑病灶对侧空间内的事物,不能对该侧空间的事物做出定向、反应、加工。单侧忽略多见于右侧脑损伤患者;也有左脑损伤患者导致右侧忽略,但是数量少,且症状轻,并很少迁延到慢性期。

单侧忽略对患者的日常生活造成多方面的影响,常表现为与人说话时不能目视对方,在转移、进食、洗脸、刷牙、剃须、化妆,以及佩戴饰物、穿衣服、穿鞋袜、戴手套等日常生活活动中表现出各种各样不同程度的困难,严重者在家庭和工作环境中常需要别人监护,影响自理、回归家庭和社会。

一、评定方法

1. 二等分试验 在纸的中央画数条水平直线,患者目测找出并画出中点(图5-8)。

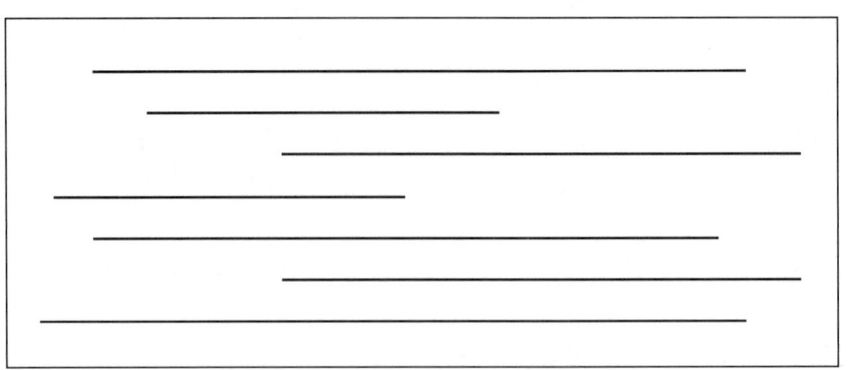

图5-8 二等分试验

2. 删除试验 将随机分布的40条短线逐一删除。左侧一条未删除即可定为单侧空间忽略。另外可使用图形、字母等组成各种频度和密度的图进行删除。

3. 二点发现试验 纸上有间隔20 cm的2个点,置于患者正前方。首先令患者回答纸上点数,回答正确后用直线连接两点。正确完成为阴性;如回答错误,检查者指出这2个点,提示后可连接,为轻度阳性;给提示仍无法连接者,为重度阳性。

4. 自由画 选择大致左右对称的图形自由画出,如钟表、房子、人体等(图5-9)。

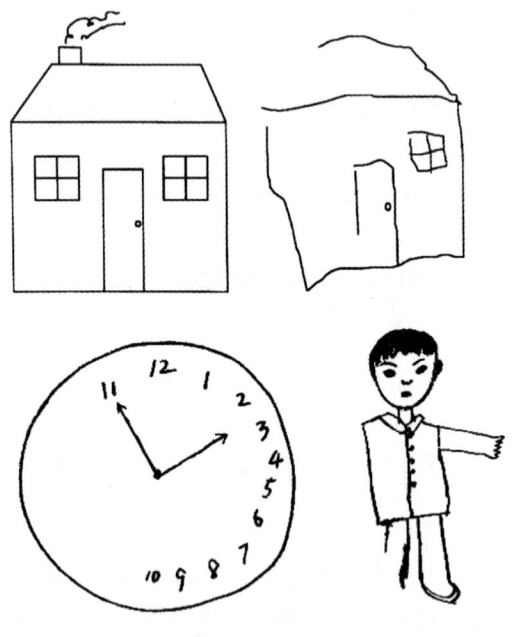

图5-9 单侧空间忽略患者的自由画

5. 反向画图试验 给出一个左右不对称的图形,以2种方式画出。首先临摹;然后在头脑中将图形反转,凭印象画出。最后分析未反转与反转的2个图中所遗漏的问题是知觉障碍还是行为障碍。

6.临摹试验　利用左右大致对称含有多种因素的图形如花、人体、立方体。在临摹中出现笔画遗漏可判为阳性。

7.字体试验　给出含有左右偏旁的10个汉字,横版排列。令患者读出或抄写。若有遗漏笔画或偏旁的为阳性。

8.行为检查　轻症的患者在临床上可无明显表现,不易察觉。但许多患者在ADL中会出现问题,如梳头仅梳半边;进餐时,仅吃盘中半边的菜等。

二、治疗方法

1.感觉刺激　对忽略侧肢体皮肤进行冷、热、触觉等浅感觉刺激;主动或被动活动忽略侧肢体或在患者的注视下用健手摩擦患手;视觉让患者自己看着镜子梳头、洗脸等。

2.视觉搜索训练　把拼图、木钉放置在忽略侧练习,将数字卡片放置在前方让患者从左到右读出数字,读正确后将顺序打乱全部放在左侧,再让其读。整个桌面上放硬币或积木让患者逐一捡起或数数;给图画涂色、拼图;划消指定的字母、数字、文字、形状等。

3.视觉追踪训练　利用电子计算机训练软件或对发光体进行追踪。

4.棱镜适应技术　棱镜适应技术是研究视觉空间注意障碍的科学、有效、临床实用的方法,对单侧忽略症状改善具有持续改善的效应。棱镜适应技术的机制是通过佩戴楔形棱镜使视野中的物体向右移位,当让患者指出所视物体时所指的位置往往在物体实际位置的右侧。通过让患者观察指认视觉目标的整个移动过程可纠正这种向右偏移,从而准确抓住物体。已有的多项研究发现,单侧忽略患者应用棱镜适应技术治疗后在躯体感觉缺失、纸笔测试及姿势控制等方面均有显著改善。

5.躯干旋转训练　患者进行各种视觉空间训练的过程中通过躯干旋转可以瞬时重组自我参照系,有效地改善患者的运动功能及日常活动能力。

6.病灶同侧单眼遮蔽　遮盖左侧忽略者的右眼可以提高患者对左侧物体的注意水平。

7.肢体运动训练　患者主动使用患肢有助于改善忽略,应提醒患者尽量使用患肢或双手交叉进行跨越中线的作业活动。

8.基本动作训练　进行翻身、床上及床边坐位、转移、驱动轮椅、站立以及步行等基本动作练习,注意重心向患侧移动;使用姿势镜进行上述基本动作练习,可以通过视觉反馈,对于纠正忽略产生积极影响。在地面上贴胶带纸,让患者把患脚踩在胶带纸上进行步行练习等。

9.现代化新技术的应用　近年来对于单侧忽略的研究取得了一定的进展,特别是一些新的治疗技术的应用也取得了一定疗效,如经颅磁刺激、经颅直流电刺激、上肢康复机器人、电子生物反馈疗法、振动治疗、限制性使用运动疗法、经皮神经电刺激疗法等,这些技术与传统的作业治疗方法结合,提高了对单侧忽略的治疗效果。

10.功能适应性训练　对于迁延到慢性期的单侧忽略或重症单侧忽略患者,作业治疗师通常采用功能适应性训练来提高其日常生活能力。

(1)功能代偿　应使用腰带保护,以防跌倒。指导家属反复提醒患者在进食时注意患侧的食物,在穿衣、修饰时勿忘记忽略侧或使用姿势镜。为避免漏读,在阅读时在忽略侧的极端放上颜色鲜艳的规尺或做上标记或让患者用手摸着书的边缘,指导患者从书的边缘处开始阅读。

(2)生活环境调整　餐桌上或楼道的左侧用红线做上标志以提醒患者注意该侧的事物;在进餐时让患者与周围人使用颜色不同的餐具。当患者向患侧注意困难时应把其所需的物品(如食物、衣服、电话等)放在能注意到的空间范围内,以提高患者的自理能力。根据患者的忽略程度相应改变房间内物品的摆放位置,以避免在移动时碰撞忽略侧的物体、墙壁等而损伤患者,把易碰撞和易伤及患者的物体放置在其健侧。

本章小结

本章主要讲述认知与知觉的概念、内容、训练方法、注意事项等内容。本章要求学生重点掌握临床常见认知功能障碍,如注意障碍、记忆障碍、失认症、失用症、空间关系辨认障碍的康复评定方法及作业治疗方法。

随着康复医学的发展,其研究范围已扩展到更高级的认知功能领域,并认为认知与知觉障碍是影响患者肢体功能和日常生活活动能力改善与提高的重要因素。作为治疗师,了解认知功能障碍的主要表现、严重程度,制订全面、有效的康复治疗计划,并进行认知及知觉功能训练,才能够帮助患者重获日常生活及工作所需的技巧及能力,提高生活质量,回归社会。

（陈旭升）

思考题

一、单项选择题

1. 认知障碍的常见类型不包括
   A. 注意力障碍　　　　B. 记忆力障碍　　　　C. 推理判断能力下降
   D. 执行功能障碍　　　E. 抑郁

2. 认知障碍的训练原则不包括
   A. 应该在康复机构进行训练　　　　B. 个体化训练
   C. 刚开始训练应注意环境安静避免干扰　　D. 家属参与
   E. 逐渐过渡到接近正常生活或正常生活的环境中训练

3. 划消测验主要用于哪种认知障碍的评测
   A. 单侧忽略　　　　B. 记忆力障碍　　　　C. 物体恒常性识别障碍
   D. 推理功能障碍　　E. 定向力障碍

4. 行为注意障碍评测主要用于哪种认知障碍的评测
   A. 注意力障碍　　　　B. 定向力障碍　　　　C. 执行功能障碍
   D. 心理精神测验　　　E. 单侧忽略

5. 对于单侧忽略的ADL评价,一般不包括哪一项
   A. 功能独立性评定　　B. 系列动作测试意念性失用　　C. Barthel指数
   D. 行为注意障碍评测(BIT)　　E. 日常生活行为观察

6. 无错性学习属于
   A. 环境适应的一种　　B. 外部法　　　　C. 内部法
   D. 助记术　　　　　　E. 电子记忆辅助具

7. 关于结构性失用的作业治疗哪项不正确
   A. 复制几何图形,从简单到复杂　　　　B. 复制结构模型,从三维到二维
   C. 练习裁剪衣服、组装玩具　　　　　　D. 提供说明书有助于提高效率
   E. 可应用逆向链接进行辅助

8. 常见于检查时患者不能按命令执行过去无困难的动作
   A. 单侧忽略评定　　　B. 穿衣失用　　　　C. 观念性失用
   D. 韦氏记忆测试　　　E. 运动性失用

9. 对衣服各部位辨认不清因而不能穿衣的是

A. 单侧忽略评定   B. 穿衣失用   C. 观念性失用

D. 韦氏记忆测试   E. 运动性失用

10. 属于记忆技巧法的是

    A. 首词记忆法   B. 兼容   C. 分解-联合法

    D. 提示法   E. 背诵法

二、简答题

1. 简述认知障碍和知觉障碍的表现。
2. 简述触觉失认作业治疗方法。

第六章 感觉统合治疗

★ 教学目标
1. 掌握感觉统合和感觉统合失调的概念、理论基础,感觉统合层次,感觉统合失调的分型与表现,感觉统合异常行为表现及功能评定、治疗原则、治疗目的、治疗器具及治疗性活动应用。
2. 熟悉水中活动、眼动控制、口部感觉运动治疗、自然环境治疗、综合干预技术等辅助治疗手段。
3. 了解感觉统合失调病因、治疗设施、注意事项,感觉餐单、Wilbarger 治疗法。
4. 对患者的感觉统合治疗有整体思路,能比较规范地对患者做出功能评定,并根据治疗流程,选择相应的治疗器具对患儿进行治疗性活动。
5. 具有良好的沟通能力,通过与患儿和家属的沟通,了解其目标,提高其治疗意识,获得患儿及家属的积极配合;同时能与治疗团队人员进行交流和协作。

第一节 感觉统合失调的临床表现

感觉统合(sensory integration,SI)是大脑将不同感觉通路输入的感觉信息进行多次组织分析、综合处理,做出正确反应,使整个机体和谐有效运作的过程。感觉统合是儿童发育的最重要的基础,对其身心发展起着不可替代的作用。感觉统合发育的关键期在 7 岁以前。

一、感觉统合层次

(一)感觉调节

感觉调节是指大脑根据身体和环境的需要对所接收的感觉信息进行正确调节和组织,从而能以分级的、恰当的行为方式做出适当的反应。

(二)感觉辨别

感觉辨别(sensory discrimination)是指大脑利用前馈和反馈信息对所接收的感觉刺激的质和量进行分辨,以改变和调整运动计划,正确地对外做出反应。正常的感觉辨别功能是身体构图(body schema)充分发展的基础。触觉、本体觉、前庭觉系统的准确辨别在姿势控制、双侧协调性和顺序性动作的发展中具有重要意义。

(三)感觉基础性运动

感觉基础性运动包括姿势控制和动作计划,是指大脑对环境做出反应前所进行的一系列行动计划、安排及动作执行过程。动作运用需要 3 个步骤:动作概念的形成(知道要做什么),动作计划(知道如何去做),执行动作(将动作指令传达到身体相关部位,完成动作)。

二、感觉统合失调

感觉统合失调(sensory integration dysfunction,SID)是指大脑不能有效整合感觉信息,从而导致儿童产生一系列的行为问题,表现为学习、专注力、姿势控制、小肌肉协调、情绪、生活等多方面的功能障碍。所有感觉系统都可以发生感觉统合失调。

感觉统合失调的类型包括感觉调节障碍(sensory modulation dysfunction,SMD)、感觉辨别障碍(sensory discrimination disorder,SDD)和感觉基础性动作障碍。

(一)病因

1. 生物学因素　发育中的大脑容易受多方面生物学因素的影响而导致不同程度的脑功能障碍,包括源于遗传、胎儿、孕妇、环境的因素,发生产前、产时、产后不同阶段。如孕妇罹患妊娠高血压、TORCH感染,高龄妊娠、有吸烟嗜酒等不良生活习惯、情绪低落抑郁、长期生活在污染的环境中等;胎儿存在胎位不正、前置胎盘、宫内感染、胎盘老化、脐带绕颈、生长发育迟滞等;产程中发生窒息、早产、脐带脱垂、产钳助产不当、剖宫产等;出生后发生各种疾病,如核黄疸、各种原因的脑损伤、营养不良等;遗传因素,如唐氏综合征、脆性X综合征、各种遗传代谢病、小头畸形等。

2. 社会心理因素　独生子女被溺爱,过度保护,抱得过多,缺少运动、爬行,缺少同伴玩耍,缺乏主动探索环境的机会。特殊家庭的子女被忽视,甚至被虐待,与社会严重隔离,缺乏教育,缺乏良性环境刺激机会。

(二)分型与表现

1. 感觉调节障碍　感觉调节障碍是因机体不能对所接收的感觉信息进行正确的调节和组织,因而呈现出害怕、焦虑、负面固执行为、自我刺激、自伤等不恰当的行为反应。所有感觉系统都可以发生调节障碍。调节障碍的类型有以下两种。

(1)感觉反应过高　感觉反应过高(sensory over responsivity,SOR)即感觉防御,是指机体对同一感觉刺激反应明显较一般人快速、强烈或持久,逃避刺激。前庭觉反应过高的两种表现形式为重力不安全感和对动作的厌恶反应。

1)重力不安全感:主要表现是当头部姿势或支撑面改变时,容易害怕或情绪幅度变化较大。

2)对动作的厌恶反应:一般发生在没有伤害性的动作时,以自主神经系统的反应为特点。与重力不安全感类似,对动作的厌恶反应与前庭信息处理能力不佳有关,但不是内耳迷路系统问题所致。

(2)感觉反应低下　感觉反应低下(sensory under responsivity,SUR)即感觉迟钝,是指机体对外在刺激反应过低或过慢。感觉寻求(sensory seeking,SS)是指机体因不能满足感觉需求而不断地寻求更强或更长时间的感觉经验,表现为动个不停、过度爬高爬低、故意跌倒等。

2. 感觉辨别障碍　感觉辨别障碍即每个感觉系统都有可能发生辨别障碍,其中触觉辨别不足(deficits in tactile discrimination)被认为是触觉处理的外在表现形式,指个体在辨认触摸到的物体的特征上有困难。

3. 感觉基础性运动功能障碍　以感觉为基础的运动功能障碍(sensory-based motor disoder,SBMD)被认为是视觉、前庭觉与本体觉处理存在障碍的外在表现,可反映在伸肌肌张力、俯卧时躯干伸展、近端肢体稳定及平衡功能等方面。

(1)双侧统合障碍(BIS)　存在两侧整合与顺序问题者对于控制他们身体两侧运动协调与顺序性有困难。

(2)动作计划障碍　存在动作计划障碍者对于回馈较简单及难度较大的动作任务皆有困难,不仅粗大运动困难,精细运动也有困难。

三、感觉统合治疗理论

感觉统合理论由美国南加州大学心理学博士、作业治疗师爱尔丝(Anna Jean Ayres)于20世纪

70年代首次创立,是研究大脑感觉加工功能与人类行为之间关系的理论,在该理论指导下建立了特殊的治疗技术。目前,该理论体系仍在演变发展中,一些业界资深人士大力倡导使用感觉处理障碍(senscory processing disorders,SPD)取代感觉统合失调,并申请写入美国《精神障碍诊断与统计手册》(第5版)(DSM-V)。

(一)理论基础

1. 中枢神经系统具有可塑性　大脑的结构和功能具有可塑性,研究表明,年龄越小可塑性越强,尤其是7岁以前的儿童,因此,感觉统合理论在儿童应用最多,但同样适用于成人。

2. 发育的连续性　在儿童成长过程中所发展的每一阶段的行为表现,都为下一阶段更高级的行为发育提供基础,行为功能从低级向高级发展,感觉统合功能不断得以发展成熟。

3. 大脑既分工又整体地发挥功能　中枢神经系统高、中、低级皮质之间呈互动发展,低层次部分是高层次的发育基础,高层次的统合功能有赖于低层次的结构和感觉动作经验。

4. 适应性反应　与环境互动过程中的适应性行为是感觉统合的功能表现,反映了感觉统合的功能水平。

5. 内驱力　在感知运动活动中,内驱力和动机促进个体自我指导和自我实现。

(二)感觉系统

感觉系统包括触觉、本体感觉、前庭感觉、视觉、听觉、嗅觉和味觉等各种感觉。其中,触觉、本体感觉和前庭感觉是个体生存所需要的最基本且最重要的感觉系统。

1. 触觉系统　是人类最基本、作用最广泛的感觉系统,触觉感受器位于皮肤表皮、真皮及皮下组织内。触觉系统具有防御性反应和辨别性反应两大基本功能。防御性反应可保护个体免受伤害,本能地逃避刺激。辨别性反应有助于判断肢体位置及外部环境中物体的各种物理性质等,对动作运用能力的发展起重要作用。触觉过分敏感或过分迟钝表现为害怕陌生的环境、吮手、咬指甲、过分依恋父母、容易产生分离焦虑,或过分紧张、爱惹别人、偏食或暴饮暴食、脾气暴躁等。

2. 本体感觉系统　本体感受器位于肌肉、肌腱和关节内。基本功能包括感知身体位置、动作和力量。感知和辨别肌肉伸展或收缩时的张力,调节四肢活动力度,控制关节位置、关节活动方向和速度。此外,本体感觉具有记忆功能,可增加运动反馈信息及调节大脑兴奋状态,平复情绪,增加安全感,本体感觉失调会出现方向感差、易迷路、易走失、不会玩捉迷藏、闭目易摔倒、站无站姿、坐无坐相、易驼背、近视、过分怕黑等表现。

3. 前庭感觉系统　前庭感受器位于内耳,包括三对互成直角的半规管及与之相通的球囊和椭圆囊(耳石),感受头部任何位置变化,基本功能是提供头部的方位信息,在潜意识中探测头部、身体与地心引力之间的关系,并在脑干部位统合各系统的感觉信息,发挥多种神经系统功能,如调节身体及眼球的活动,维持肌张力、姿势和平衡反应,分辨运动方向和速度,建立重力安全感,稳定情绪,参与视觉空间加工处理,听觉-语言加工处理等活动。前庭平衡功能失调多表现为多动不安,走路易跌倒,原地打圈,易眩晕,注意力不集中,上课不专心,爱做小动作,调皮任性,兴奋好动,易违反课堂纪律,易与人冲突,爱挑剔,很难与其他人同乐,也很难与别人分享玩具和食物,不能考虑别人的需要等。有些儿童还可能出现语言发育迟缓,说话词不达意,语言表达困难等。

4. 视觉系统　视觉感受器位于视网膜。基本功能为眼球基本运动技能、视觉动作整合、视觉分析技巧、视觉空间能力以及帮助建立人际和沟通等。视觉不良的表现为尽管能长时间看动画片,玩电动玩具,却无法流利地阅读,经常出现跳读、漏读或多字少字;写字时偏旁部首常颠倒,甚至不认识字,不会计算,常抄错题、抄漏题等。

5. 听觉系统　听觉感受器位于内耳的耳蜗。基本功能包括声音分辨、记忆,对声音和语言的理解、空间定向以及判断声源距离与方向等。听觉不良表现为对别人的话听而不见,丢三落四,经常忘记老师说的话和留的作业等。

四、治疗设施

（一）训练场地

治疗师为儿童实施感觉统合治疗通常需要一个安全、舒适、宽敞、明亮、通风、色彩丰富、充满童趣、合理布局的治疗室，地面铺软垫，墙面软包保护。设施设备的安装、维护要由专业人员负责，承重结构稳定牢固，使用前要进行负重测试。

（二）治疗器材

治疗器材是感觉统合治疗的载体，治疗师必须借助一些治疗器材为儿童设计和实施治疗性活动。感统治疗器材种类繁多，琳琅满目，不同的器材可以发挥不同的作用，同一种器材在不同情境、不同组合下使用，又可以起到不同的效果。另外，生活中有许多唾手可得的用品用具，如各种质地的布料、橡皮泥、面团、沙子、石子、毽子、跳绳、橡皮筋、松紧带、旧轮胎、呼啦圈等，都可以用于感觉统合治疗。常用治疗器材：悬吊式器材、滑行类器材、滚动类器材、弹跳类器具、触觉功能训练器材、重力类器材、行走类器材、视觉类器材、听觉类器材。

五、注意事项

1. 强化安全意识，确保治疗安全　定期检查设备设施，谨防外伤，严禁活动中喂食或过饱后训练，做好卫生工作，确保儿童、治疗师及所有地场人员的人身安全。

2. 加强团队合作　与医生、护士、物理治疗师、语言治疗师、教师、家长等在内的团队合作，请相关人员诊治癫痫、吞咽障碍、视觉障碍、听觉障碍等临床问题。

3. 制订切合实际的治疗目标　充分考虑儿童自身发育水平、感觉统合失调程度和类型、中枢神经系统损伤的严重程度、身体状况、发展潜力、家庭承受能力等因素，与家长沟通，了解儿童或家长的愿望，共同制订切实可行的治疗目标。

4. 遵守治疗原则　感觉统合治疗既不是一般性游戏，也不是单纯的感觉刺激和公式化或机械式的滑滑梯、荡秋千。感觉统合治疗目标不是获得某项特殊技能，而是帮助儿童发展该技能所需的基本功。治疗师必须遵守治疗原则，实现感觉统合治疗目标。

5. 避免医疗机构治疗与家庭和社会活动脱节　以改善儿童的社会参与能力、使儿童以"最佳功能状态"回归社会为治疗目标，要培训家长，敦促家长，将治疗融入家庭日常生活活动、社会生产活动、游戏休闲活动中，避免治疗与家庭和社会活动脱节。

第二节　感觉统合评定

感觉统合障碍常表现为各种行为障碍，但有行为障碍表现不一定就有感觉统合障碍。感觉统合评估必须与神经运动功能评估、智力测验、气质问卷、既往诊断等结果相结合，从异常行为表现、器具评估以及量表评估多个方面进行综合分析，全面评估。

一、常见异常行为表现

通过与父母等儿童照顾者面谈或专业人员亲自观察，了解儿童在日常生活、游戏以及学习等活动中的行为表现并进行记录，由医生、治疗师等专业人员进行分析，必要时可反复观察，初步判断儿童是否存在问题、优势、兴趣及家长的关注点。

(一)日常生活活动中的表现

1. 更衣方面　穿脱衣服、扣纽扣、戴手套、坐位脱穿鞋、系鞋带、站立或坐位脱穿裤子等动作过慢或笨拙;拒绝接触某些质地的衣物,不肯穿袜,拒绝穿衣,或坚持穿长袖衣服、穿长裤以免暴露皮肤等。

2. 进食方面　喂养困难,添加辅食困难,拒绝含橡胶乳头甚至母亲乳头,易诱发恶心、呕吐;吃饭时易掉饭粒,筷子用得不好,将水倒入杯中困难,整理餐盒或餐具困难等;严重偏食、挑食,不愿吃某些质地的食物等;经常口含食物不咽,喜欢刺激性强的食物。

3. 个人卫生问题　不喜欢或躲避洗头、洗脸、擦鼻等;拒绝触碰面部,特别是口腔内;剪指甲时会焦虑不安;洗手、上厕所等动作过慢。

4. 移动方面　抗拒乘电梯,上下车、移动坐位、上下斜坡及楼梯等动作非常缓慢;上下楼梯困难,或行走时用足击打台阶;方向感差,易迷路、走失;闭上眼睛容易摔倒。

5. 其他　过度依赖家长,不喜欢陌生环境,过分怕黑,喜欢被搂抱或躲避被搂抱,常惹事,常打翻杯、碗等,易从凳上跌落等。

(二)游戏时的表现

(1)协调活动能力差,动作僵硬,不能完成抛接球、跳绳、跳格子、拍球、跑动中踢球等动作快速连续的活动;在与同伴游戏时,可出现撞击、跌倒或绊倒。

(2)易激惹,与同伴玩耍时常会出现焦虑、紧张等情绪问题。

(3)不喜欢翻跟斗等头部倒置或身体互相碰撞的游戏;避免玩秋千、旋转木马等可移动的游乐设施。

(4)不喜欢或拒绝参加团体游戏或比赛活动。

(三)学习困难

(1)视物易疲劳,抱怨字体模糊或有重影;厌恶阅读,常跳读、漏读,做算术特别困难,数字排列困难等。

(2)书写时,身体动作幅度大,力度控制不良,落笔忽重忽轻,易折断铅笔,字迹浓淡不均,字体大小不等,不能整齐地将字写在格子内,偏旁部首易颠倒,字迹混乱。抄写时常漏字或漏行。

(3)入学后完成作业困难。

二、功能评估

(一)器具评估

器具评估是常用的评估方法之一,运用感觉统合训练器具评估必须由医生、治疗师或在其指导下进行。可用于评估的器具主要包括小滑板、大笼球等,利用所选用的器具,设定有针对性的活动,从儿童不经意做出的最初反应,发现所存在的感觉统合障碍。

1. 小滑板　儿童对小滑板滑行方向的控制、操作滑板时手的灵活性等都有助于判断是否存在前庭双侧统合及运用能力问题(图6-1)。

2. 大笼球　是评估儿童前庭平衡能力和重力安全感的重要器具(图6-2)。

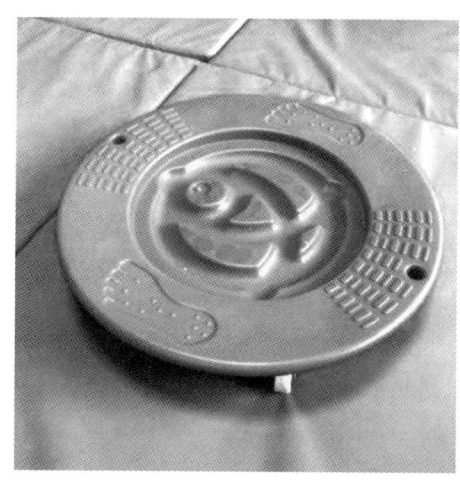

图 6-1 小滑板

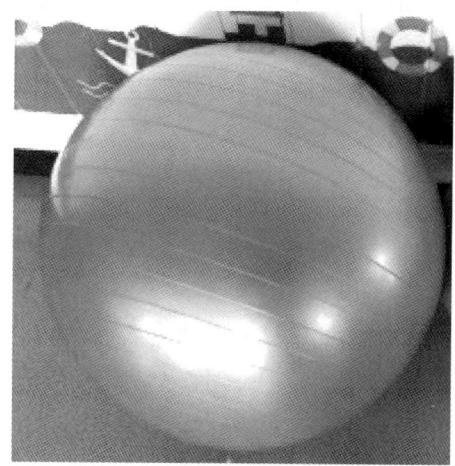

图 6-2 大笼球

(1)俯卧大笼球 如果儿童的头不能抬起,双手紧紧扶住大笼球或不知所措,全身紧张僵硬,则提示身体和地心引力协调不良。

(2)仰卧大笼球 如果儿童的头部不能稳定在正中位置,左倾或右倾,身体向同一方向滑落,则提示儿童的前庭平衡能力发展不足。

3. 袋鼠跳 出现身体向前倾、双脚跟不上而致摔倒的情况时,常提示身体平衡能力差、手脚协调不良。

4. 旋转浴盆 可用于评估儿童的平衡能力及运动计划能力的成熟程度(图6-3)。

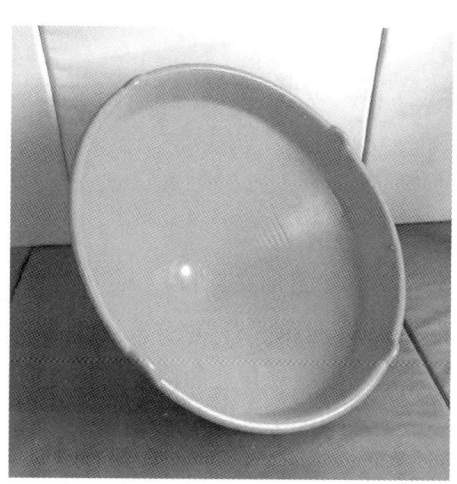

图 6-3 旋转浴盆

(二)标准化量表评估

1. 儿童感觉统合能力发展评定量表 是目前国内常用的标准化评估量表,适用年龄3~12岁。通过量表评估,可以准确判定儿童有无感觉统合障碍及障碍的程度和类型,并根据评估结果制订出感觉统合治疗方案。

(1)内容 量表由58个问题组成,分为前庭失衡、触觉功能不良、本体感失调、学习能力发展不足、大年龄儿童的问题5项。

1)前庭失衡:包括"手脚笨拙"等14个问题,主要涉及身体的大运动能力和前庭平衡能力评估。

2) 触觉功能不良:包括"害羞、不安、喜欢孤独、不爱和别人玩"等 21 个问题,主要对情绪的稳定性及过分防御行为进行评估。

3) 本体感失调:包括"穿脱衣服、系鞋带动作缓慢"等 12 个问题,主要涉及本体感觉及平衡协调能力的评估。

4) 学习能力发展不足:适用于 6 岁以上的儿童,包括"阅读常跳字或跳行、抄写常漏字或漏行、写字笔画常颠倒"等 8 个问题,主要涉及由于感觉统合不良所造成的学习能力不足的评估。

5) 大年龄儿童的问题:适用于 10 岁以上的儿童,包括 3 个问题,主要对儿童使用工具及做家务情况进行评估。

(2) 评分 由父母填写量表,按"从不、很少、有时候、常常、总是如此"5 级评分,"从不"为最高分,"总是如此"为最低分。得到各项的原始分后,根据儿童的年龄查表,得出标准 T 分。

(3) 判定标准 低于 40 分说明存在感觉统合障碍。轻度感觉统合障碍:30~40 分,中度感觉统合障碍:20~30 分,重度感觉统合障碍:低于 20 分。

2. 婴儿感觉功能测试表 婴儿感觉功能测试表(test of sensory function in infants,TSFI),适用于 4~18 个月婴幼儿。具有较好的信度和效度,但个别项目与评估者经验之间的关系较大。

3. 感觉剖析量表 感觉剖析量表(sensory profile,SP)用于评估感觉调节功能,适用于从出生到青少年、成年,不同年龄段需使用不同的量表。

4. 感觉统合及运用能力测验 感觉统合及运用能力测验(sensory integration and praxis tests,SIPT),适用于 4~8 岁伴随有轻度至中度学习障碍或动作障碍的儿童。一般耗时 1.5~2.0 h,是最广泛且具统计学意义的评估工具。

注意:由家长填写的量表,结果可能与儿童的实际情况有出入,需对儿童进行进一步观察,并结合其他测试结果做出客观地评估。

第三节 感觉统合治疗技术

一、治疗原则

1. 以儿童为中心的原则 治疗师必须明确活动目标,重点是提供适当的感觉刺激并控制感觉输入的量,为提供儿童做出适当反应的时间和机会,及时表扬;要根据儿童的反应调整活动,尊重儿童,不可指导儿童如何做出反应;协助儿童建立自然的情绪以及自信心,用耐心培养儿童的兴趣。

2. 针对性原则 治疗师通过详细评估确切掌握儿童的感觉统合问题、各领域发育水平、日常生活能力和学习能力,根据儿童的问题和能力有的放矢地组织治疗性活动;所选择的感觉统合治疗器材要能提供多样的刺激,能组合出不同的活动或在一个活动中提供多种刺激。

3. 成功、快乐的原则 活动内容、时间、频度以及难度必须适合儿童的能力水平;必须能激发儿童的兴趣,促使儿童主动尝试各种活动,让儿童成功地做出适应性反应,享受成功带来的快乐,进而促进儿童发育。

4. 全面性治疗原则 动态与静态、粗大运动与精细运动互相搭配,既保存适当体力,又能接受全面的刺激,使儿童的大脑能组织与统合感觉刺激信息,从而做出适应环境的反应。

二、治疗流程

(一)分析感觉统合问题

逐项描述儿童所存在的感觉统合问题,确定感觉统合障碍的类型,理顺感觉统合失调与行为表现之间的关系。

(二)制订感觉统合治疗计划

感觉统合治疗计划的制订是实施感觉统合治疗的核心部分,直接关系到治疗的效果。需根据评估结果制订治疗计划;根据治疗情况动态调整治疗计划。

1. 制订原则

(1)个性化原则　从现实角度出发,根据每个儿童的功能水平、存在问题制订有针对性的治疗计划。高估与低估儿童的功能水平,都将影响治疗效果。

(2)循序渐进原则　从小运动、比较容易引起儿童兴趣的项目开始,逐渐增大运动量,提高活动的难度。

(3)由量变到质变原则　要保证每次治疗的时间、治疗频率及治疗周期,并按要求完成每次的治疗项目。

2. 确定治疗策略　解决哪个感觉统合层面的问题(包括感觉调节层面、感觉辨别层面和动作运用层面)、运用哪些感觉刺激、设计哪些治疗性活动等,必须在实施治疗前即做出决策。

3. 治疗计划的内容　包括治疗目标和治疗方案。

(1)确定治疗目标　如减轻感觉防御,减少自我刺激,改善姿势控制和身体认知等,最终改善自理、学习、游戏等方面的能力。可分为阶段目标、月目标和周目标。

(2)制订治疗方案　根据治疗目标确定具体的治疗方案,包括治疗目的、活动内容、治疗时间、治疗频度、注意事项等内容。

(三)感觉统合治疗的实施

严格按照治疗计划实施治疗;可以配合儿童心理辅导;进行家长咨询与指导,取得家长配合。每次感觉统合治疗都要在快乐的气氛中结束。

(四)治疗效果评估

一般在治疗 3 个月后,进行再次评估,以了解治疗效果,提出下一步的治疗意见,及时调整治疗方案。

三、感觉统合治疗器具

感觉统合治疗器具均经过特别设计,对儿童有较大吸引力。感觉统合治疗的有效实施必须依靠这些器具的辅助,其核心是通过使用滑板、滑梯、蹦床等器具整合前庭感觉、本体感觉、触觉、视觉等刺激,控制感觉信息的输入,提高感觉统合能力(表6-1)。

表6-1　常用感觉统合治疗器材的作用与使用方法

名称	作用	感觉输入	使用方法
滑行类器材 滑板 滑梯	强化前庭系统功能 促进双侧统合,促进身体保护性伸展反应成熟 强化身体形象,有利于注意力集中	前庭感觉 本体感觉 触觉 视觉	以卧、坐等姿势在滑板上进行活动,如静态飞机式、青蛙蹬、乌龟爬行、滑板投球、俯卧旋转、单(双)人牵引滑行、滑板过河、滑板水平推球等;俯卧(坐姿)滑滑梯。熟练后可配合推球、取(扔)物活动等
悬吊类器材 圆筒吊缆 横抱筒吊缆 方板秋千 南瓜秋千 游泳圈吊缆 网缆	提高前庭系统功能 纠正触觉防御 提高手眼协调和注意力 纠正重力平衡感、强化身体形象,促进身体协调 改善运动计划、平衡反应、视觉运动协调	前庭感觉 本体感觉 触觉 视觉	以各种不同的姿势如俯卧、坐、站等在器材上摇晃,可结合手眼协调活动
触觉类器材 触觉球 触觉板	提供丰富的触觉和嗅觉刺激,减轻触觉防御,提高触觉分辨能力,稳定情绪	触觉 视觉	赤足在触觉板上行走 触摸及感受触觉球 熟练后可配合取物、扔物、取物-扔物活动,或与其他器具联合使用
平衡类器材 平衡台 独脚椅 旋转浴盆 晃动平衡木	提高前庭感觉功能,控制重力感,发展平衡能力,强化身体形象 提高视觉空间、眼动控制及视觉运动协调能力 建立身体协调及双侧统合 增强腰腹肌及下肢肌力	前庭感觉 本体感觉 触觉 视觉	静坐或跪立于摇晃平衡台上、双人扶持摇晃平衡台、站立摇晃平衡台、仰卧或俯卧摇晃平衡台、匍匐摇晃平衡台、被动站立摇晃平衡台、平衡台上蹲起、坐独脚椅、独脚椅踢腿运动 坐、蹲、站、俯卧旋转浴盆
滚动类器材 彩虹筒	提高姿势控制及平衡能力 强化运动计划能力 促进身体协调,强化身体形象概念	前庭感觉 触觉 本体感觉	俯卧彩虹筒、筒内滚动
弹跳类器材 蹦床 羊角球 袋鼠跳	抑制感觉防御 矫治重力不安全感和运动计划不足 发展下肢力量及上下肢协调 锻炼跳跃能力、强化姿势控制和身体双侧统合 有助于情绪稳定	前庭感觉 本体感觉	在蹦床上双脚并拢跳,跳起时小腿后屈,足跟踢至臀部;双手抱球跳跃、与治疗师抛接球、投球入篮、击打目标等 坐在羊角球上,双手紧握把手,身体自然屈曲,双脚蹬地,向前跳 站在袋中,双手提起袋边,双脚同时向前跳
重力类器材 重力背心 弹力背心 重力被	强化本体感觉及触觉 稳定情绪 提高注意力	本体感觉 触觉	每次20 min左右,间隔2 h可重复使用

续表 6-1

名称	作用	感觉输入	使用方法
球类器材 大笼球 皮球	增强身体与地心引力间的协调 提高运动计划能力 提高注视能力、手眼协调能力,强化身体形象 提高对移动物体控制和运用的能力	前庭感觉 本体感觉 触觉	俯(仰)卧大笼球 坐上大笼球 大笼球压滚 俯卧大笼球抓物 趴地推球 对墙壁打球

四、治疗性活动的应用

感觉统合治疗常用的活动非常多,而任何一个活动都同时提供了多种感觉刺激。感觉统合治疗活动设计应注意以下几点:①表面、局部活动与延伸、拓展活动相结合;②动态活动与静态活动相结合;③专业机构中进行与现实生活中进行相结合。

(一)触觉与身体协调活动

1. 球池活动

(1)主要作用　改善触觉防御或迟钝、提高本体感觉辨别能力、促进注意力的提高。

(2)器具　海洋球。

(3)指导重点　使用方法同前,需注意儿童对各种感觉的喜爱、固执和排斥情况。

(4)时间　每次约 30 min,每周 2~3 次。

2. 大笼球压滚活动

(1)主要作用　促进身体触觉的辨别能力和触觉调节能力发展。

(2)器具　大笼球。

(3)指导重点　使用方法同前。对于触觉敏感较强的儿童,可从压背部开始。也可在儿童身上加毛巾,大笼球只装一半气体,使其体会重力感的变化。也可用花生球、触觉球代替大笼球进行此项活动(图 6-4)。

(4)时间　每次 20~30 min,每周 2~4 次。

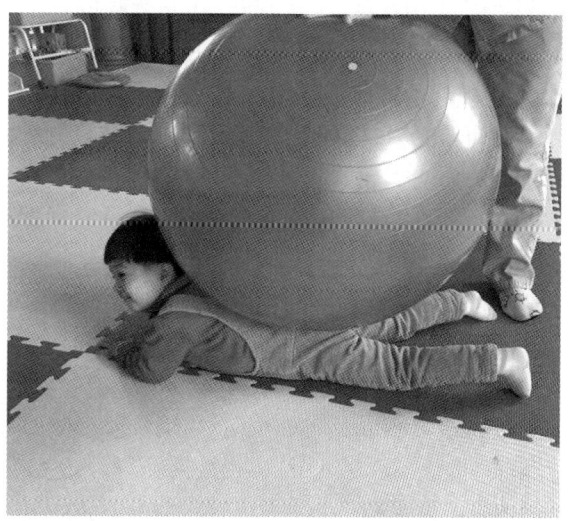

图 6-4　大笼球压滚活动

3.俯卧、仰卧或坐上大笼球

(1)主要作用　增加前庭觉辨别能力、丰富本体觉输入、提高平衡反应能力以及纠正前庭觉调节不良。

(2)器具　大笼球。

(3)指导重点　使用方法同前。不要过快,让儿童自己努力保持平衡;提醒儿童留意全身关节和肌肉的感觉,协助其控制平衡。先做好俯卧活动使其熟悉大笼球的重力感后再进行仰卧活动(图6-5)。

(4)时间　俯卧、仰卧大笼球活动每次约20 min,每周3~4次。坐上大笼球从摇晃20次开始,慢慢加至摇晃50次,每周2~3次。

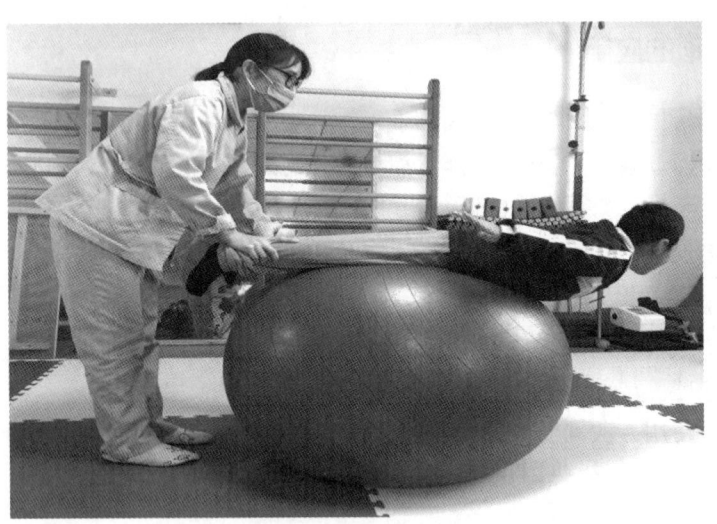

图6-5　俯卧大笼球

4.俯卧大笼球抓物

(1)主要作用　强化手眼协调、运动计划,有助于提高语言及自我控制能力。

(2)器具　大笼球、便于抓放的小玩具(积木、洋娃娃、球类等)。

(3)指导重点　协助儿童俯卧于大笼球上,保持身体平衡;将目标物置于儿童向前滚动时用手可以拿到的位置;协助儿童前后滚动,用快慢、距离判断,使儿童触摸到目标物。

(4)时间　每次20~30 min,每周3~4次。

5.倾斜垫上滚动

(1)主要作用　提高前庭觉处理能力,增加本体感觉辨别以及双侧统合能力。

(2)器具　软体积木、软垫、枕头或填充的玩具。

(3)指导重点　将软体积木或软垫铺成约20°角斜面,让儿童沿斜面自己滚下。提醒其滚下时手、脚与头的配合;注意观察滚下时的姿势以及身体各部位协调情况。

延伸活动:滚下时也可抱着枕头或填充玩具,体会头、手、脚同时收缩时的感觉。

(4)时间　每次约20 min,每周3~4次。

6.彩虹筒加蹦蹦床

(1)主要作用　增加前庭重力感刺激以及增加触觉和本体觉刺激。

(2)器具　彩虹筒、蹦蹦床。

(3)指导重点　将彩虹筒放在蹦蹦床上,让儿童正爬或倒爬进入筒中,保护头部,治疗师跳动蹦蹦床。也可在彩虹筒内摇动。

(4)时间 每次约 20 min,每周 2 次。

(二)增强前庭固有感觉的活动

1. 跪坐或静坐摇晃平衡台

(1)主要作用 增加本体感觉辨别和前庭觉辨别能力。

(2)器具 平衡台。

(3)指导重点 使用方法同前。观察儿童双手的姿势、头部倾斜的情形,以了解其在倾斜时如何处理不安感(图6-6)。

延伸活动:可睁眼练习 10 min,再闭眼练习 10 min,以体会两种平衡感的不同。

(4)时间 每次 10~15 min,每周 3~4 次。

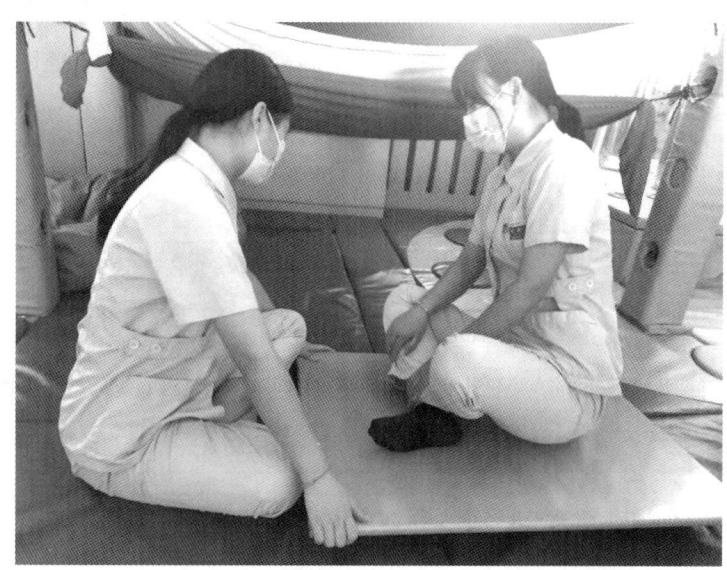

图6-6 静坐摇晃平衡台

2. 双人扶持摇晃平衡台

(1)主要作用 提高双侧统合能力以及平衡反应能力。

(2)器具 平衡台或太极平衡板。

(3)指导重点 使用方法同前。观察儿童活动时的适应反应。摇晃时可先由治疗师带动儿童,再由两人以同一速度、彼此配合摇动。

(4)时间 从左右摇晃 20~30 次开始,再慢慢增加到 50~60 次,熟练后可达 120 次,每周进行 3~4 次。

3. 晃动平衡台投球

(1)主要作用 提高本体感觉辨别能力、手眼协调能力、前庭双侧统合能力以及动作计划能力。

(2)器具 平衡台或太极平衡板、球、纸箱或竹篮。

(3)指导重点 将纸箱或竹篮置于儿童前方 2 m(或延伸至 3~5 m)处,让儿童站在平衡台上晃动,同时手拿球,瞄准纸箱扔入,计数。

延伸活动:治疗师站在距离 2~3 m 外,将球扔给晃动中的儿童,让其接住球并投出。

(4)时间 每次持续进行 20 min,每周 2~3 次。

4. 旋转浴盆加投球

(1)主要作用 提高视动整合能力,改善前庭觉的调节障碍以及提高动作计划能力。

(2)器具　旋转浴盆、盒子或篮子、球。

(3)指导重点　让儿童坐在旋转浴盆中,治疗师协助旋转中将手中的球投向固定的盒子(篮子)内。活动中,可变换旋转的速度及投球目标的位置。旋转速度不宜过快。注意儿童在追寻注视目标时有无过多的眼球运动。

延伸活动:可同时在周围放置多个盒子,观察其依指令将球投入不同盒子的效率和准确率。

(4)时间　每次约进行30 min,每周进行2~3次。

5. 独脚椅踢腿运动

(1)主要作用　增加前庭觉、本体感觉的运用,维持平衡,提高动作计划能力以及注意力。

(2)器具　独脚椅、球(大小各一)、大积木、木门、纸箱(篮子)。

(3)指导重点　使用方法同前。也可将球放在脚前,用单脚踢球至墙壁弹回来。在儿童前1~3 m处,用大积木搭成一个小洞或放置纸箱(篮子、木门),让儿童用单脚踢球入门或用单手(小球)、双手(大球)投球入门。

延伸活动:治疗师在旁边拿一个大彩球连续扔高接住,让儿童随着球移动而移动视线。

(4)时间　每次进行20~30 min,每周进行2~3次。

6. 悬吊类器材活动

(1)主要作用　俯卧网缆可改善身体协调不良并帮助触觉调节;网缆站立可改善触觉防御或迟钝以及提高前庭觉刺激。

(2)器具　网缆、方板秋千、小玩具、球、积木。

(3)指导重点　使用方法同前。吊缆下可放蹦蹦床或软垫以保证安全。可配合音乐或唱数以增加趣味性。悬吊器材的具体选择,需结合儿童意愿以及障碍程度(图6-7)。

(4)时间　每次进行20~30 min,每周进行2~3次。

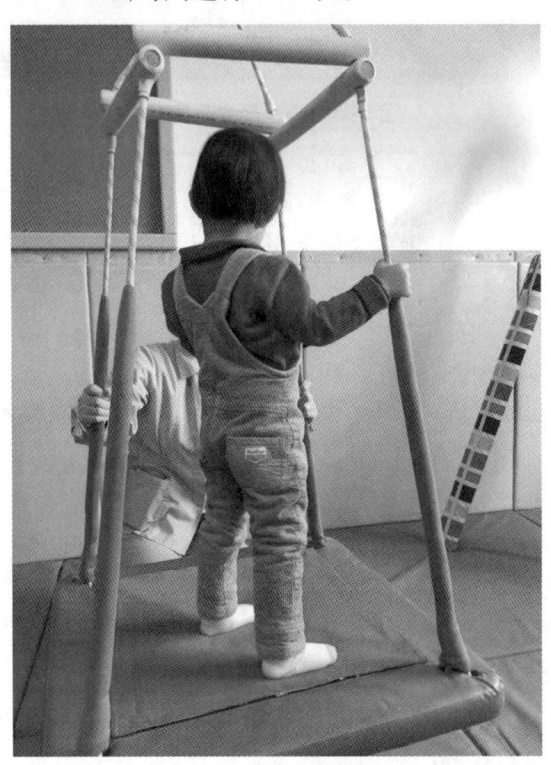

图6-7　方板秋千

(三)前庭平衡活动

1.圆筒吊缆

(1)主要作用 提高视动整合能力,促进前庭觉、本体感觉辨别能力以及动作计划能力。

(2)器具 圆筒吊缆。

(3)指导重点 使用方法同前。可以让儿童在活动时与治疗师相互注视,训练眼球控制能力或相互投接球,强化身体操作(图6-8)。

(4)时间 每次约持续30 min,每周进行2~3次。

2.横抱筒吊缆加手眼协调活动

(1)主要作用 提高视动整合能力,促进前庭觉、本体感觉辨别能力以及动作计划能力。

(2)器具 横抱筒吊缆、套圈。

(3)指导重点 活动中进行套圈,可一次给10个圈,观察其投掷的方向与准确度。

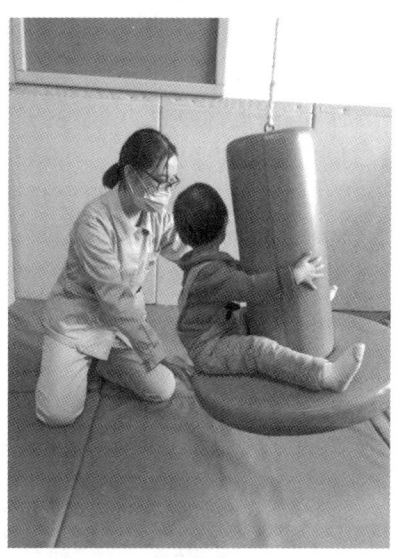

图6-8 圆筒吊缆

(4)时间 每次进行20~30 min,每周2~3次。

也可在横抱筒吊缆上进行横抱筒吊缆取物、横抱筒吊缆击打目标、横抱筒吊缆上做姿势变化等活动(图6-9)。

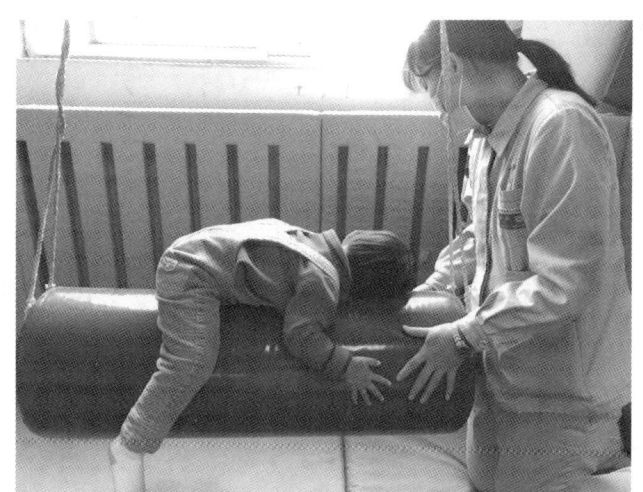

图6-9 横抱筒吊缆

(四)跳跃平衡活动

1.蹦床

(1)主要作用 丰富本体感觉输入,加强足底触觉刺激,提高前庭辨别能力。

(2)器具 蹦床。

(3)指导重点 使用方法同前。熟练后可做90°回转和180°回转。可配合音乐做动作,也可鼓励儿童弹向空中时唱歌。

(4)时间 每次进行20~30 min(跳80~100次),每周进行2~3次。

2.蹦床加手眼协调活动

(1)主要作用 改善前庭觉的迟钝状态、提高注意力以及动作计划能力。

(2)器具 蹦床2个、跳绳、网。

(3)指导重点 治疗师与儿童各站在一个蹦床上,边跳边进行抛接球(图6-10);让儿童在蹦床上跳跃时加上跳绳活动,跳绳的次数可不断增加;可在蹦床上空吊一个网,让儿童在跳起时投球入网,记录入网的球数。

延伸活动:在空中多放置几个网,让儿童在跳起时将球投入指定的网。也可让2个儿童同时进行,提高趣味性。

(4)时间 每次约持续进行30 min,每周进行2~3次。

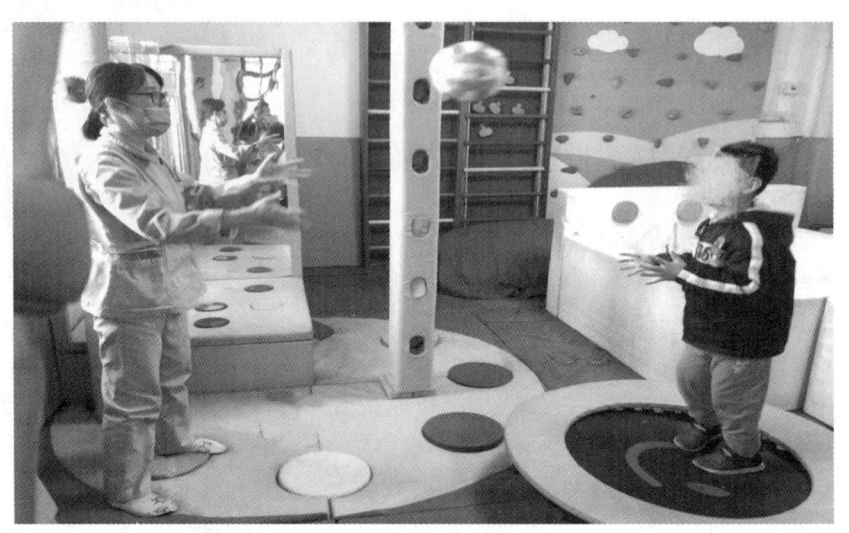

图6-10 蹦床抛接球

3. 袋鼠跳

(1)主要作用 提高前庭双侧统合能力、本体感觉辨别能力以及前庭觉处理能力。

(2)器具 跳袋。

(3)指导重点 使用方法同前。也可让儿童闭上眼睛感受对其身体的控制感(图6-11)。

(4)时间 每次持续跳跃20~30次,每周进行2~3次。

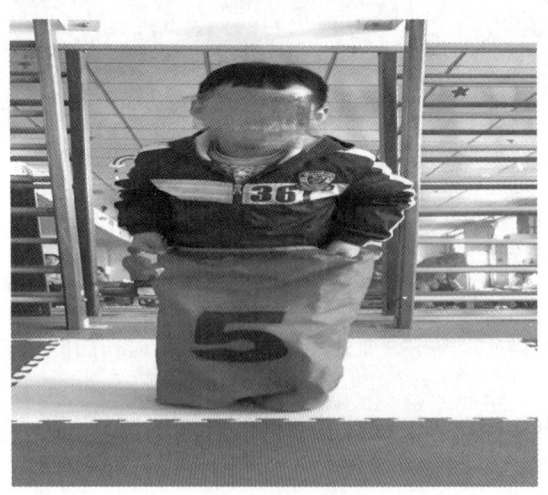

图6-11 袋鼠袋

(五)动作计划活动

1. 滑板

(1)主要作用 感受重力变化,强化触觉输入,提高前庭觉辨别能力,促进视动整合以及前庭觉调节能力发展。

(2)器具 滑板、绳子、呼啦圈。

(3)指导重点 按前述静态飞机式、乌龟爬行、单人牵引滑行、双人牵引滑行方法进行(图6-12)。

(4)时间 每次约持续进行30 min,每周进行3~4次。

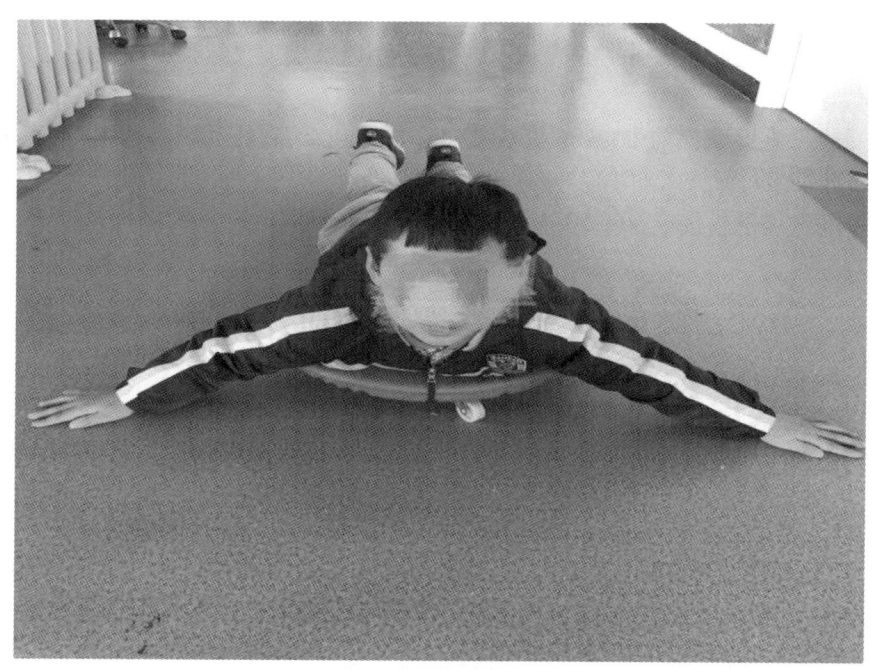

图6-12 乌龟爬行

2. 滑梯

(1)主要作用 增加本体感觉输入,促进前庭觉处理能力以及双侧统合能力发展。

(2)器具 滑梯、滑板、呼啦圈或木棒、长绳索。

(3)指导重点 可按前述俯卧滑滑梯方法进行;也可让儿童俯卧在小滑板上,由治疗师以呼啦圈或木棒从下向上将其拉上滑梯;还可让儿童与治疗师共坐小滑板,从上向下滑下来。

延伸活动:采用倒滑的方式,头上足下向下滑;或用一根长绳索,治疗师站在滑梯上,完全由儿童靠自己的力量爬行上来。

(4)时间 每次滑行20~30次,爬行10次,每周进行3~4次。

3. 滑梯加手眼协调活动

(1)主要作用 提高手眼协调能力、感觉辨别能力以及动作计划能力。

(2)器具 滑梯、滑板、积木组成的隧道、木箱或纸箱、小球、木棒或纸棒、玩具。

(3)指导重点 让儿童俯卧在滑板上,由滑梯上滑下来时身体穿过由积木组成的小隧道;滑下时伸手拿放在旁边的小球,将手中的小球投入固定的木箱或纸箱中;滑下时还可用手中的木棒或纸棒击打旁边的目标物或玩具(最好是打不坏的)。

(4)时间 每次滑行30~40次,爬行约10次,每周进行3~4次。

（六）综合性活动

1.球池综合活动

(1)主要作用　丰富触觉输入,强化前庭觉处理能力,提高动作计划能力。

(2)器具　海洋球、吊缆、皮球、软垫。

(3)指导重点　儿童从高台上跳下,先用手击打吊在半空中的皮球再跃入球池;从吊缆上跳到球池中;爬上软垫,再拉住悬吊在天花板上的绳索,跃入球池中。

(4)时间　每次持续进行20~30 min,每周进行2次。

2.仰首投球

(1)主要作用　强化前庭觉辨别能力,提高手眼协调以及增加眼球移动控制能力。

(2)器具　球。

(3)指导重点　在儿童面前1~3 m处放置一个竹篮或纸箱,让其趴在地上,抬高头颈,眼睛向前看,用双手将球投入竹篮或纸箱中。

(4)时间　每次连续投接球40~50次,每周进行2~3次。

第四节　感觉统合辅助治疗

一、感觉餐单

感觉餐单是一种治疗策略,是作业治疗师在替儿童做感觉统合疗程时的重要部分,是指按照个别儿童的感觉需要而设计的多重感官活动,就像是均衡的菜单一样,能为神经系统提供适当的营养素,帮助儿童维持稳定的情绪及对环境做出适当的反应,感觉餐单的感觉大多针对三大感觉系统,即触觉、前庭觉与本体觉。

1.治疗机制和目的　儿童必须经历丰富的感觉经验,才能得到发育。对大脑发育而言,感觉信息如同其营养,影响功能、结构、神经递质的变化。治疗人员针对感觉统合障碍儿童的问题设计的"感觉餐单",可以指导儿童进行有目的、有计划的活动,将治疗贯穿在全天当中,使得其觉醒状态尽可能地维持在理想水平,提高感觉调节能力,提高姿势控制、动作协调性、动作运用能力,发展游戏、生活自理、社交、工作生产能力等多方面技能,减少自我刺激和自伤、自残行为。

2.适应证　所有感觉统合障碍儿童。

3.方法　感觉餐单的制作需要考虑到多种要素,包括时间、空间、活动的可调整性,儿童的兴趣、治疗团队的接受能力。如每项活动的持续时间、活动与活动之间的时间间隔,治疗环境的安排,训练器材的配备和安装、活动流程的调整,活动与活动之间的合理搭配等。

(1)触觉活动　可促进手部与手指的知觉能力、精细动作和注意力。如触觉识别:手柄放到不同的物品中摸摸看,物品可以是沙子、不同的豆子、麦片等;寻宝:将小东西藏在黏土中,用手指将其找出来。

(2)本体感觉活动　接/投球、豆袋、布偶;拔河游戏等。

(3)精细动作活动　使用筷子;双手操作玩具如乐高、串珠;夹衣夹、拼图等。

(4)粗大动作活动　秋千活动,利用安全的秋千、毯子、吊床提供前庭刺激;跳格子;接球;学动物走路:青蛙跳、螃蟹走路、熊走路等。

二、Wilbarger 治疗法

感觉防御包含对来自于任何感觉形式的感觉的畏避反应。治疗感觉防御的 Wilbarger 方法基于相信在短期时间内经常重复特定感觉经验会有效地减少感觉防御的症状。方法包含综合的、密集的及个别化的方案。

1. 治疗机制和目的　深度压觉、本体感觉如肌肉阻力、关节牵引、挤压以及前庭觉的输入会影响环境感觉输入的适应性调节。这些形态的感觉经验被认为对降低感觉防御反应有效是因为中枢神经系统输入的总体整合结果。

2. 适应证　年龄在 2 个月以上（早产儿为纠正年龄）、生命体征平稳的感觉防御者。所有个案应该考虑医疗史、心理状况。

3. 方法

（1）工具　选用柔软的高质量手术刷。

（2）治疗部位　手臂、手掌、背部、腿部、足底及躯干和四肢关节。

（3）操作顺序　先擦刷皮肤,再挤压关节;先从感觉防御相对较轻的部位开始,通常从下肢开始,从手、足开始,最后处理症状最严重的部位。

（4）擦刷方法　治疗师手拿手术刷,直接刷在儿童皮肤上,用力将刷毛压下去,先顺着汗毛生长方向,慢慢地、连续地、均匀用力地移动刷子,每个部位只刷一次,不断更换擦刷部位。

（5）关节挤压方法　每个部位擦刷后立即稳稳地、重重地、有节奏地挤压关节 8~10 次,包括指间小关节,也可以鼓励儿童跳跃、俯卧撑,挤压四肢大关节和脊柱关节。

（6）治疗频率　每 90 min~2 h 治疗一次,但频率和时间安排取决于日常活动安排及个案独特的需求。

4. 注意事项　①操作者必须经过职业培训,正确掌握治疗方法。②避免在皮肤破损处擦刷,避免在同一部位重复刷,尽量避免刷子抬离皮肤,注意皮肤反应,禁止擦伤皮肤。③不可在胸部、腹部、会阴部、腹股沟、臀部、头部、脸部擦刷,以免引起神经系统不良反应和儿童抵触情绪。④本方法不作单独使用。

三、水中活动

水中活动是指以水为介质组织的治疗性活动。水是一种具有强大动力的治疗性介质,儿童在水中进行全然不同的活动和学习,一边娱乐一边治疗,获得了全面丰富的感觉经验,并促进心肺功能、肌力、体能、姿势控制、人际关系、情绪、日常生活能力的全面发展。

1. 治疗机制和目的　水中活动具有类似于感觉统合治疗的效果。水能为儿童提供多种感觉信息。水的流动性及水流方向的不断变化,可以使皮肤触觉感受器始终处于敏感化状态,不断向中枢传送触觉信息。儿童在重力和水浮力的共同作用下,可以进行水平、垂直、倾斜等任意平面、任意姿势的运动,产生丰富的前庭觉信息,尤其是前庭觉加工缺陷的儿童,因为去除了姿势平衡中的视觉因素,会更有助于提高前庭觉加工能力。水中运动中对水黏滞性、流动性、压力的抗阻力运动及水对皮肤触觉感受器的挤压,可以产生与陆地活动截然不同的本体觉。在水中组织球类活动、小组游戏,有利于发展儿童组织计划、专注力、认知学习、沟通和社交能力。

2. 适应证　水中活动适用于所有人,特别是各类残疾人士,包括脑瘫、认知学习行为障碍、社交沟通障碍、情绪障碍等患者。

3. 方法　学习游泳,如借助 Halliwick 方法等分步指导儿童学习游泳;组织一对一或小组活动,如让儿童在水中行走、踩水、划水、上下跳、转圈、漂浮、潜水、抢水球、打水枪等各类游戏,在享受水中活动的快乐中改善感觉调节和动作运用能力,学习游戏规则,促进动作、语言、认知、情绪、社交技能的全面发展。这些包括呼吸和吸一口气的控制、稳定与移动、规律性与协调、体能、日常活动、自尊以及社会与情绪的发展。在水里警觉也会增强,因此个案会变得更易觉察他们的身体及周围的状况。有感觉防御的个案也会正向地反应水中提供的这些种类触觉刺激,并且也会发展自我照顾、工具性日常生活活动及休闲的兴趣。

四、眼动控制

在感觉统合理论中,视觉系统并非为主干感觉系统,使得一些眼球运动缺陷问题及其评定和干预未得到足够的重视。直至近十余年来,作业治疗师才将视觉治疗中的眼动控制结合在感觉统合的评定和治疗中。

1. 治疗原理和目的　视觉快速、连续地从环境中获取信息与眼球基本运动技能密切相关,即需要有视觉注意、固视、扫视、追视、旋转运动、辐辏、辐散等技能,需要在中枢神经系统正确支配下视觉系统与前庭系统、本体觉系统密切配合。前庭觉-眼球-颈是相互联系、互为影响的三角关系,使个体在凝视静态目标时,能做到稳定头颈、双眼固视在目标物;而个体在追视移动目标时,双眼随头颈平稳地移动平滑地跟踪目标物。前庭系统向视觉系统提供空间定位和空间定向信息,产生空间视知觉。前庭觉、本体觉与视觉系统的整合,协调头、眼和身体的运动。在前庭-视球-颈部本体觉的三角关系中,任何一方功能受损都会影响三角关系的稳定性。增加前庭觉、本体觉输入,提高前庭觉、本体觉和视觉的整合能力,可以诱发改善眼动控制的发展。

2. 适应证　发育迟缓、学习障碍、注意缺陷、各种脑损伤儿童存在眼球基本运动技能缺陷和视感知障碍者。

3. 操作方法

(1) 注视和追视训练　让儿童在悬挂器材上(或铁锅等可转动器具),取坐、卧、侧卧不同姿势,通过顺时针或逆时针旋转活动激活前庭觉,旋转结束后引导儿童水平、垂直、前后和对角线注视、跟踪1个玩具,然后交替看2个一前一后放置在其正前方的小玩具,一个距离眼30 cm,另一个50~90 cm。

(2) 立体觉和动态视力训练　在全身性大幅度活动中引导儿童持续注视目标物,如让儿童坐或卧在秋千或滑板上,在大幅度地摇晃秋千或滑滑梯过程中,引导儿童持续注视目标物。

(3) 手眼协调能力训练　在蹦床中抛接球、跨越障碍物拿取目标物、在黑板上练习画横"8"和竖"8"及各种形状线条等,训练手眼协调活动。

4. 注意事项　①前庭刺激活动的旋转速度和剂量必须视儿童反应而定,不可过度刺激;②注视训练中所用的两个玩具应有明显不同,且都不宜太大;③注视训练容易发生视觉疲劳,需及时发现,遮眼休息。

五、口部感觉运动治疗

儿童口腔感觉运动功能缺陷相当多见,口腔感觉运动训练有利于改善口腔感觉、提高运动功能。治疗人员利用一些口腔工具,通过游戏方式系统性、层次性地处理口部感觉,提高口部肌肉的运动功能,改善进食、言语、口腔行为功能。

1. 治疗原理和目的　口腔是身体的一个非常重要和隐私的部位。口腔的神经支配相当丰富,口腔可以发生各种感觉调节障碍、运动障碍和心理行为问题。口腔感觉包括了触觉、本体觉、嗅觉、味觉,每种感觉都可以发生反应低下、反应过高或感觉寻求。口腔肌肉运动障碍包括口腔各器官的活动稳定性、活动度、分离运动、分级调控、吸吮/吞咽/呼吸失协调等方面的问题。口腔的感觉和运动障碍又会并发或继发一系列与口部相关的心理行为问题。口部感觉运动治疗有助于增强大脑对口腔结构的意识,促进口腔感知正常化,并进一步提高全身感觉统合功能;提高口腔器官高级精确活动功能,包括分离活动、分级调控能力、线性关系、呼吸与发音器官的协调准确性;发展正确的进食态度和行为,最大限度地参加与进食相关的社会活动,享受更多进食快感。

2.适应证　所有存在进食技能发育不全、吞咽障碍、语言发育迟缓、构音障碍、流涎、唇腭裂、口腔感觉调节障碍、口腔感觉性运动障碍、口吃、流畅障碍、声线问题的儿童。

3.方法　包括体位和姿势管理、感觉处理、口腔活动训练。端正坐姿是最理想的治疗体位和姿势,有利于儿童正确接收前庭觉和本体觉反馈,使口部能适应消化、呼吸、神经系统的功能状况,并为儿童提供了与治疗人员之间沟通和学习的机会。感觉处理包括通过全身性活动调整儿童的觉醒状态,以及口部局部感觉分级处理。口部局部感觉处理需要使用海绵棒、各类振动棒、小喷壶、各类食物或戴上手套的手指等为工具,以合适的力度按摩口腔各个部位,提高口部感觉调节能力和觉察功能、辨别功能等。口腔活动训练需要使用各类牙胶、吹气笛、不同型号的吸管、各种食物等,通过有目地地进食和游戏,让儿童快乐地活动口腔器官和发声器官,从而提高下颌稳定性和分级活动功能、圆唇、展唇、合唇等唇颊控制能力,舌的活动度,软腭功能以及发声器官的协调性活动。

六、自然环境治疗

感觉统合治疗的最终目标是提高儿童的社会参与能力。自然环境治疗,是儿童将治疗室所学的能力应用于日常生活、劳动学习、游戏休闲中的桥梁,可以使儿童取得更大更快的进步,更好地融入社会。

1.治疗机制和目的　自然环境为儿童所提供的丰富多样的感觉信息,让儿童接近自然,与周围世界接触,土地、庄稼、动物、植物以及真实生活中劳动学习任务,能增加儿童对周围事物的兴趣和注意,调动儿童的主观能动性(内驱力),学习新技能,丰富词汇量,提高泛化能力,更好地认识自我和处理人与人之间的关系,建立自信心。

2.适应证　有冲动、自残、自伤等行为障碍的儿童,有语言发育迟缓、沟通障碍、缺乏社交技能的儿童(如孤独症谱系障碍)以及各类发育迟缓、学习障碍的儿童,在经过一段时间感觉统合治疗后,大脑感觉调节、感觉处理能力有了较明显提高,可以走进大自然接受训练。

3.方法　根据环境条件和儿童的兴趣,为儿童精心组织、合理设计活动。活动可以在社区、公园、农场等各种环境中进行。如让触觉防御的儿童与伙伴一起参与农场活动,抬运大冬瓜活动提供了丰富的手部触觉、全身本体觉信息,提供了学习与伙伴合作、建立伙伴关系的机会。让社交障碍的孤独症谱系障碍儿童照料农场动物,通过与动物的交往过渡到与人交往。学习障碍的儿童,在喂鸡、除草、摘水果等劳动中,可以运用农场中可以感触到的实物学习数学计算。重力不安全感的儿童,在儿童社区、公园与正常儿童一起攀爬、蹦跳、荡秋千、骑旋转木马、骑自行车、滑滑板、放风筝等,都有利于提高前庭调节功能、手眼协调能力、动作计划能力和动作运用能力,学会适应环境。

七、综合干预技术

感觉统合障碍包含感觉运动、语言认知、社会心理等多方面的功能障碍,影响儿童的作业表现。在感觉统合治疗过程中,治疗人员往往需要综合运用多种康复理论和技术,如人体发育学、感觉运动、学习理论等多种理论和技术等。

(一)神经发育疗法

感觉统合治疗和神经发育疗法之间有很多相近之处,两者有共同的神经学基础,都强调了感觉与动作之间的关系,采用运动控制、运动学习理论解释运动障碍。同时,感觉统合治疗和神经发育疗法之间又存在明显不同之处。两者为儿童发育障碍提供完整、互补的解释。因此，在为脑瘫儿童提供感觉统合治疗过程中，治疗人员往往会综合运用神经发育疗法以引导儿童以更好的运动模式做出适应性反应。如一个前庭反应低下、躯干旋转不充分、骨盆和下肢无分离活动的痉挛型脑瘫儿童，治疗人员帮助儿童在大笼球上头低脚高位向两侧翻身，既提供了丰富的前庭觉、本体觉、触觉、视觉等信息，又能抑制躯干和肢体的肌张力，改善旋转躯干、双下肢和骨盆分离功能，两种技术的结合可以同步改善感觉调节和翻身运动能力。

（二）感觉刺激

感觉刺激是一种治疗技术，很容易与感觉统合治疗相混淆。感觉刺激通常用于感觉调节障碍儿童中，被动输入感觉信息，不强调行为输出，比如，让儿童坐在秋千上接受被动摇晃10 min，无视其有无刺激的需求和愿望，以及是否对刺激做出主动反应。而在感觉统合治疗中，只有最低层次的适应性反应为被动地感觉刺激，即便如此，治疗师也会非常谨慎和重视儿童对刺激的反应。被动的感觉刺激不是感觉统合治疗，在感觉统合治疗中结合感觉刺激，有助于丰富感觉信息输入，提高训练效果。如肌张力低下儿童直跪于方板秋千上投掷沙包，治疗师会经常轻快地拍打、敲击其身体，保持躯干、骨盆的稳定性；或用刷子或毛巾等擦刷手部鼓励手的主动运用，将感觉统合治疗与感觉刺激有机地结合在一起。

本章小结

感觉统合治疗在大陆发展已有20多年，现在已是作业治疗中重要的一个版块，深入理解感觉统合及感觉统合失调的概念，掌握感觉统合的层次、感觉统合失调的分型和表现，对于分析患者是否存在感觉统合的问题，并根据异常的表现初步判断其存在哪方面感觉的问题，掌握感觉统合功能评定，根据评定结果结合治疗场地，选择合适的治疗器械对患者进行治疗性的活动有重要意义。治疗期间注意安全，并加强与患者、家属、治疗人员的沟通交流，最大限度地提高患者的功能情况。

（张山斋）

思考题

一、单项选择题

1. 感觉调节障碍包括
   A. 触觉防御　　　　　B. 触觉迟钝　　　　　C. 重力不安全
   D. 以上都是　　　　　E. 以上均不正确

2. 所谓感觉统合失调是指哪个身体部位产生障碍
   A. 大脑　　　　　　　B. 免疫系统　　　　　C. 手眼协调
   D. 循环系统　　　　　E. 以上均不正确

3. 幼儿手上粘了胶带，努力尝试拿掉它却失败了，他可能有下列哪个问题
   A. 触觉防御　　　　　B. 感觉迟钝　　　　　C. 动作障碍
   D. 感觉调节障碍　　　E. 以上均不正确

4. 独脚凳的作用
   A. 强化身体形式　　　B. 增强触觉刺激　　　C. 提高肌力
   D. 锻炼孩子身体平衡感觉　E. 以上均不正确

5. 儿童是通过哪个器官认识世界的
   A. 触觉 B. 感觉 C. 嘴巴
   D. 鼻子 E. 以上均不正确
6. 脑干过滤感觉信息、输入大脑形成学习信息的功能是
   A. 本体功能 B. 前庭功能 C. 感觉功能
   D. 触觉功能 E. 以上均不正确
7. 感受个体身体所处的空间位置,运动状态及其变化的感觉是
   A. 触觉 B. 前庭觉 C. 本体觉
   D. 味觉 E. 以上均不正确
8. 人体躯体平衡调控是多系统协同参与下完成的,其中以哪个系统为主
   A. 触觉 B. 前庭 C. 本体
   D. 味觉 E. 以上均不正确
9. 前庭功能训练的基本方法不包括
   A. 旋转 B. 磨蹭 C. 荡摆
   D. 起落与振动 E. 以上均不正确

二、简答题
1. 什么是感觉统合及感觉统合失调?
2. 在制订感觉统合治疗计划时应遵循什么原则?
3. 列举10种在感觉统合治疗中的常见器具。

第七章 压力治疗

> ★教学目标
> 1. 掌握压力治疗应用原则、适应证与禁忌证、压力治疗实施方法、压力衣应用注意事项、压力垫和支架的作用。
> 2. 熟悉压力治疗的作用、压力疗法的不良反应及处理。
> 3. 能规范地制作和使用压力衣、压力垫,保证压力治疗的科学性和安全性。
> 4. 养成良好的学习态度及探索精神,具有良好的沟通能力,能通过与患者及家属沟通,开展相关健康教育;能与康复治疗团队人员协作开展工作。

压力治疗是通过对肢体物理加压,达到治疗效果的一种作业治疗手段,被用于多种病症的预防和治疗。

第一节 概 述

压力治疗又称加压疗法,是指通过对人体体表施加适当的压力,以预防或抑制皮肤瘢痕增生,防治肢体肿胀的治疗方法。是经循证医学证实的防治增生性瘢痕有效的方法之一,常用于控制瘢痕增生、防治水肿和促进截肢残端塑形、防治下肢静脉曲张、预防深静脉血栓等。

一、压力治疗的作用

压力治疗最基本的作用机制就是通过局部的机械压力促进血液回流,并造成一定程度的缺血缺氧,从而控制局部水肿或瘢痕增生。作用主要有以下几个方面。

1. 抑制瘢痕增生　压力治疗可有效预防和治疗增生性瘢痕,并促进瘢痕成熟。
2. 减轻水肿　可促进血液和淋巴回流,从而减轻肢体水肿。
3. 促进肢体塑形　可促进截肢残端塑形,利于假肢的装配和使用。
4. 预防关节挛缩和畸形　通过控制瘢痕增生可预防和治疗因增生性瘢痕所致的挛缩和变形。
5. 预防深静脉血栓　压力治疗可预防长期卧床者下肢深静脉血栓的形成。
6. 防治下肢静脉曲张　可预防从事久坐或久站工作人群下肢静脉曲张的发生,对已发生的下肢静脉曲张有抑制进展、改善症状的作用。
7. 其他作用　近年国外研究发现压力治疗还具有促进踝部骨折恢复、提高短跑运动员成绩等作用。

二、压力治疗的适应证与禁忌证

(一)适应证

1. 增生性瘢痕　适用于各种原因所致的增生性瘢痕,包括外科手术后的瘢痕和烧伤后的增生性瘢痕。
2. 水肿　适用于各种原因所致肢体水肿,如偏瘫肢体的肿胀、淋巴回流障碍的肢体肿胀、下肢静脉曲张性水肿、手术后的下肢肿胀等。

3. 截肢　用于截肢残端塑形,防止残端肥大皮瓣对假肢应用造成影响。

4. 预防性治疗

(1) 烧伤　预防烧伤后 21 d 以上愈合的创面发展成增生性瘢痕及预防瘢痕所致的关节挛缩和畸形。

(2) 长期卧床者　预防下肢深静脉血栓的形成。

(3) 久坐或久站工作者　预防下肢静脉曲张的发生。

(二) 禁忌证

1. 治疗部位有感染性创面　此时加压不利于创面的愈合,甚至会导致感染扩散。

2. 脉管炎急性发作　因加压加重了局部缺血,使症状加重,甚至造成坏死。

3. 下肢深静脉血栓　加压有使血栓脱落的危险,脱落栓子可能导致肺栓塞或脑栓塞,造成严重后果。

三、压力治疗的方法

常用的压力治疗方法包括绷带加压法和压力衣加压法,一般在使用压力衣加压前,先使用绷带进行加压治疗,对于特殊部位,如面部,常应用压力面罩加压法。在工作中常需配合压力垫和支架等附件共同使用以保证加压效果。

(一) 绷带加压法

绷带加压法指通过使用绷带进行加压的方法,根据使用材料和方法的不同,绷带加压法包括弹力绷带加压法、自黏绷带加压法、筒状绷带加压法、硅酮弹力绷带法等方法。

1. 弹力绷带加压法　弹力绷带为含有橡皮筋的纤维织物,可按患者需要做成各种样式。

(1) 适应证　主要用于早期因存在部分创面而不宜使用压力衣者。

(2) 特点　优点为价格低廉、清洗方便、易于使用;缺点为压力大小难以准确控制,可能会导致水肿、影响血液循环、引起疼痛和神经变性。

(3) 使用方法　对肢体包扎时,由远端向近端缠绕,均匀地做螺旋形或"8"字形包扎,近端压力不应超过远端压力;每圈间相互重叠 1/3 ~ 1/2;末端避免环状缠绕。压力以绷带下刚好能放入两指较为合适(图 7-1)。

(4) 注意事项　使用时根据松紧情况和肢体运动情况往往需 4 ~ 6 h 更换一次。开始时压力不要过大,待患者适应后再加压力,至患者可耐受的最大限度。治疗初愈创面时,内层要敷 1 ~ 2 层纱布,以减轻对皮肤的损伤。

2. 自黏绷带加压法

(1) 适应证　可用于衣服外面或不能耐受较大压力的脆弱组织,可在开放性伤口上加一层薄纱布后使用,主要用于手部或脚部早期伤口愈合过程中。

(2) 特点　优点为可尽早使用,尤其适合残存部分创面的瘢痕;此外,可提供安全有效的压力于儿童手部或足部。缺点为压力大小难以控制,压力不够持久。

(3) 使用方法　与弹力绷带加压法基本相同,以手为例,先从各指指尖分别向指根缠绕,然后再缠手掌部及腕部,中间不留裸区以免造成局部肿胀,指尖部露出以便观察血运情况。

3. 筒状绷带加压法　筒状绷带为长筒状,有各种规格,可直接剪下使用,根据选择尺寸不同,压力分为低压力(5 ~ 10 mmHg)、中等压力(10 ~ 20 mmHg)和高压力(20 ~ 30 mmHg)。

(1) 适应证　在伤口表面可承受一定压力时应用,即应用于弹力绷带和压力衣之间的过渡时期,尤其适于 3 岁以下生长发育迅速的儿童(图 7-2)。

(2)特点　具有使用简便,尺寸易于选择等特点。单层或双层绷带配合压力垫可对相对独立的小面积瘢痕组织起到较好疗效。缺点为压力不易控制、不够持久,不适合长期使用。

4.硅酮弹力绷带法　硅酮和压力治疗是目前公认的治疗烧伤后增生性瘢痕的有效方法,因此,可将两者结合使用。现已有成品市售,使用更加方便。

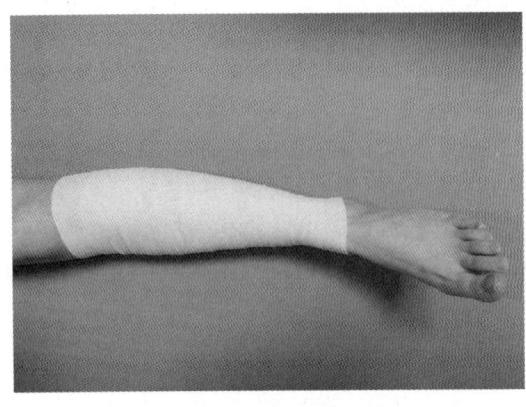

图7-1　弹力绷带加压法

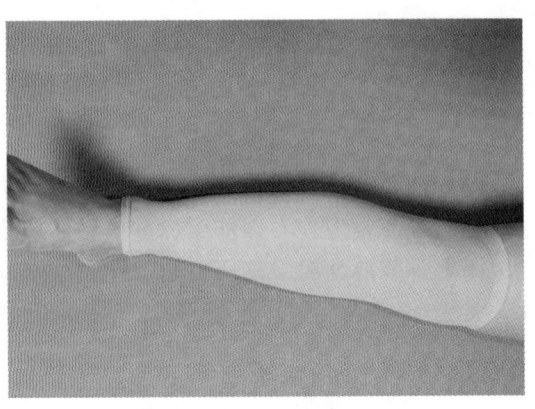

图7-2　筒状绷带加压法

(二)压力衣加压法

通过制作压力服饰进行加压的方法,包括量身定做压力衣加压法、成品压力衣加压法、智能压力衣加压法。

1.量身定做压力衣加压法　利用有一定弹力和张力的尼龙类织物,使用双苯二甲酸、乙二酯纤维及含有聚氨甲酸乙酯的长链聚合体纤维组成的珠罗纱立体织物,根据患者需加压的位置和肢体形态,通过准确测量和计算,制成头套、压力上衣、压力手套、压力肢套、压力裤等。优点为压力控制良好、穿戴舒适、合身。缺点为制作程序较复杂,需时长,外形不如成品压力衣美观。

2.成品压力衣加压法　通过使用购买的成品压力衣进行压力治疗的方法。如选择合适,作用同量身定做的压力衣。优点为做工良好,外形美观,使用方便及时,无须量身定做,适合不具备制作压力衣条件的单位使用。缺点为选择少,合身性差,尤其是严重烧伤肢体变形者难以选择适合的压力衣。

3.智能压力衣加压法　智能压力衣加压法是目前较新的压力治疗方法,在港台地区已应用于临床。智能压力衣本质上也属于量身定做压力衣的一种,但制作工序已智能化,应用专门的制作软件及硬件进行制作。

除具量身定做压力衣的优点外,还具备制作方便、节省制作时间以利于早期使用、合身性更佳、外形美观等优点。缺点为制作成本高,价格较贵。

(三)压力面罩加压法

由于头面部形状不规则,眼睛周围、口周、鼻周等部位难以施加压力,绷带无法使用,压力衣(压力头套)对眼周、口周加压效果不佳,近年出现通过压力面罩加压的方法。

1.透明压力面罩加压法　使用特殊的透明高温板材制作的压力面罩,制作方法同高温板材矫形器:利用石膏、牙科取型粉取出面部形状(阴模),封好口鼻位置,灌石膏制作阳模,修模,将加热的高温材料在石膏阳模上成型,修改、加弹性带子固定。

优点:可对口周、眼周施加有效压力,美观性较好。缺点:透气性不佳,制作技术要求较高,制作过程复杂。

2.低温热塑板材压力面罩加压法　应用无孔低温热塑板材直接在头面部制作的压力面罩,取型方法同矫形器,取型后割出眼、口等位置,使用弹性带(橡筋带)固定于头部。

优点:操作较简单,价格低廉,可对口周、眼周施加有效压力;缺点:透气性差,相对于高温材料美观性稍差。

3. 3D打印压力面罩加压法　近年出现利用3D扫描及3D打印制作压力面罩加压力的做法。

优点:制作过程智能化,敷贴性好。缺点:目前技术尚不太成熟,制作成本较高。

(四)附件

在进行压力治疗时往往需要配合使用一些附件以保证加压效果,同时尽量减少压力治疗的不良反应。

1. 压力垫　由于人体形状不规则,为了保持凹面或平面瘢痕均匀受压或增加局部压力,需在穿压力衣时配置压力垫。压力垫常用的材料有海绵、泡沫、塑性胶、合成树脂、合成橡胶、热塑板等。

2. 支架　支架也常配合压力衣使用,以保护鼻部、前额、双颊、耳郭、鼻孔、掌弓等易受损伤或易变形的部位。支架常用材料为低温热塑材料。

3. 橡筋带　一般由橡皮筋(带)制成,加于压力衣外部,对压力衣不能提供压力的部位施加压力,如指蹼、腋窝、会阴等部位。

四、压力治疗的应用原则

1. 早期应用　压力疗法应在烧伤创面愈合后尚未形成瘢痕之前就开始。有研究指出,加压治疗开始时间越早,其治疗和预防效果越好。一般10 d内愈合的烧伤不用压力疗法,10~21 d愈合的烧伤应预防性加压包扎,21 d以上愈合的烧伤必须预防性加压包扎,已削痂植皮的深Ⅱ度、Ⅲ度烧伤应预防性加压包扎。

2. 合适的压力/有效压力　压力治疗合适的压力为24~25 mmHg,有效压力范围10~40 mmHg,接近皮肤微血管末端的压力。若压力过大,皮肤会缺血而溃疡。四肢压力可大一些,躯干压力过大会抑制肺扩张,影响呼吸。头面部压力过大会使人有头昏脑涨、不适感。初步研究表明,临床上使用10%缩率的压力衣,内加9 mm的压力垫可取得较为理想的效果。

有效的压力是指在不同体位或姿势下,压力始终保持在有效范围。如腋下为最易发生瘢痕严重增生的区域,当肩关节活动时,腋部压力衣的压力会明显下降,因此需要应用"8"字带来保证活动时有足够的压力。一般单层压力衣只能达到20 mmHg左右压力,要达到足够的压力必须用双层或加压力垫。文献指出于1个月后,压力衣的压力会下降50%,所以应定期调整,保证有足够的压力。

3. 持之以恒　压力治疗需长期应用,对于可能增生的瘢痕,从创面基本愈合开始,持续加压至瘢痕成熟,一般需1~2年甚至3~4年。另外,长期使用也指每天应用的时间长,每天应保持23 h以上的有效压力,只有在洗澡时才解除压力,每次解除压力时间不超过30 min。

4. 防治并重　深度烧伤后瘢痕的增生是个必然的过程,因此预防和治疗同等重要,对于可能增生的瘢痕,要在增生前就开始应用,而不能等到瘢痕增生甚至明显增生才应用。

五、压力治疗的不良反应及处理

1. 皮肤损伤　压力衣有可能对瘢痕(尤其是新鲜瘢痕)造成摩擦,导致皮肤破损,甚至出现水疱和局部溃烂。处理方法:可在压力衣下加一层纱垫,四肢可用尼龙袜做衬,减少压力衣和皮肤之间的摩擦,出现水疱后,抽出其中液体,涂以甲紫。只有破损严重或创面感染时才解除压力。

2. 过敏　一小部分人可能对织物过敏,发生皮疹或接触性皮炎。处理方法:可加一层棉纱布进行预防,过敏严重者需考虑其他方法加压。

3. 瘙痒加重　尤其在起始的1~2周。可能与织物的透气不良、皮肤出汗、潮湿、化学纤维的刺激有关。一般无须特殊处理,瘙痒可在压力作用下减轻。

4. 肢端水肿 因近端使用压力衣而导致肢体远端血液回流障碍,造成远端肢体水肿,如压力臂套可导致手部肿胀。处理方法:如近端压力较大,远端亦应加压治疗,如穿戴压力手套或压力袜子。

5. 发育障碍 见于儿童,国外及中国香港均有压力治疗影响儿童发育的报告,如颌颈套引起下颌骨发育不良而后缩。此外,如压力使用不当(如未使用支架保护)可引起手部掌弓的破坏、鼻部塌陷、胸廓横径受损出现桶状胸等。处理方法:预防为主,使用压力垫和支架保护易损坏部位,如鼻部、耳部、手部等。

第二节 压力衣的制作

一、制作工具与材料

(一)常用工具及设备

压力治疗常用工具和设备包括缝纫机、加热炉、剪刀、裁纸刀、直尺、软尺、记号笔、恒温水箱、热风枪等。

1. 缝纫机 用于缝制压力衣和固定带,常用直线和"之"字形缝线的缝纫机,普通和电动均可。

2. 加热炉 用于压力垫的加热塑形,温度可达140 ℃左右,如无加热炉也可用电熨斗或热风枪代替。

3. 刀 包括剪刀、裁纸刀、剪线刀。剪刀主要用于裁剪压力布、魔术贴、弹力带和低温热塑板材等;剪线刀用于剪缝线;裁纸刀主要用于在压力垫上割出缺口。

4. 尺 包括软尺、直尺。软尺用于测量肢体的围度,直尺用来画图。

(二)常用材料

1. 绷带加压法材料 弹力绷带、自黏绷带、筒状绷带、硅酮弹力绷带、纱布等。

2. 压力衣制作材料 压力布、拉链、魔术贴、线等。

3. 压力垫制作材料 海绵、塑胶海绵、弱力胶、硅酮锗喱、透明塑料、弹力带、胶水等。

4. 支架制作材料 低温热塑板材、魔术贴、钢丝、螺丝等。

二、压力衣的制作和应用步骤

压力衣的制作和应用过程一般包括测量、计算、画图、裁剪、缝制、试穿与调整及随访等步骤。

(一)测量

压力衣需要量身定做才能保证最合适的压力,因此测量十分重要。用软尺准确测量瘢痕部位的肢体周径和压力衣覆盖部位的长、宽等。测量长度时两手握住软尺两端将软尺拉直即可,测量周径时软尺不能太松或者太紧,用记号笔在测量部位做出相应的标记。不同部位测量方法不同,一般标志性或特殊部位如关节处、肌肉丰满处均需测量和记录,无特殊部位(如前臂)则需5 cm距离测量一组数据以确保压力衣的适合度。

(二)计算及画图

根据所需压力衣的样式和压力大小,计算出压力材料所需的尺寸,并画出纸样(图纸)。临床上压力衣的尺寸通常通过控制缩率来实现,缩率为实测尺寸与所需尺寸之差与所需尺寸的比值,缩率($n\%$)计算公式为:$n\% = (L_1 - L)/L$(L_1为实际测得的长度,L为裁剪时所采用的长度)。由此可得出压力衣所需实际尺寸的计算公式,即:$L=L_1/(l+n\%)$。比如上臂套中某一点测得上臂周径为33.0 cm,拟采用缩率为10%的压力布,则压力布的尺寸为 $L=L_1/(l+n\%)=33.0/(1+10\%)=30$ cm,因上臂套分2片组成,则每片尺寸为15 cm。常用缩率的选择见表7-1。在计算需要的布料尺寸时,应考虑边距的尺寸,初学者因缝制技术欠佳应多留些余地,边距需3~5 mm,而熟手治疗师则可控制在2~3 mm。

表7-1 缩率的选择与临床应用

采用的缩率	产生的实际压力	适用范围
0~5%	非常低的压力	适用于婴儿
5%~10%	低压力	适用于儿童
15%~20%	中等压力	适用于成人
15%(双层)	高压力	适用于活跃、增生的瘢痕

(三)裁剪

将画好的纸样裁剪后固定于压力布上,用笔在压力布上画出纸样的形状,再按画好的尺寸裁出布料。这一过程中应注意在往压力布上画图及裁剪布料时避免牵拉布料以免影响尺寸的准确性;另外应注意布料弹力的方向应与所加压部位长轴垂直。

(四)缝制

材料取舍适当后,紧接着是缝制及锁边,根据技术熟练程度和单位条件可选择使用家用缝纫机、电动缝纫机或工业用电动缝纫机、锁边机等。缝制时注意针距、边距均匀合理,尤其是转角处和转弯处。

(五)试穿、测压及调整

压力衣做好后,应让患者试穿,检查是否合身及压力是否足够,达不到理想压力需进行调整。如需了解精确压力(如科研)则要用专门仪器进行测量,再根据测量结果进行调整,如加用压力垫、收紧或放松。试穿时应询问受试者有无受压感,观察压力衣是否影响关节活动及局部皮肤组织的血运情况。调整好后应教会患者正确的穿戴方法。

(六)交付使用

患者学会自行穿戴后可将压力衣交付患者使用,并教会患者使用及保养方法和注意事项。最好给患者指导使用的说明,以便真正了解正确的应用方法。

(七)随访

压力衣交给患者后应定期随访,时间应根据患者情况确定,如开始使用应至少每2周随访一次,瘢痕稳定后可1个月随访一次,对于静脉曲张和淋巴回流障碍者可1~3个月回访并重新制作压力衣。

三、常用压力衣

(一)头部压力套

头部压力套适用于头面部烧伤和骨部损伤的保护。头面部瘢痕增生是影响烧伤患者容貌和心理的重要因素,因此瘢痕的控制和压力治疗的有效实施是头面部烧伤康复治疗的重要部分。因头面部是人体最不规则的部位,应用弹力绷带难以有效地实施压力治疗,而量身定做的压力头套可提供有效的压力,是目前最为常用的头部加压方法。此外,由于压力头套测量、画图、较复杂,为节省制作时间,也可在成品压力头套的基础上进行修改。

1. 压力头套　适于头面部及下颌部较大面积的瘢痕。压力头套由左右2片缝合而成,可对头面部提供有效的压力。测量及画纸样比较复杂但缝制容易。

注意事项:开始穿戴时间不宜过长,可从每天8 h开始,逐渐增加至12 h直至24 h。如需留出眼、口鼻位置则可在相应位置裁出,注意开口尺寸应小于实际尺寸。需配合压力垫及支架使用以增加加压效果并预防面部畸形。

2. 颌颈套　适用于面部外侧、颈部、下颌部瘢痕加压治疗。特点为无头面部分,舒适性较好。

3. 下颌套　适用于面部外侧、下颌部小范围瘢痕的治疗。特点为简单,易做、易穿戴。

(二)压力上衣

压力上衣主要用于烧伤和其他外伤或手术瘢痕。躯干瘢痕虽不如肢体和面部常见,但往往面积较大,需进行加压治疗。躯干大体呈椭圆形,软组织丰富,压力治疗效果不如肢体治疗效果好。根据瘢痕部位可使用长袖、中袖、短袖、无袖(背心)压力上衣。

1. 长袖压力上衣　用于躯干及上肢大面积瘢痕。压力上衣由前后2片和袖子组成。测量及画纸样相对复杂但缝制容易。使用时需注意,因肩关节活动时影响腋部压力的大小,所以为了控制腋部瘢痕通常应同时使用"8"字带。

2. 中袖压力上衣　用于躯干及上臂大面积瘢痕。与长袖压力上衣相比少了前臂部分。

3. 短袖压力上衣　用于躯干及腋部烧伤或躯干上部有烧伤而腋部、上肢无烧伤者,也常用于乳腺手术后增生性瘢痕的治疗。

4. 无袖压力上衣　即压力背心,用于躯干中下部瘢痕,不适合于躯干上部瘢痕(因无袖上衣会影响对躯干上部施加有效压力)。

5. 单袖压力衣　用于一侧上肢及躯干部的瘢痕或乳腺癌根治术后的上肢肿胀的治疗。

(三)压力臂套

上肢是较易遭受烧伤和其他外伤的常见部位,上臂和前臂因形状较规则,呈圆柱形,是最易加压的部位,也是压力容易控制且治疗效果较好的部位。压力臂套适用于臂部瘢痕,包括全臂套、上臂套、前臂套。使用时如需较大压力,则应与压力手套同时应用以预防手部肿胀。压力臂套制作容易,穿戴方便,压力易于控制。也可使用弹性绷带加压法,但由于每日缠绕不方便,压力难以控制,建议最好使用压力衣加压。

1. 全臂套　适用于上臂中远段及前臂瘢痕,不合并腋部、上臂近端或上躯干瘢痕者。

2. 上臂套　适用于上臂中远段瘢痕,不合并前臂及肘部瘢痕者。

3. 前臂套　适用于前臂瘢痕,不合并上臂及肘部瘢痕者。

(四)压力手套

压力手套常用于手部瘢痕及肿胀的治疗。手部烧伤是发生率最高、畸形率最高、对功能影响最大最直接的烧伤,早期处理不当会遗留严重功能障碍,手部烧伤治疗最重要的是防止和治疗水肿、瘢痕增生、挛缩、脱位等并发症的发生。压力治疗是预防治疗手部肿胀、抑制瘢痕增生、预防关节挛缩和脱位最有效的方法。应尽早实施、并持续足够长的时间。

1. 有指手套　适用于手部(含手指)瘢痕和手部肿胀的压力治疗。压力手套由手背、手掌、拇指以及手指侧面组成,常需加拉链。易于测量及画纸样但缝制困难。使用时需注意应露出指尖部以便观察血运情况,下同(图7-3)。

2. 无指手套　用于手掌和(或)手背瘢痕而手指无瘢痕者。由手背、手掌、拇指三部分组成

(图7-4)。

3. 压力指套　用于单纯手指瘢痕(不含近指根部及指蹼部瘢痕,如含则需使用压力手套)或肿胀的治疗,由前后2片组成。

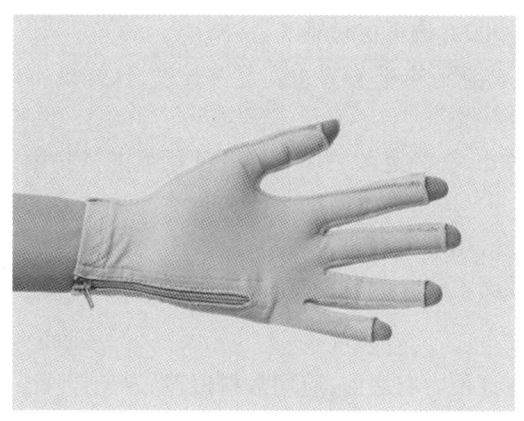
图7-3　有指手套

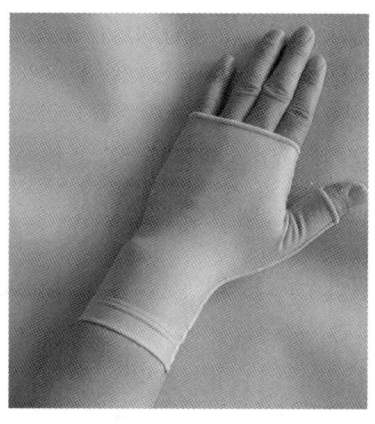
图7-4　无指手套

（五）压力裤

压力裤适用于烧伤及手术或外伤性瘢痕的预防与治疗。会阴部及下肢烧伤较常见,多见于全身大面积烧伤及跌坐于热液体中,会阴部烧伤容易发生瘢痕增生且对日常生活影响较大,压力治疗应尽早开始。

1. 压力长裤　用于躯干下部、臀部、会阴部合并下肢瘢痕加压,由2个前片和2个后片缝合而成,制作相对简单。臀部应根据体形进行恰当调整,尤其是女性,避免压力导致臀部下垂。

2. 压力短裤　用于躯干下部、臀部、会阴部及大腿根部瘢痕。

3. 单腿长(短)裤　用于一侧躯干下部、一侧下肢瘢痕。

（六）压力腿套

压力腿套主要用于下肢烧伤、外伤或手术瘢痕的防治、下肢肿胀的治疗、下肢深静脉血栓的预防及静脉曲张的防治等。下肢瘢痕多见于爆炸等大面积烧伤、掉入热的液体或热液洒到下肢等原因所致烫伤、手术或外伤瘢痕等。与上肢一样,腿部也是易于进行压力治疗的部位。常用压力腿套进行加压,压力腿套包括大腿套、小腿套和全腿套。也可使用绷带加压法。

1. 全腿套　适用于大腿中远段及膝部、小腿瘢痕、下肢深静脉血栓的预防,为避免足部肿胀,常需配合压力袜使用。包括前后2片组成,制作容易,使用方便,压力易于控制,加压效果好。

2. 大腿套　适用于大腿中远段瘢痕,不适用于合并大腿根部或膝部瘢痕者。

3. 小腿套　适用于小腿瘢痕,不适用于合并膝部及以上瘢痕者。常需配合压力袜使用。

4. 残肢套　适用于下肢截肢后残端塑形。

（七）压力袜

压力袜主要用于足部烧伤、外伤或手术后瘢痕的防治,足部肿胀的预防和治疗。足部是烧伤好发部位之一,也是下肢肿胀最易发生部位,因此常需进行压力治疗。

1. 分趾袜　适用于足部及足趾瘢痕,分趾袜由足底部、上部和后部及趾部的"贴"组成。测量容易,但画纸样及缝制较为复杂。

2. 不分趾袜　适用于足部(不含足趾或仅有足趾近端背侧)瘢痕、足部肿胀,由左右2片或足底部、前部和后部3片组成。测量及缝制容易,但画纸样较为复杂。

四、注意事项

(一)设计制作

(1) 压力衣应覆盖所有需加压的瘢痕,并至少在瘢痕区域外 5 cm 范围。

(2) 若瘢痕位于关节附近或跨关节,压力衣应延伸过关节达到足够长度,这样既不妨碍关节的运动,又不致压力衣滑脱。

(3) 在缝制过程中,应避免太多的接缝;另外,在特定区域加双层及使用尼龙搭扣固定等方法减少压力衣的牵拉能力。

(4) 每个患者制作同一规格压力衣 2~3 套,用于清洗替换。

(5) 若皮肤对纯合成的弹力纤维材料过敏而不能穿戴时,应考虑换用其他方法。

(二)穿戴

(1) 未愈合的伤口,皮肤破损有渗出者,在穿压力衣之前,应用敷料覆盖,避免弄脏压力衣。

(2) 为了避免瘢痕瘙痒和搔抓后引起皮肤破损等问题,穿压力衣之前可用油膏和止痒霜剂、洗剂擦洗。对于多数人而言,适当的压力可明显减轻瘢痕处瘙痒。

(3) 极个别人在穿戴压力衣期间可能有水疱发生,特别是新愈合的伤口或跨关节区域,可通过放置衬垫材料进行预防。如果发生了水疱,应保持干净并用非黏性无菌垫盖住。压力衣只有在破损后的伤口感染时才停止使用,否则应持续穿戴。

(4) 在洗澡和涂润肤油时,可除去压力衣,但应在半小时内穿回。

(5) 穿脱时避免过度拉紧压力衣。

(三)保养

(1) 压力衣应每日清洗。

(2) 清洗前最好浸泡 1 h,然后清洗。

(3) 压力衣应采用中性肥皂液于温水中洗涤、漂净,轻轻挤去水分,忌过分拧绞或洗衣机洗涤。如必须用洗衣机洗涤时应将压力衣装于洗衣袋内,避免损坏压力衣。

(4) 压力衣晾干时应平放而不要挂起,于室温下自然风干,切勿用熨斗熨干或直接曝晒在阳光下。

(5) 定期复诊,检查压力衣的压力与治疗效果,当压力衣变松时,应及时进行压力衣收紧处理或更换新的压力衣。

第三节 压力垫和支具的制作

压力垫是指加于压力衣(或绷带)与皮肤表面之间,用以改变瘢痕表面的曲度或填充凹陷部位,以集中压力在所需要的部位的物品,常用海绵、塑胶海绵、弱力胶、硅酮锗喱等材料根据肢体形状制作而成。支架也常配合压力衣使用,以保护鼻部、前额、双颊、耳郭、鼻孔、掌弓等易受损伤或易变形的部位,常用材料为低温热塑材料。

一、应用原理

按 Laplace 原理,压力与曲率有关。在张力一定情况下(不同弹力纤维其张力是恒定的),曲率越大、压力越高(图7-5)。人体大致划分为球体(头部、臀部、乳房)与柱状体(四肢、躯干)两种。但人体表面并非标准的几何体,因此需使用压力垫来改变局部的曲率,以增加或减小局部的压力。

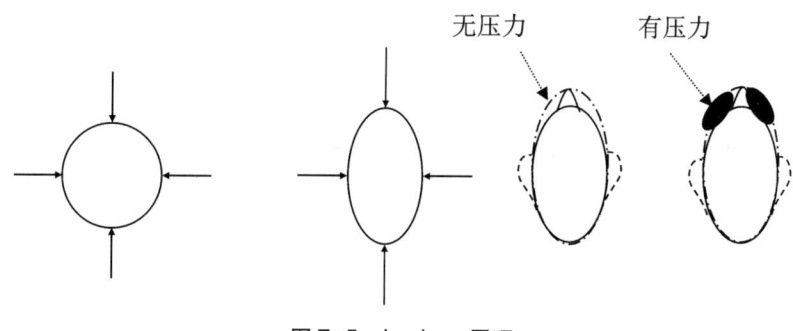

图 7-5　Laplace 原理

二、制作材料

(一)压力垫制作材料

1. 海绵　特点是柔软,产生的剪切力小,价格便宜,但易在压力下变扁平,不能提供足够的局部压力。

2. 塑胶海绵　特点是富有弹性,能增加局部压力。缺点是质地硬,易增加切力,且价格昂贵,偶尔会产生过敏。但因其易于在高温下塑形,并能根据瘢痕进展改变外形而在临床上得以广泛使用。

3. 弱力胶　其特点是极易塑形。但因其价格昂贵,当瘢痕进展时,不能做出适应性的改变,且不能调节或加以改制,临床上较少使用。

4. 硅酮锗喱　许多临床研究证实,硅酮锗喱能较好地抑制或预防瘢痕的增生,促进瘢痕的成熟。因其伸展性与皮肤接近,覆盖在瘢痕处不会影响关节的活动。另外,该物成分稳定,细菌不易通过,如保养得当可持续使用半个月以上。但切忌将其覆盖在未愈合的创面。

(二)支具制作材料

1. 低温热塑材料　只需要100 ℃以内的温度就能使之软化的材料称之为低温热塑性材料。低温热塑材料具有良好的可塑性。制作过程简单、快速,并且容易加工和修改。

2. 其他　魔术贴、螺丝和钢丝。

三、制作步骤

(一)压力垫制作

(1)根据需加压的部位和形状,确定所需压力垫。
(2)用透明塑料画出瘢痕的形状并确定压力垫的大小和形状。
(3)将确定好的形状画于压力垫材料上。
(4)通过加热塑形或打磨出所需形状。
(5)如用于关节部位,则需在表面用刀割出缺口以保证关节的正常活动。
(6)做好后试穿 10～15 min,观察是否合适。
(7)如无不适,教会患者使用方法和注意事项后即可交付使用。

(二)支具制作
支具的制作方法和过程同矫形器一致。

四、应用要点

1. **压力垫的尺寸**　压力垫的大小与形状要视瘢痕的情况而定,既要能覆盖瘢痕表面,同时要考虑活动等因素的影响,不宜太大,也不能太小,太大使压力减低,太小在活动时不能完全覆盖住瘢痕。对于大瘢痕区,使用整块垫;对于相隔较远的散在瘢痕,可使用碎片;对于增生性瘢痕,要盖住边缘外 3~4 mm;对于瘢痕疙瘩,为了避免向外生长应盖住边缘 5~6 mm。

2. **身体凸、凹面问题**　曲率半径很小的骨性突起应避免太多的压力,如尺、桡骨茎突。对于凹面应将其充填并确保压力垫完全与瘢痕接触,然后按常规在其顶部建起垫子,使瘢痕真正受压。

3. **适合度与韧度**　压力垫与体表维持完整接触的能力称为适合度,柔软的材料有较好的适合度,多用于快速反应、关节附近、活动较多部位的增生性瘢痕。而韧度是指维持形状与抵抗疲劳的能力,是压力垫的重要特点,并被认为是能否对瘢痕产生足够压力的标志,质韧材料对于远离运动区的瘢痕疙瘩效果较好。两者是对立统一体,不同材料在此方面各有所长,应综合应用。

4. **动力因素**　对于跨过活动关节的压力垫应考虑不妨碍关节活动。例如在肘关节屈侧放置压力垫,应剪一个"V"字形切口,以便屈曲时不受阻。在伸侧应垂直剪开,以便牵拉伸肘时活动不受限(图7-6)。

5. **边缘斜度**　采用斜度不同的边缘对瘢痕压迫的效果不同。斜度小的边缘处压力最大,适用于放置压力衣开口处,因为在该处压力衣产生的压力较弱,衣、垫有互补作用。边缘斜度大的垫下压力是均匀的,由于边缘处压力衣接触不到皮肤,避免了正常皮肤组织受压(图7-7)。

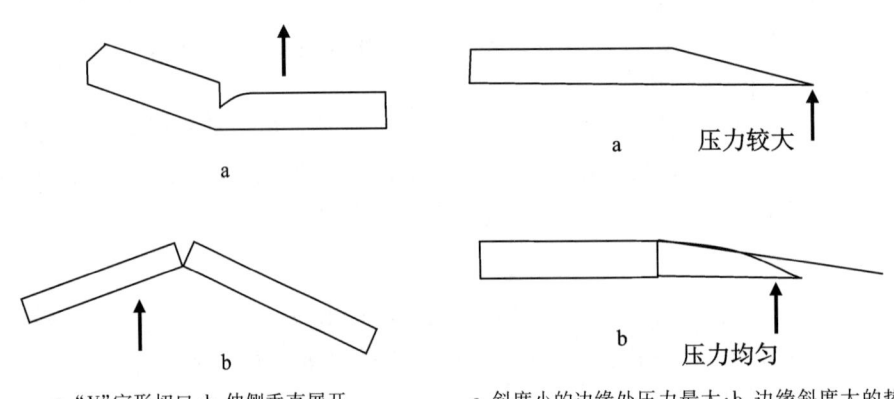

a. "V"字形切口;b. 伸侧垂直展开。
图7-6　跨关节压力垫制作示意

a. 斜度小的边缘处压力最大;b. 边缘斜度大的垫下压力均匀。
图7-7　不同斜度下的压力垫边缘压力示意

6. **固定**　压力垫最好有自己的固定系统。用何种固定方法首先由压力垫放置位置决定,如背部用尼龙搭扣,而在需要活动的关节周围,则需要扣带或弹性绷带;其次根据患者的喜好及接受水平决定。常用的固定方法有尼龙搭扣、扣带、外用弹力带等。

五、注意事项

(1)压力垫的外部最好加用棉质套,以减少过敏。
(2)靠关节的压力垫应结合动力因素进行处理。
(3)压力垫应定期清洁,保持局部卫生。
(4)确保穿戴位置准确。
(5)支架应光滑服帖,不应产生局部压迫,必要时可加用衬垫。

六、常用压力垫

(一)头部压力垫

头面部由于形状不规则,压力垫可以对需要的部位提供良好的压力,并减少对鼻子、耳朵的压力。

1. 面部压力垫　用于增加面部瘢痕的压力,减轻鼻部、眼部的压力。
2. 鼻部压力垫　主要用于鼻翼两侧,增加局部压力。
3. 下颌部压力垫　用于增加局部的压力。
4. 耳部压力垫　用于防止耳郭部位瘢痕的增生。
5. 颈部压力垫　用于增加颈部瘢痕的压力。

(二)躯干压力垫

1. 心窝部及乳房间压力垫　由于心窝部及乳房间为凹陷部位,存在瘢痕时先填平凹陷部位,再稍高出周围皮肤,以增加新压力。
2. 胸、背、腹部压力垫　无特殊,适合局部增生性瘢痕,用于增加局部压力。

(三)上肢压力垫

1. 肘部压力垫　用于肘部瘢痕,需特别注意压力垫应尽量不影响肘部活动,故需特别注意动力因素(图7-8)。

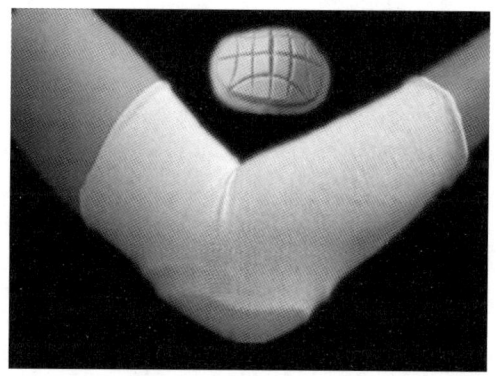

图7-8　肘部压力垫

2. 上肢压力垫　无特殊,用于增加局部压力,形状及大小根据瘢痕情况设计。
3. 单纯手背部压力垫　需考虑不影响手部的活动,可使用硅凝胶压力垫。
4. 单纯手掌部压力垫　较少见手掌部瘢痕增生,需考虑填平凹陷部位,可使用硅凝胶压力垫。
5. 腕部压力垫　需考虑不影响腕部活动为原则。
6. 指蹼部压力垫　常用"八爪鱼"垫,可使用瘢痕贴。
7. 虎口部压力垫　需先填平凹陷部位。
8. 手指压力垫　应小而薄。

(四)下肢压力垫

1. 会阴部压力垫　多用于腹股沟等凹陷处,需先填平凹陷处。
2. 膝部压力垫　类似于肘部,主要需考虑膝关节活动问题。
3. 足背压力垫　用于足背瘢痕,需考虑不影响足部活动。

4. 足跟压力垫 需先填平凹陷部位,打磨成型者较佳。
5. 趾蹼及足趾压力垫 类似手部指蹼压力垫。

七、支具

1. 头部 主要用于保护鼻部、下颌部及耳部和防治小口畸形。
(1)鼻部支架用于保护鼻部避免因局部过大压力而塌陷。
(2)耳部支架用于防止耳部变形和避免耳郭粘连于头部。
(3)下颌部支架用于保护下颌部,避免因局部过大压力而变形。
(4)口部支架用于预防和治疗小口畸形。
2. 躯干 多无须使用。
3. 上肢 手部支架:多用于保护掌弓。
4. 下肢 多不需要使用保护性支架,但有时足部需配合矫形器应用以预防脚趾上翘。

本章小结

压力治疗是作业治疗技术中比较常用的项目之一。理解压力治疗的概念,掌握其治疗作用、治疗方法、适应证和禁忌证以及压力衣、压力垫等的制作方法,对于指导开展压力治疗、提高压力治疗的疗效有着重要意义。临床上要根据患者的功能状况和康复机构设施的条件,有目的、有针对性地选择适合患者的压力治疗方案,以获得理想的治疗效果,同时要保证治疗的安全性。

(梁 婷)

思考题

一、单项选择题

1. 以下必须进行预防性加压的是
   A. 10 d 内愈合的烧伤创面   B. 10~21 d 愈合的烧伤创面
   C. 21 d 以上愈合的烧伤创面   D. 10~21 d 愈合的手术伤口
   E. Ⅱ度烧伤创面

2. 制作压力衣时,压力衣至少应超出瘢痕范围
   A. 1 cm   B. 2 cm   C. 3 cm
   D. 4 cm   E. 5 cm

3. 压力治疗合适的压力最好保持在
   A. 10~40 mmHg   B. 10~24 mmHg   C. 24~25 mmHg
   D. 25~40 mmHg   E. 大于 40 mmHg

4. 应用压力治疗产生的并发症,以下处理错误的是
   A. 出现水疱后马上解除压力
   B. 近端肢体加压造成远端肢体水肿的,远端肢体也适当加压处理
   C. 瘙痒可在压力下减轻,一般无须特别处理
   D. 儿童手部掌弓佩戴支架,以免手部加压后影响掌弓发育
   E. 在衣服与皮肤之间垫一层纱布,减少衣服与皮肤之间的摩擦

5. 压力治疗每天应持续的时间为

A. 大于 2 h　　　　　B. 大于 4 h　　　　　C. 大于 8 h
D. 大于 12 h　　　　E. 大于 23 h

6. 使用鼻部支架的主要目的为
   A. 增加鼻部压力　　B. 减轻鼻部压力　　C. 增加曲度
   D. 减小曲度　　　　E. 固定鼻部

7. 以下最适合 1 岁幼儿手部加压的方法是
   A. 弹力绷带加压法　　B. 自黏绷带加压法　　C. 筒状绷带加压法
   D. 成品压力衣加压法　E. 量身定做压力衣加压法

8. 不形成瘢痕,但可有色素沉着的烧伤是
   A. Ⅰ度烧伤　　　　B. 浅Ⅱ度烧伤　　　　C. 深Ⅱ度烧伤
   D. Ⅲ度烧伤　　　　E. 轻度烧伤

9. 适用于儿童的压力为
   A. 极低压力　　　　B. 低压力　　　　　　C. 中等压力
   D. 高压力　　　　　E. 极高压力

10. 适用于明显增生瘢痕的压力为
    A. 极低压力　　　　B. 低压力　　　　　　C. 中等压力
    D. 高压力　　　　　E. 极高压力

二、简答题

1. 压力治疗应遵循什么原则？
2. 压力治疗的适应证有哪些？
3. 压力疗法的常见并发症有哪些？如何处理？

第八章 辅助技术

★教学目标
1. 掌握辅助技术的概念与作用;各类助行器与轮椅的使用方法及注意事项。
2. 熟悉辅助技术的应用程序;各类助行器的适配。
3. 了解常用辅助器具、辅助技术分类方法;助行器的种类、轮椅的种类、轮椅处方。
4. 能根据患者的情况提供合适的辅助技术服务,正确选择并指导患者使用辅助器具或助行器。
5. 具有良好的沟通能力,开展助行器及轮椅使用方面的健康教育;与相关医务人员进行有关于辅助技术使用的专业交流,团结协作开展康复医学工作;有基本的医疗思维与素养。

第一节 概 述

辅助技术是康复治疗的重要内容之一,对于功能障碍者、活动受限者、社会参与受限者及老年人等群体,辅助技术可以帮助其最大限度地完成作业活动,以利于他们重返社会、提高生存质量。

20世纪80年代,我国提出研究和生产残疾人辅助器具的计划。1992年,成立了中国残疾人辅助器具中心,开展残疾人用品用具的知识宣传普及、产品研发推广、质量监督等业务。1996年国家技术监督局出版了《残疾人辅助器具分类》的国家标准,并于2002年、2004年2次进行修订。

一、辅助技术的概念

辅助技术(assistive technology,AT)是用来帮助功能障碍者、活动限制者、社会参与者及老年人进行功能代偿,以促进其独立生活并充分发挥其潜力的多种技术、服务和系统的总称。辅助技术包括三个方面的内容:①技术:硬件(器具)、软件(方法);②服务:适配服务和供应服务;③系统:包括研发、生产、供应、服务和管理。

目前常用的康复辅助技术主要包括辅助器具和辅助技术服务两个方面。

(一)辅助器具

辅助器具是指能够有效地预防、补偿、减轻或抵消因残疾造成的身体功能减弱或丧失的产品、机械、设备或技术系统。在2001年世界卫生大会上,对辅助产品的定义为"改善残疾人功能状况而采用适配的或专门设计的任何产品、器具、设备或技术"。

(二)辅助技术服务

辅助技术服务是指协助身心障碍者在选择、取得及使用辅助器具过程中的服务,其内容包括需求评定、经费取得、设计、定做、修改、维护、维修、训练及技术支持等。

二、辅助技术的分类

辅助技术涉及人类生存发展的众多领域,是现代康复中不可缺少的一个重要组成部分。

(一)辅助器具分类

1. 按辅助器具的使用人群分类　根据《中华人民共和国残疾人保障法》,我国有6类残疾人,加上部分有需要的老年人,分别需要不同的辅助器具。

(1)视力残疾辅助器具　如助视器、盲杖、盲人智能阅读机、导盲器等。

(2)听力残疾辅助器具　如助听器、电脑沟通板、文字语音转换器、遥控闪光门铃、振动"闹枕"及视觉呼叫器等。

(3)言语残疾辅助器具　语言训练器具、会话交流用具等。

(4)智力残疾辅助器具　认知图片、认知玩具、启智用具等。

(5)精神残疾辅助器具　如手工作业辅助器具、感觉统合辅助器具、卫星定位监护系统等。

(6)肢体残疾辅助器具　如假肢、矫形器、轮椅、助行器等。

(7)老年人辅助器具　如老花镜、手杖、轮椅等。

这种分类方法使用方便,有利于使用者,但是该分类不能反映出这些辅助器具的本质区别。许多康复训练器材属于通用辅助器具,并不局限于上述某类人群使用。

2. 按辅助器具的使用环境分类　不同的辅助器具用于不同的环境。《国际功能、残疾和健康分类》(*International Classification of Functioning,Disability and Health*,ICF)按照辅助器具的使用环境可分为以下几类:①日常生活用辅助器具。②移动和运输用辅助器具。③交流用辅助器具。④教育用辅助器具。⑤就业用辅助器具。⑥文体及娱乐用辅助器具。⑦宗教和精神活动实践用辅助器具。⑧私人和公共建筑物用辅助器具。

该分类方法的优点是使用方便,针对性强,对康复医师书写辅助器具处方时很实用。缺点是该分类方法比较笼统,不能反映这些辅助器具的本质区别,如有些辅助器具可在多个环境下使用,所以不是唯一使用的环境。

3. 按辅助器具的使用功能分类　目前,残疾人辅助器具分类的最新国际标准为国际标准化组织(International Organization for Standardization,ISO)的 *Assistive products for persons with disability—Classification and terminology*(EN ISO 9999:2016)。我国标准为《残疾人辅助器具分类和术语》(GB/T 16432—2004),该标准对残疾人辅助器具产品类别的划分和术语定义进行了统一,将残疾人辅助器具分为12个主类、129个次类和780个支类3个层次,为辅助器具系统的发展提供了基本框架。12个主类分别如下。

(1)个人医疗辅助器具　分18个次类和64个支类。

(2)技能训练辅助器具　分10个次类和49个支类。

(3)矫形器和假肢　分9个次类和101个支类。

(4)个人生活自理和防护辅助器具　分18个次类和128个支类。

(5)个人移动辅助器具　分16个次类和103个支类。

(6)家务辅助器具　分5个次类和46个支类。

(7)家庭和其他场所使用的家具及其适配件　分12个次类和71个支类。

(8)沟通和信息辅助器具　分13个次类和91个支类。

(9)操作物体和器具的辅助器具　分8个次类和38个支类。

(10)用于环境改善和评估的辅助器具　分2个次类和17个支类。

(11)就业和职业培训辅助器具　分9个次类和44个支类。

(12)休闲娱乐辅助器具　分9个次类和28个支类。

该分类方法使用方便,每一类辅助器具都有自己的数字代码,是唯一的。此种分类通过代码就反映出各种辅助器具在功能上的联系和区别,有利于统计和管理。

(二)辅助技术服务分类

根据美国1998年辅助科技法的内容,辅助技术服务包括下列6个项目。

1. 服务需求评估　对有功能障碍者提供辅助技术需求评估。
2. 辅助器具的取得　包括采购、租用或其他途径。
3. 与辅助器具使用有关的服务　如选择、设计、安装、定做、调整、申请、维护、修理、替换。
4. 为使用者提供辅助器具使用的训练或技术协助　对身心障碍者家庭成员的训练或技术协助,如果适合的话也可以包括监护人、服务提供者或法定代理人。
5. 为相关专业人员提供辅助器具使用的训练或技术协助　为专业人员(包括提供教育和康复服务人员)、雇主或其他提供服务、雇用或深入涉及身心障碍者主要生活功能的人提供训练或技术协助。
6. 其他　整合医疗、介入或服务的辅助器具资源。

三、辅助技术的作用

辅助技术能够在一定程度上补偿、减轻或抵消功能障碍者、活动限制者、社会参与受限者的功能缺陷,有效地促进其独立生活并充分发挥其潜力,提高生活质量。辅助技术的作用包括以下几方面内容。

1. 代替和补偿　如假肢可代替功能障碍者所丧失的肢体的部分功能,助视器、助听器可补偿视听功能。
2. 提供保护和支持　如矫形器可用于骨折、肌腱神经断裂的早期固定和保护。
3. 提高运动功能、减少并发症　如轮椅、助行器及假肢等可以提高行走和站立能力,减少长期卧床造成的全身功能衰退、压疮和骨质疏松等并发症。
4. 提高学习和交流能力　如助听器、交流板、电脑等,可提高视、听功能障碍者的学习和交流能力。
5. 节省体能　如助行器具的使用可减少患者步行时的体能消耗。
6. 节约资源　可缩短住院时间,减少人力、财力、物力浪费,大大提高投资效益比。
7. 改善心理状态　患者可借助辅助器具如助行器,重新获得站立和行走,脱离终日卧床的困境。如使用交流板和书写辅助器具可顺利地实现与人交流等,大大提高患者生活的勇气和信心,进而改善其心理状态。
8. 提高生活自理能力　日常生活中使用的辅助具或自助具(如穿衣钩、改装牙刷、改装筷子和转移板等),能够提高患者衣、食、住、行、个人卫生等方面生活自理能力。
9. 增加就业机会、减轻社会负担　截瘫患者借助轮椅和其他辅助具,可以完全胜任一定的工作。
10. 提高生活质量　运动能力的增强、独立程度的增加、心理状态的改善可使病伤残者平等地参与家庭与社会生活、娱乐及工作,从而提高生活质量。
11. 全面康复的工具　辅助技术涉及家庭康复、医疗康复、教育康复、职业康复和社会康复等各个领域,是全面康复必不可少的工具。

四、辅助技术的应用原则

(一)辅助技术的选配原则

辅助技术的选配以实用、可靠、经济为原则,最好是市场有售的用具,易清洗、易保存、易维修、安全可靠。如无市场售卖品可由作业治疗师或假肢矫形师制作,或在市场售卖品的基础上修改。

第八章 辅助技术

1. 符合功能需要 从患者的功能需要出发,增加患者的功能独立性。
2. 简单操作、易调节 辅助技术应操作简单并可以调节,以适应患者体型上和功能上等变化。
3. 美观、安全、耐用 多数患者需要长期使用辅助器具,外形美观可提高患者的使用积极性。安全性高可减少患者使用时的恐惧性。坚固耐用可以减少患者的使用成本。
4. 易清洗 部分辅助器具如矫形器很多都是贴身穿戴,应保持清洁卫生,因此使用的材料应便于清洗。
5. 轻便舒适 因患者多数存在运动功能障碍,使用轻便舒适的辅助器具可以节省体能。如有的轮椅在具有良好功能性、稳定性、舒适性的同时,重量几乎只有普通轮椅的一半。
6. 价格适中 经济实惠,易于购买,维修方便,满足不同层次患者的需要。

(二)辅助技术的使用原则

在应用辅助技术时,应注意以下使用原则。
1. 代偿与适应 通过代偿与适应的方法,利用辅助技术完成日常生活活动或生产性活动。
2. 节省体能 通过合理地应用辅助技术,减少体能消耗,预防并发症。
3. 正确应用 熟练掌握基础理论,学会正确应用辅助技术。
4. 因人而异 以人为本,综合考虑使用者的个人情况,作为选择使用辅助技术时的参考,最大限度地帮助功能障碍者克服日常生活中的困难。

五、辅助技术对康复治疗师的要求

在康复治疗过程中,主要由作业治疗师或假肢矫形师为患者或残疾者提供辅助技术服务,因此,作业治疗师或假肢矫形师应熟悉辅助器具和辅助技术的相关知识。美国作业治疗师协会要求作业治疗师在辅助技术应用上应遵循以下4项守则。①了解市场上的辅助器具,分清普通产品与高科技产品的用途与价值。②了解市场上专用辅助器具的使用方法,以便指导患者如何使用。③了解辅助器具在各类层面的服务。④了解在何种情况下需要或不需要辅助技术服务。

第二节 辅助技术的应用程序

康复辅助器具选配必须经专业人员严格评定、使用前后训练、必要的环境改建,安全指导和随访。不适当的辅助器具或使用不当不仅造成资金的浪费,还可能导致残疾加重,甚至带来严重安全问题。所以康复辅助器具选配需进行严格管理,规范流程,以便最大限度地发挥辅助器具的功能和减少不必要的浪费。辅助技术应用流程见图8-1。

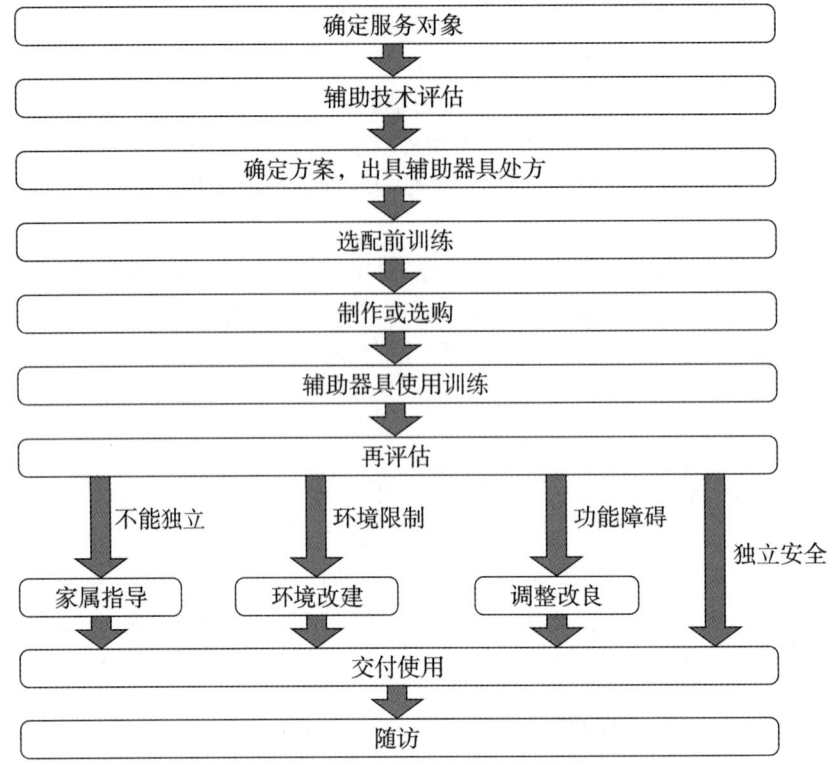

图 8-1 辅助技术应用流程

一、确定服务对象

为确定辅助技术的服务对象,需首先了解以下信息。

1. 确定服务对象的辅助技术需求　①首先了解转介来源及转介目的。②筛选服务对象基本信息,如年龄、功能障碍发生时间、障碍程度、障碍进展情况、辅助器具经费来源、家庭支持情况等。③了解今后辅助器具介入变更的可能性,如手术、搬家、药物改变等。

2. 确认服务对象的目标及想要的结果　如服务对象希望利用辅助器具在什么环境下进行哪些活动。

3. 记录服务对象基本需求及存在的主要问题　书面记录服务对象的需求及主要功能情况。

4. 判断辅助技术是否可以满足服务对象的需求　根据初步功能情况判断是否可以通过辅助技术达到服务对象的需求,确定是否提供辅助技术服务。

二、辅助技术评定

功能障碍不同,所需使用的辅助器具也不同;不同的辅助器具对使用者的功能要求也不尽相同。所以进行辅助器具选配前一定要进行系统的辅助技术评定,了解使用者的目前功能及预后情况,以选择最适合使用者的辅助器具。辅助技术评定内容包括身体功能评定、辅助器具评定、环境评定等。当然,并不是所有评定都由作业治疗师完成,可以由康复治疗组的其他成员完成相应的工作。

(一) 身体功能评定

1. 运动功能评定　包括肌力、耐力、ROM、平衡、转移能力等评定。
2. 感觉功能评定　包括深浅感觉、复合感觉(实体觉)、视觉、听觉等评定。
3. 认知功能评定　包括注意力、记忆力、学习能力、理解力、沟通能力、应变力等评定。

4. 心理功能评定 了解有无抑郁、焦虑等异常心理问题。
5. 情绪行为评定 了解有无攻击行为、自伤行为、过激行为等以确保辅助器具应用的安全性。

（二）辅助器具评定

（1）根据活动、参与等需求目标，结合服务对象的身体结构与功能，对预选的辅助器具进行评定。

（2）同时还需评定辅助器具对使用者身体功能的要求，并平衡辅助器具的功能与服务对象的需求之间的差异。

（3）如有可能，可先进行试用以了解辅助器具是否能满足服务对象的需要。

（三）环境评定

对服务对象需使用辅助器具进行活动的环境进行评定，包括居家环境、学习环境、工作环境、社区环境等。

三、确定辅助技术方案

（一）确定辅助技术方案的过程

（1）决定辅助器具为借用、试用、租借或直接购买。

（2）决定是直接应用市售辅助器具，还是在市售辅助器具基础上进行改良，或是量身定做需要的辅助器具。

（3）出具辅助器具处方。

（二）辅助器具处方

1. 处方内容 辅助器具处方主要考虑辅助器具类型、尺寸、材料、使用范围。如需购买，需包含辅助器具名称、型号、尺寸、材料、颜色、承重、其他配件、特殊要求等。如需制作，则需提供辅助器具名称、尺寸、材料、承重、其他配件、特殊要求、图纸等内容。

此外，还要考虑使用者的意愿、操作能力、安全性、重量、使用地点、外观、价格等问题。

2. 不同功能障碍者可能需要的辅助器具 因功能障碍的性质和程度不同往往需要不同的辅助器具，以下简单介绍脑卒中、脊髓损伤及脑瘫患者可能需要的辅助器具。

（1）脑卒中患者常用的辅助器具 详见表8-1。

表8-1 脑卒中患者常用的辅助器具

功能活动	辅助器具
进食	带弹簧片筷子、加粗手柄器具、防滑垫、防洒碟、防洒碗、万能袖套
修饰	特制指甲钳、电动剃须刀、长粗柄梳、带吸盘的刷子
穿衣	穿衣器、扣纽器、穿袜器、特制外衣纽扣
大小便	坐便椅、加高坐厕、坐厕及扶手、便后清洁器、厕纸夹
洗澡	长柄刷、带扣环毛巾、防滑沐浴垫、洗澡板、洗澡椅、洗澡凳、扶手装置
转移	单脚手杖、四脚手杖、助行架、轮椅、单手操作轮椅、转移带、转移滑板、转移车
交流	沟通板、带大按键电话、书写器、扬声器、电脑输入辅助器具
做饭	特制砧板、切割器、特制开瓶器、钳式削皮器、开罐器（供单手使用）
其他	特制手柄钥匙、开瓶器、矫形器

(2)脊髓损伤患者常用的辅助器具 详见表8-2。

表8-2 脊髓损伤患者常用的辅助器具

功能活动	辅助器具
进食	万能袖套、带C形夹的勺子、带腕固定带的勺子、防滑垫、防洒碟、防洒碗、自动喂食器等
修饰	电动剃须刀,带C形夹的梳子和剃须刀、带固定带牙刷
穿衣	穿衣器、纽器、穿袜器、鞋拔、带指环的拉链等
大小便	坐便椅、坐厕、加高坐厕、扶手、床边便椅、厕纸夹
洗澡	带扣环毛巾、长柄擦(海绵)、防滑垫、洗澡板、洗澡椅、洗澡凳、扶手
转移	电动轮椅、手动轮椅、手轮圈带有突起的轮椅、转移板、助行架、腋杖、肘杖、手杖、转移车
交流	电话托、书写器、翻书器、电脑输入辅助器具(头棍、口棍等)
其他	特制手柄钥匙、拾物器、开瓶器、环境控制系统、矫形器

(3)脑瘫患儿常用的辅助器具 详见表8-3。

表8-3 脑瘫患儿常用的辅助器具

功能活动	辅助器具
进食	特制筷子、加粗手柄器具、万能袖套、带C形夹的勺子、带腕固定带的勺子、防滑垫、防洒碟、特制碟、特制碗、万能袖套
修饰	特制指甲钳、长柄梳子、加粗手柄梳子、万能袖套
穿衣	穿衣器、扣纽器、穿袜器、特制外衣纽扣、鞋拔
大小便	坐便椅、坐厕、扶手、便后清洁器、厕纸夹
洗澡	长柄刷、带扣环毛巾、防滑沐浴垫、洗澡板、洗澡椅、洗澡凳、扶手装置
转移	手杖、肘杖、助行架、步行推车、轮椅、转移带、转移滑板
交流	沟通板、带大按键电话、书写器、扬声器、翻书器、电脑输入辅助器具(头棍、口棍等)、折射眼镜等
其他	加大码钥匙、钥匙旋转器、马型钥匙柄、易松钳、环境控制系统、矫形器

四、提供服务

1. **选配前训练** 在配置前应进行系统训练,以利于日后更好地应用辅助器具。训练内容根据功能评定结果选择,一般包括肌力、耐力训练、ROM训练、平衡训练、转移训练、感觉训练、认知训练、心理治疗等。

2. **制作或选购** 需考虑的因素如下:制作的时间、体位、使用者的耐受程度、配装过程、安全性、是否符合人体功效学和生物力学原理、制造商的信誉、维修保养等。最好能提供给使用者样品并试用,以便其选择最喜欢并且适合其功能的产品。

3. **使用训练** 训练应包括穿戴或组装、保持平衡、转移、驱动、利用辅助器具进行ADL活动等内容,具体每一类辅助器具使用训练详见相关章节。

4. **居家环境改造** 如有需要,需进行居家环境改造,具体内容见第九章。

五、再评定

配备了辅助器具并进行适当训练后一定要进行再次评定,以了解是否达到了预计的功能,使用者能否正常使用,是否需要进行改良,有无安全方面的顾虑等,如存在问题应及时进行处理。

经评定,如果使用者可以安全独立地使用辅助器具,就可交付使用并给予详细的使用保养指导;如果达不到功能需要,则需要对辅助器具进行改装;如果存在环境方面的限制而影响使用,应进行环境的改良并进行环境适应训练;如果使用者不能独立使用而需要他人护理,则应教会护理者正确的使用及保养方法。

六、随访

辅助器具交付使用后要根据产品情况定期进行随访,了解使用过程中存在的问题以及是否需要进行跟踪处理,随访最好以上门服务的形式进行,也可以委托社区康复人员进行,或通过电话、问卷进行。

(1)定期以客观方式评定辅助器具介入的效果。

(2)当需要时或无法达到目标时均应重新评定。

(3)当服务对象需要时可提供维护、升级或维修服务。

(4)避免辅助器具弃用。

第三节　常用辅助器具

辅助器具的应用可以提高患者生活质量,发挥患者的潜能,达到最大限度的生活自理,是帮助患者回归家庭与社会的工具。常用的辅助器具包含穿衣、进食、如厕、洗浴、修饰、转移、沟通交流等方面的内容。

一、穿衣辅助器具

1. 穿衣钩　穿衣钩适用于上肢关节活动受限者,坐位平衡较差且不能弯腰或旋转者,肢体协调障碍者(图8-2)。

图8-2　穿衣钩

2. 扣纽器　扣纽器适用于手精细功能不佳或上肢协调功能障碍者(图8-3)。

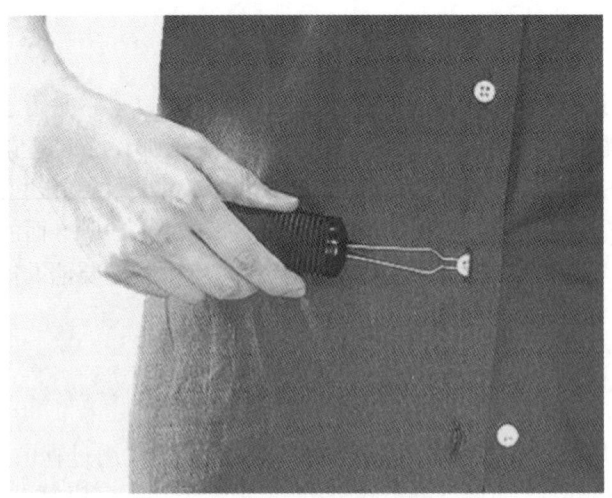

图8-3 扣纽器

3. 穿袜器　适用于下肢关节活动受限、躯干活动障碍、肢体协调障碍、手部精细功能不佳者（图8-4）。

4. 鞋拔　适用于下肢及躯干关节活动障碍者、平衡功能障碍者、佩戴踝足矫形器者（图8-5）。

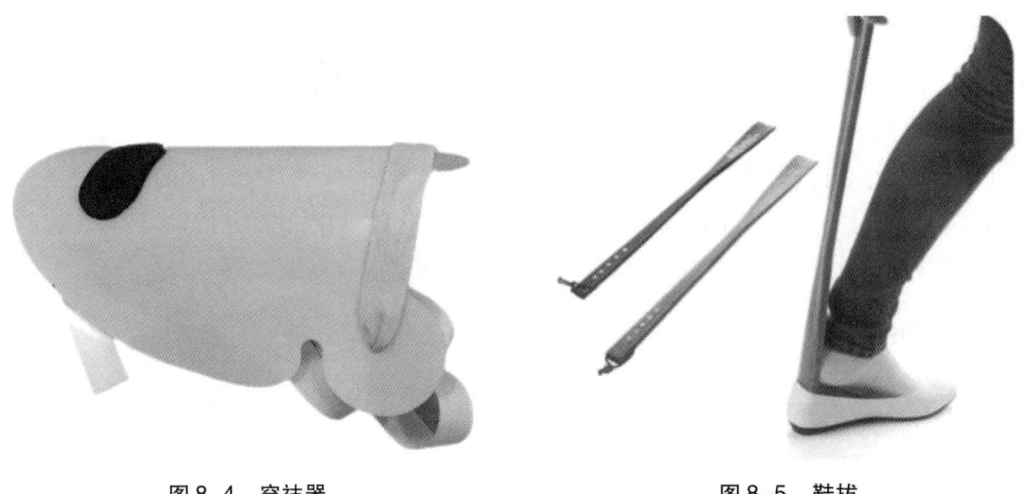

图8-4　穿袜器　　　　　　　　图8-5　鞋拔

5. 魔术贴　用于替代拉链、鞋带等。适用于手部精细功能不佳或上肢协调功能障碍者（图8-6）。

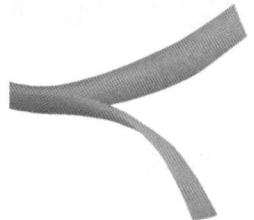

图8-6　魔术贴

二、进食辅助器具

1. 筷子、叉、勺子类餐具

（1）弹簧筷子　可将筷子改装成弹簧筷子，以便于筷子自动展开，适用于能完成抓握而不能主动伸指或伸指能力弱者（图8-7）。

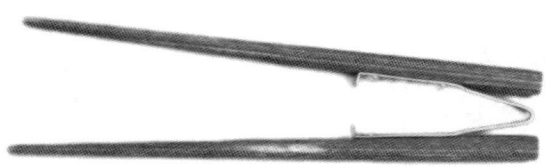

图8-7　弹簧筷子

（2）改装刀叉、勺子　根据患者的功能状态，可以将勺子、刀叉类餐具改装为加粗手柄或是带有"C"形夹的，适用于手抓握功能不佳或手指关节活动受限者；将餐具的握柄加长，适用于上肢肩、肘关节活动受限者；将餐具改装成弯柄，适用于前臂或腕关节活动受限者。在使用改装餐具时，可配合万能袖带或矫形器使用，以达到活动的最佳完成情况（图8-8）。

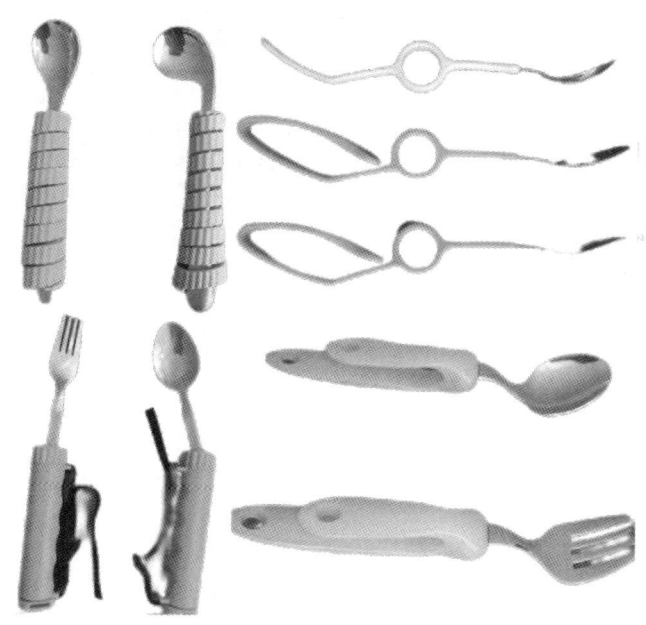

图8-8　改装刀叉、勺子

2. 杯、碗和盘子类餐具

（1）带吸管夹及吸管的杯子　适用于上肢协调能力不佳、颈部活动障碍者（图8-9）。

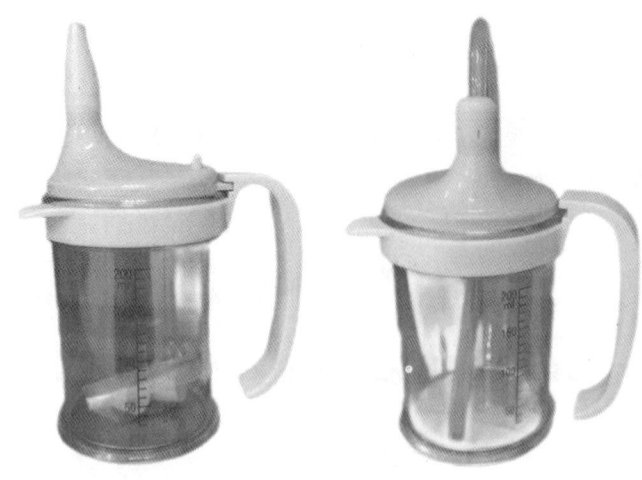

图 8-9　带吸管的杯子

（2）带握把的杯、碗　①"C"形握把杯、碗：适用于手握力不足或手指关节活动受限者。②双握把的杯、碗：适用于单手的稳定性和协调性较差者、单手握力不足和颈部活动障碍者（图8-10）。

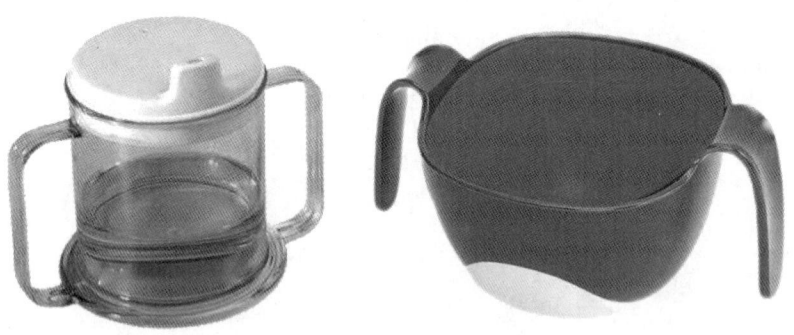

图 8-10　带握把的杯、碗

（3）防洒碗、盘　防止从碗、盘中舀取食物时食物倾洒，适用于单手稳定性、协调性不佳者。防洒碗、盘的底部均有吸盘，可吸附于餐桌，也可配合餐桌防滑垫使用，以起到稳定的作用，便于患者单手进食（图8-11）。

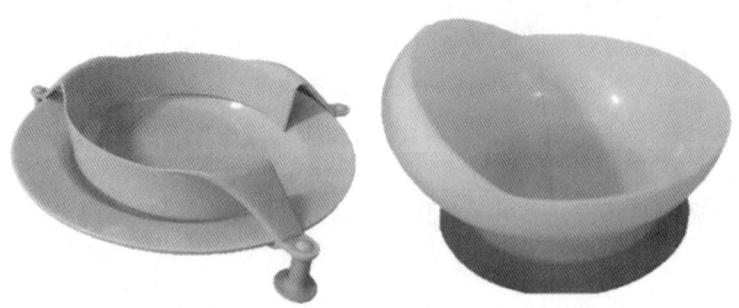

图 8-11　防洒碗、盘

(4) 自动喂食器　适用于手功能严重障碍而无法用手或上肢进食者(图8-12)。

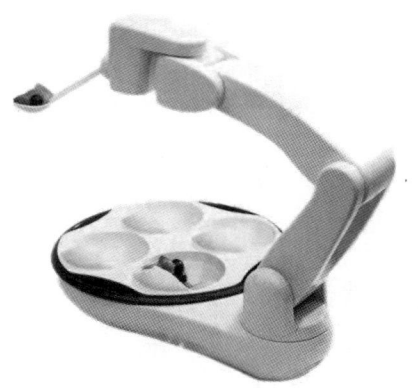

图8-12　自动喂食器

三、如厕辅助器具

1. 坐便器　适用于体力低下、下肢无力或关节活动受限者以及平衡功能不佳者。可根据患者的具体情况选择轮椅式坐便器或坐便椅,作为轮椅、便池椅两用(图8-13)。

2. 加高坐便器　适用于下肢关节活动受限者。加高坐便器的目的是为了便于患者在如厕时坐下与站起,以及轮椅之间的转移(图8-14)。

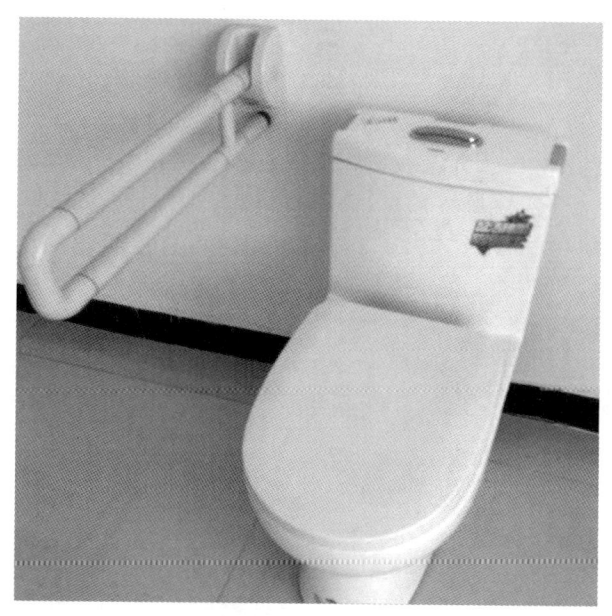

图8-13　坐便器

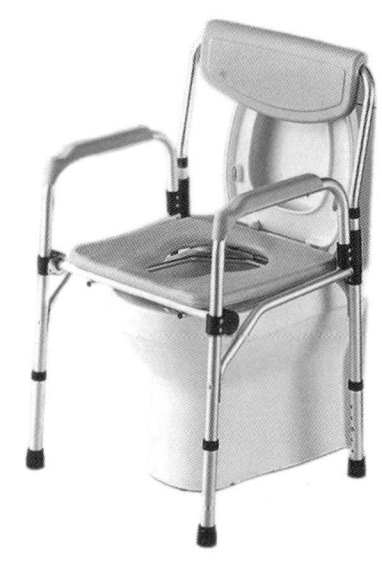

图8-14　加高坐便器

3. 扶手　适用于平衡功能不佳者或步行障碍者(图8-15)。

4. 助起式坐便器　帮助患者站起和离开坐便器,适用于下肢乏力或年老体弱久坐后站立困难者(图8-16)。

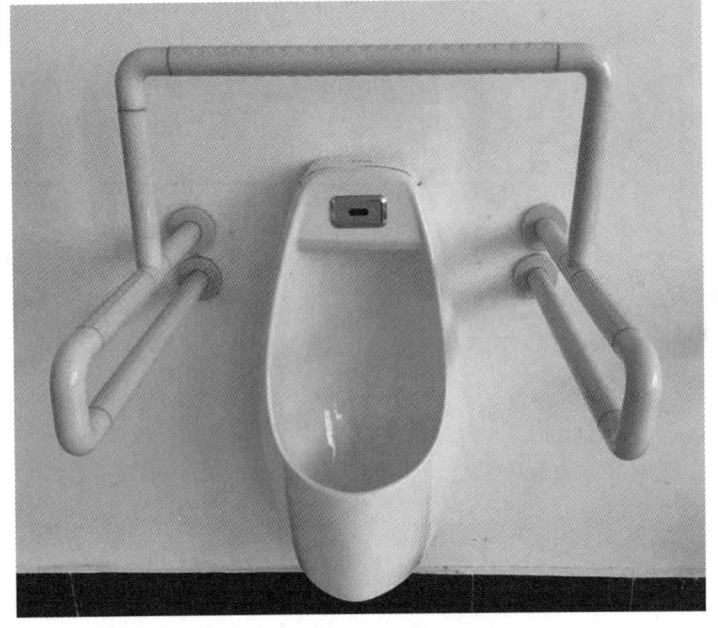

图8-15 扶手

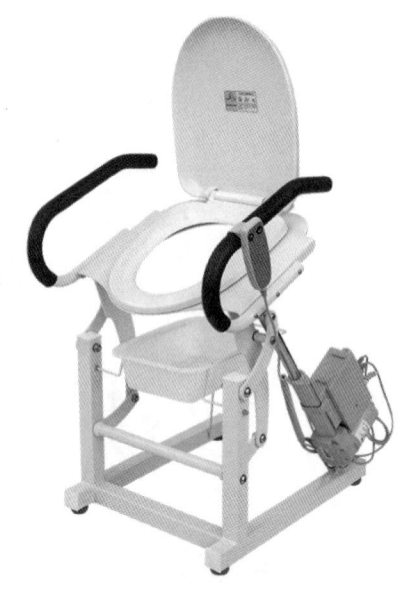

图8-16 助起式坐便器

5. 便后清洁辅助器具

(1) 厕纸夹 适用于上肢关节活动度受限者或手部精细功能不佳者(图8-17)。

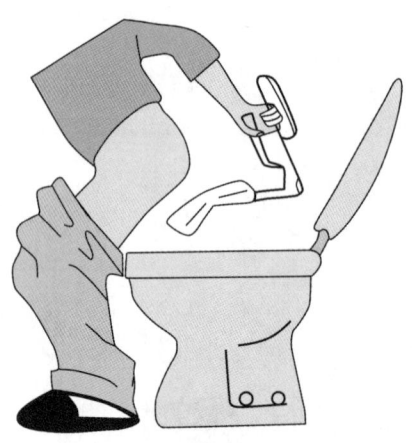

图8-17 厕纸夹

(2) 智能马桶 适用于便后清洁困难者。

四、洗浴辅助器具

1. 洗澡椅 适用于体力低下、下肢无力站立困难或关节受限者以及平衡功能不佳者(图8-18)。

2. 长柄刷 适用于单手使用者或双手协调障碍者以及体力低下者(图8-19)。

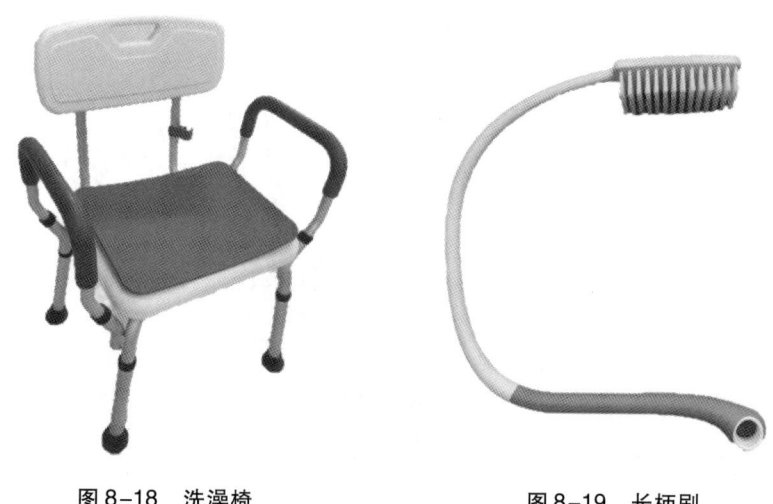

图 8-18　洗澡椅　　　　　　图 8-19　长柄刷

3. 双环毛巾/洗澡巾　适用于上肢关节活动度受限或手部灵活性不佳者（图 8-20）。
4. 洗澡手套　适用于手功能障碍，不能抓握毛巾或打沐浴液者（图 8-21）。

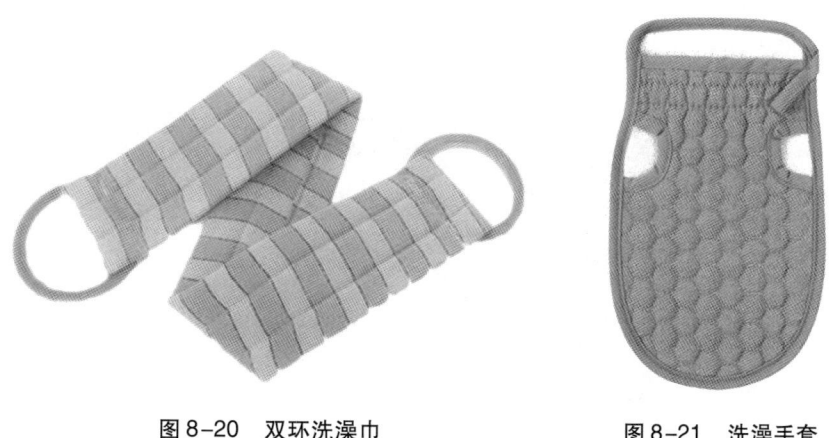

图 8-20　双环洗澡巾　　　　　图 8-21　洗澡手套

5. 防滑垫和扶手　适用于平衡功能不佳者（图 8-22）。

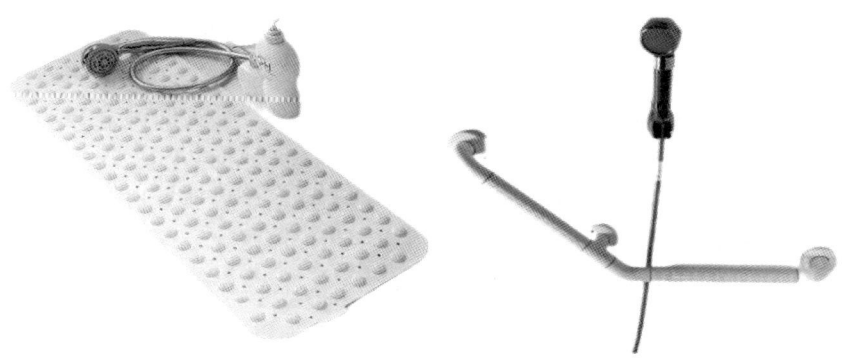

图 8-22　防滑垫和扶手

6. 浴缸转移辅助器具　适用于转移能力不佳或坐位平衡能力不佳者(图8-23)。

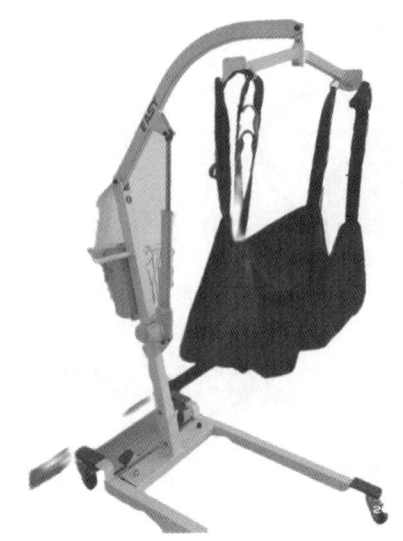

图8-23　浴缸转移辅助器具

7. 洗浴床　适用于重症患者损伤早期,不能完成辅助床上坐起及转移者(图8-24)。

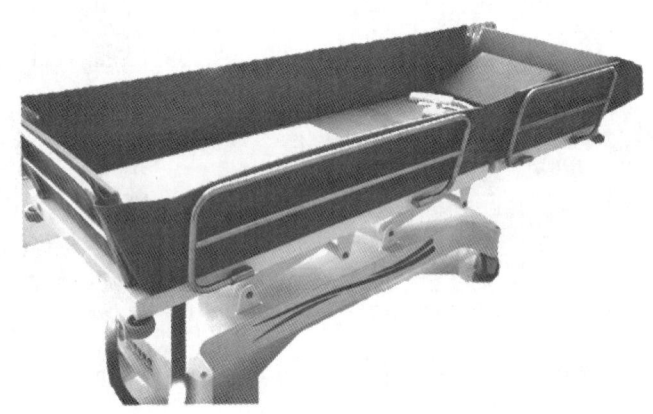

图8-24　洗浴床

五、修饰辅助器具

1. 改装梳子　可将梳子手柄加长、加粗或改装成弯形、带"C"形夹的梳子。适用于上肢功能障碍者或手的抓握功能不佳者(图8-25)。
2. 改装牙刷　可将牙刷改装成手柄加粗或环状手柄。适用于手抓握功能不佳者。针对上肢耐力不足、协调功能障碍者,可以选用电动牙刷代替(图8-26)。
3. 剪指甲辅助器具　适用于手精细功能不佳者(图8-27)。

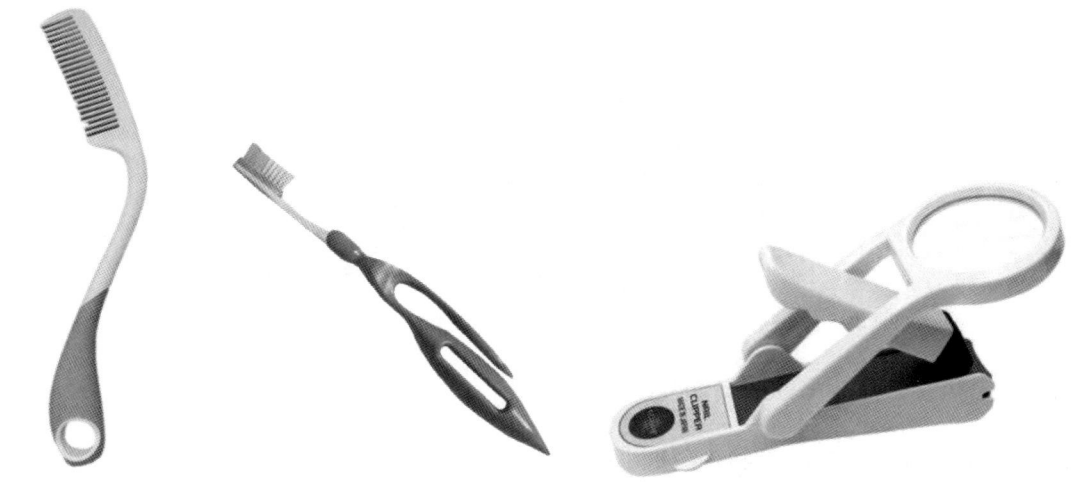

图 8-25　改装梳子　　　图 8-26　改装牙刷　　　图 8-27　剪指甲辅助器具

4. 改装剃须刀　剃须刀可以配合万能袖带或"C"形夹使用,适用于手功能障碍者(图 8-28)。

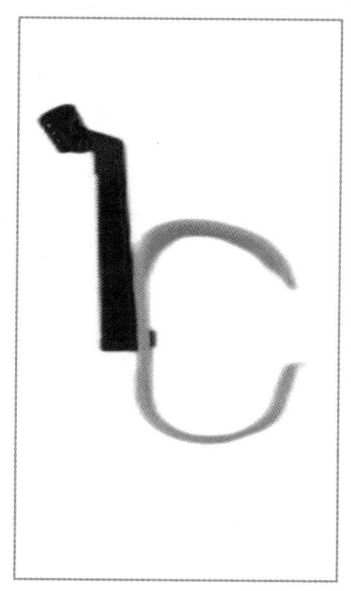

图 8-28　改装剃须刀

六、厨用辅助器具

1. 特制砧板　适用于单手操作者,起到固定食物的作用(图 8-29)。
2. 特制刀具　可将刀具改装成加粗手柄或是摇切刀、弯形刀,适用于手功能及上肢功能不佳者(图 8-30)。

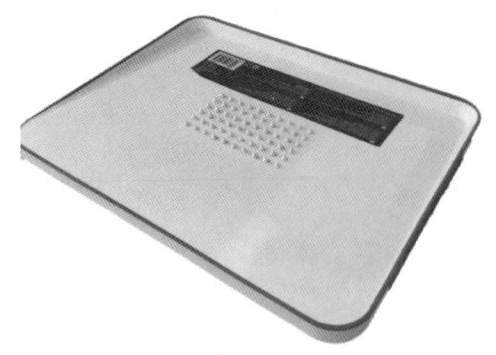
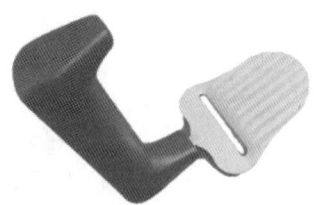

图 8-29　特制砧板　　　　　　　图 8-30　特制刀具

3. 开瓶器　适用于上肢功能不佳、手握力不足者(图 8-31)。

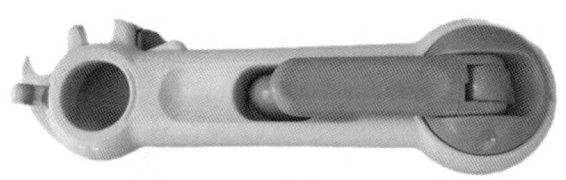

图 8-31　开瓶器

七、文娱类辅助器具

1. 书夹　适用于上肢功能受限或需要良好阅读视线的颈椎病患者(图 8-32)。
2. 翻书棒　适用于手部精细功能不佳或上肢功能障碍者(图 8-33)。

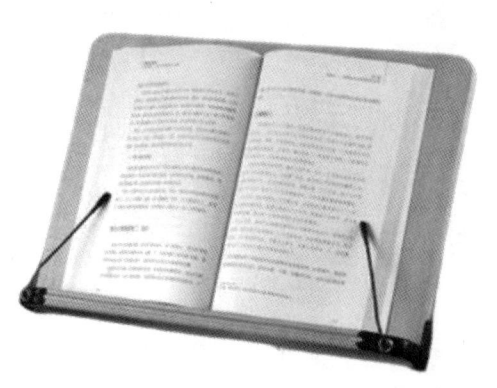
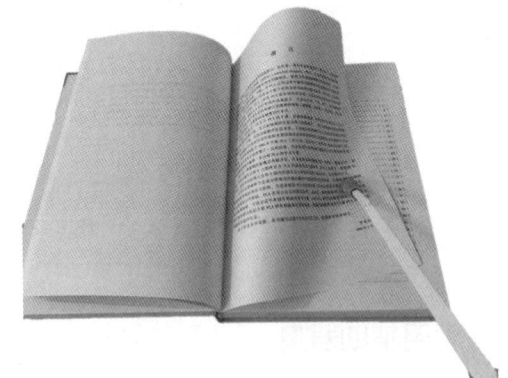

图 8-32　书夹　　　　　　　　图 8-33　翻书棒

3. 改装笔　可在笔上加装握笔套、握笔夹或加粗笔杆。适用于手抓握功能不佳者(图 8-34)。

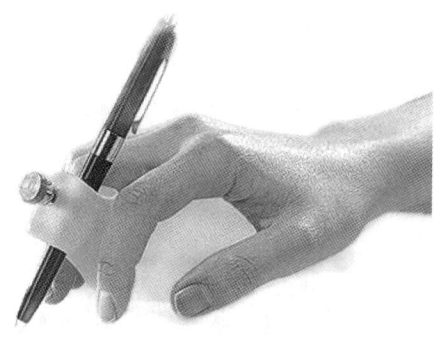

图 8-34　改装笔

4.园艺用具　如双手柄钉耙、单手操作钉耙等,适用于上肢功能障碍或手抓握功能不佳者。

八、交流辅助器具

1.沟通板　适用于严重认知障碍者或言语障碍者(图 8-35)。

2.打电话辅助器具　如带"C"形夹的电话听筒拿取器、大数字键的电话,适用于手的抓握功能不佳或手精细功能不佳者(图 8-36)。

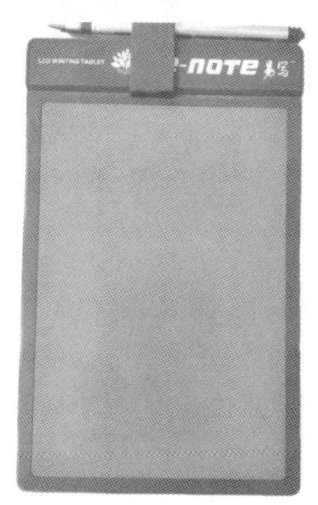

图 8-35　沟通板

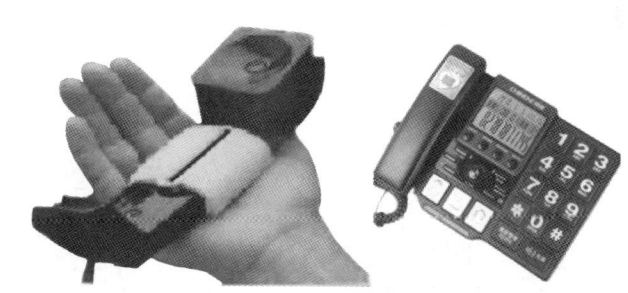

图 8-36　打电话辅助器具

3.电脑输入辅助器具

(1)敲键棒　适用于手指灵活欠佳者。上肢功能严重障碍者可用头棍或口棍(图 8-37)。

(2)特制键盘　如简化键盘,适用于智力低下或认知功能不佳者;单手键盘适用于单手操作者;语音输入式键盘适用于视力功能障碍者(图 8-38)。

(3)特制鼠标　如摇杆鼠标(图 8-39),适用于掌指功能不佳导致的手部精细动作缺损,能以手或脚操作摇杆及按键者;轨迹球鼠标(图 8-40),适用于手部精细功能障碍者。

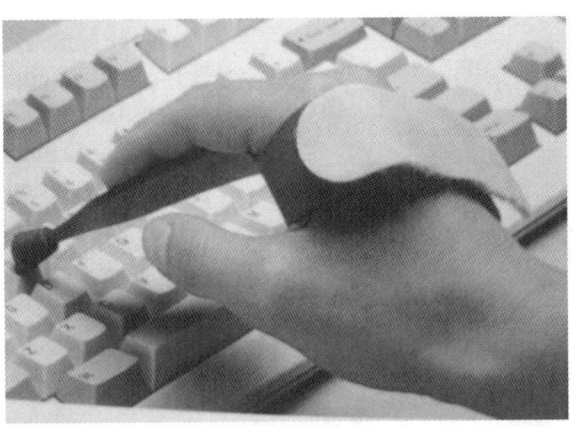

图 8-37 敲键棒

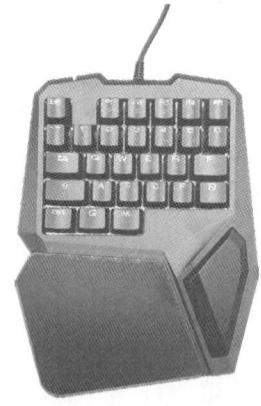 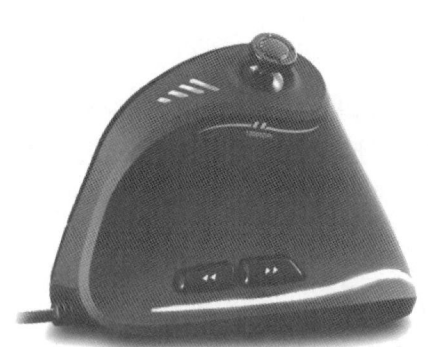 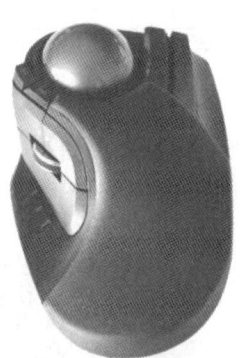

图 8-38 简化键盘　　　　图 8-39 摇杆鼠标　　　　图 8-40 轨迹球鼠标

九、转移辅助器具

1. 转移板　适用于存在部分上肢功能而支撑力不足的患者进行转移（图8-41）。

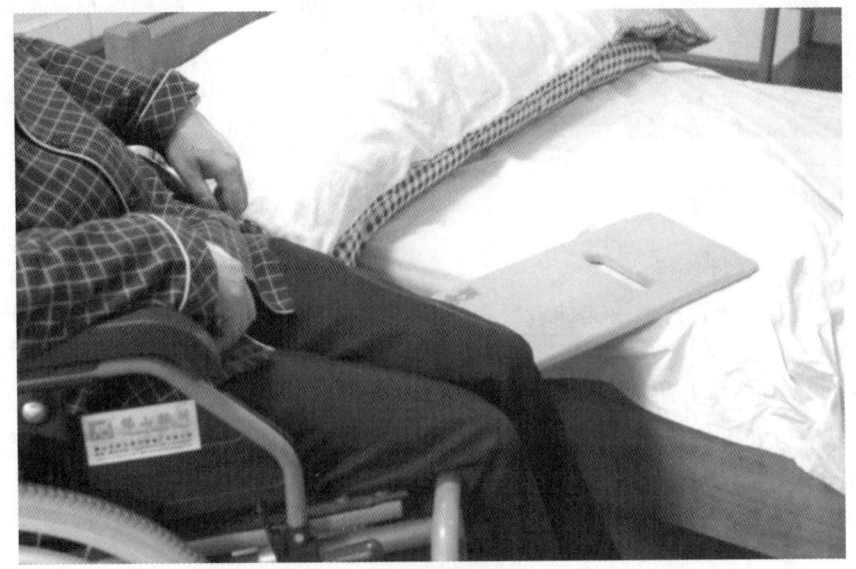

图 8-41 转移板

2. 绳梯　适用于行动不便或躯干力量差者。

3. 转移车　适用于转移困难者的搬运。

十、常用生活物品辅助器具

1. 拾物器　适用于躯干活动障碍或转移障碍者(图8-42)。

2. 特制钥匙柄　适用于手抓握功能不佳或手精细功能不佳者(图8-43)。

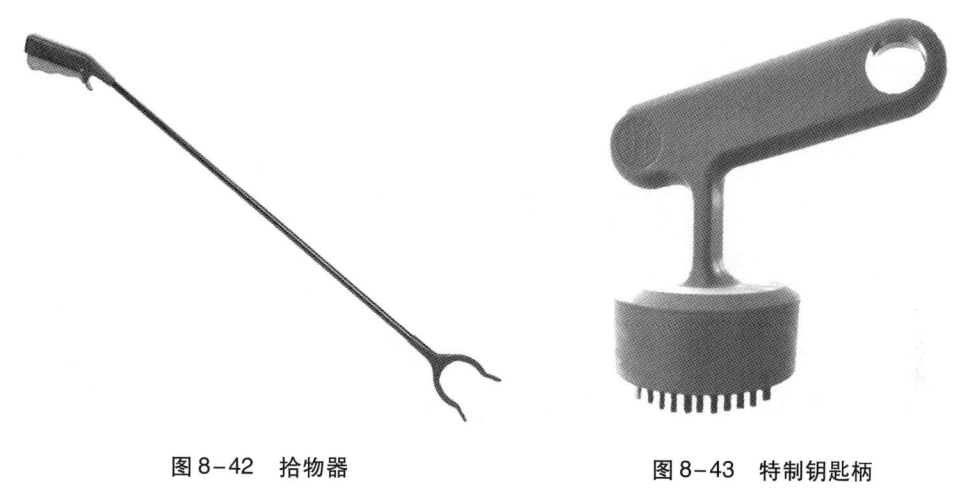

图8-42　拾物器　　　　　　图8-43　特制钥匙柄

3. 特制门把手　适用于上肢功能障碍者或手抓握功能不佳者(图8-44)。

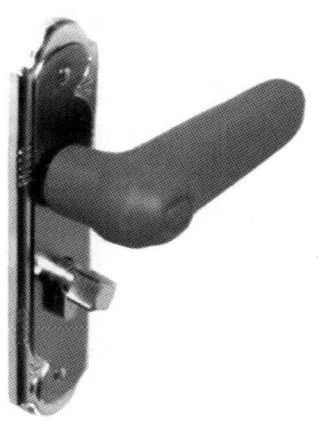

图8-44　特制门把手

4. 特制剪刀　如开口剪、加粗手柄或加长手柄的剪刀,适用于手功能障碍者(图8-45)。

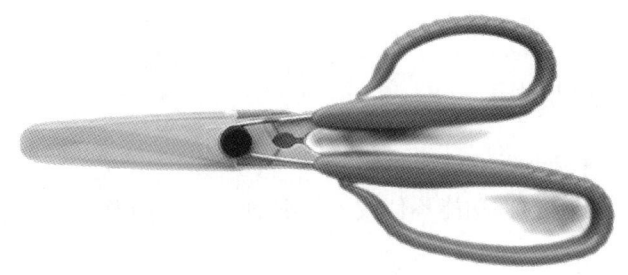

图 8-45　特制剪刀

第四节　助行器

助行器,也可称为步行器、步行辅助器具等。是辅助人体支撑体重、保持平衡和辅助人体站立及行走的器具。助行器的主要作用为保持身体平衡、减轻下肢负荷、支持体重、缓解疼痛、改善步态、扩大行走时的支撑面,增加步行时的稳定性,辅助行走。有时也可用于代偿肢体畸形或用作探路器。

一、分类与特点

根据结构和功能,可将助行器分为两类:杖类助行器和助行架。

(一)杖类助行器

杖类助行器是用于辅助人体站立及行走的杖类器具的统称,常单个或成对使用。常用的杖类助行器包括手杖、肘杖、前臂支撑杖、腋杖等。其特点为轻便、小巧,但支撑面积小,稳定性差。

1.手杖　为单侧手扶持以助行走的助行器具。根据手杖的着地点数可分为单足手杖(图 8-46)、三足手杖(图 8-47)、四足手杖(图 8-48)等。不同的手杖有不同的使用特点,详见表 8-4。

表 8-4　手杖的分类与特点

手杖分类	与地面的接触点	稳定性	特点
单足手杖	一个	支撑面小,稳定性差	轻巧,适合上下楼梯。适用于握力好,上肢支撑力强的患者
三足手杖	三个	三足呈"品"字形,在任何平面都具有稳定性,能提供比单足手杖较好的支撑与稳定性	适用于平衡能力欠佳而用单足手杖不安全和行走于不平路面的患者
四足手杖	四个	可提供较好的稳定性,但占地面积大,当行走于不平整的路面时,易出现摇晃不稳的现象	适用于患者训练初期,可以提供较好的稳定性,不适用于上下楼梯或路面不平的环境。建议最好在室内使用

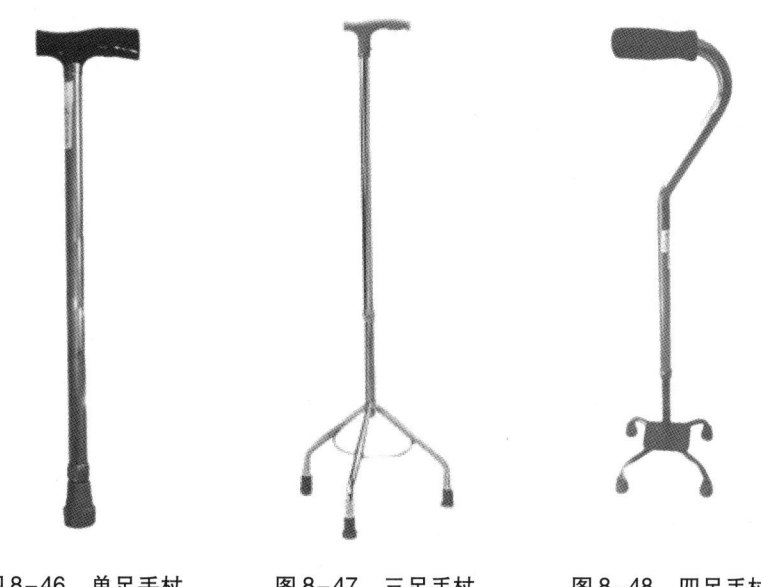

| 图 8-46 单足手杖 | 图 8-47 三足手杖 | 图 8-48 四足手杖 |

2. 肘杖　是带有一个手柄、一个立柱和一个向后倾斜的前臂支架的助行器。可以单独使用,也可以成对使用(图 8-49)。

3. 前臂支撑杖　是一种带有一个特殊设计的手柄和前臂支撑支架的助行器。使用时患者将手从托槽上方穿过,握住手柄,前臂水平支撑在托槽上,承重点为前臂(图 8-50)。

4. 腋杖　是一种常用的助行器。对维持平衡、辅助站立及步行具有较好的作用。按照是否可调节长度分为固定式与可调节式(图 8-51)。

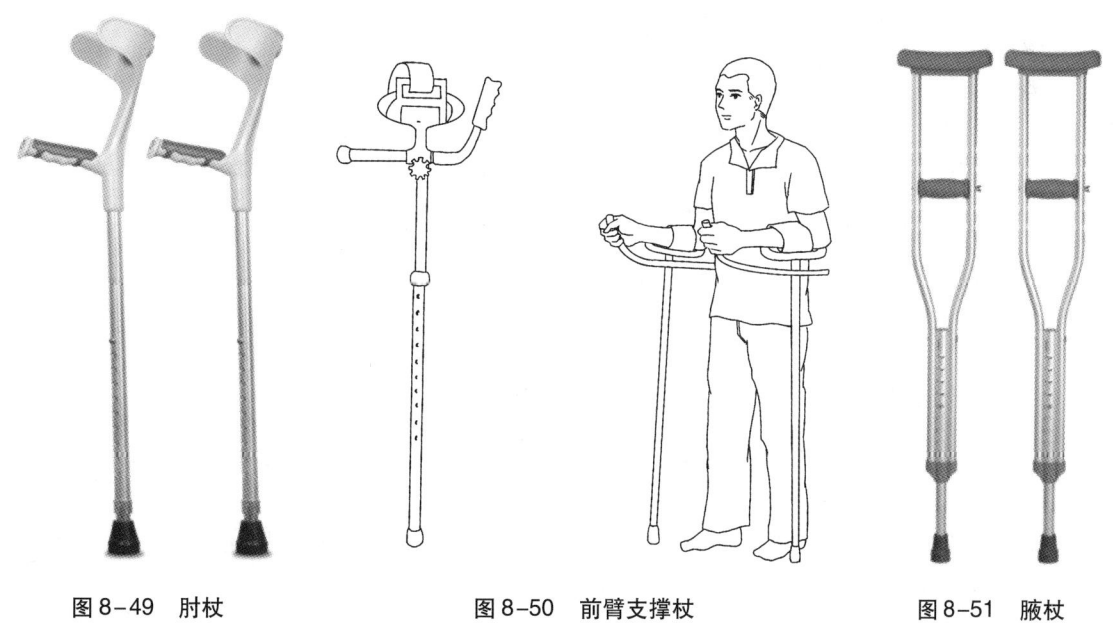

| 图 8-49 肘杖 | 图 8-50 前臂支撑杖 | 图 8-51 腋杖 |

肘杖、前臂支撑杖、腋杖三者的特点详见表 8-5。

表 8-5 肘杖、前臂支撑杖、腋杖三者的特点

手杖分类	特点	适用对象
肘杖	保护腕关节、支持和加强腕部力量,为下肢提供较大支撑,相对轻便	适用于双侧下肢严重无力或不协调、单侧下肢无力且该侧肢体不能负重的患者
前臂支撑杖	在持杖时,手部可以活动。但穿脱困难,可以减少由于腕部力量不足造成的影响	适用于下肢单侧或双侧无力而手腕无法承重者,如类风湿关节炎、上下肢均损伤者
腋杖	稳定性好,适合上下楼梯使用,但易压迫腋神经,造成腋下血管、神经损伤	适用于任何原因导致的步行不稳定、下肢无力和下肢不能承重,且手杖、多足手杖或前臂支撑杖无法提供足够稳定者

(二)助行架

用于辅助人体行走的框架类器具统称为助行架。包括固定式助行架、折叠式助行架、阶梯式助行架、交互式助行架、轮式助行架及助行台。

1. 固定式助行架 采用框架结构,具有很高的稳定性能,需要抬起助行架前行。适用于上肢功能较好,下肢平衡能力较差的步行困难者(图 8-52)。

2. 折叠式助行架 在使用和功能方面基本与固定式助行架相同,由于可以折叠,所以有携带方便不占空间的优点(图 8-53)。

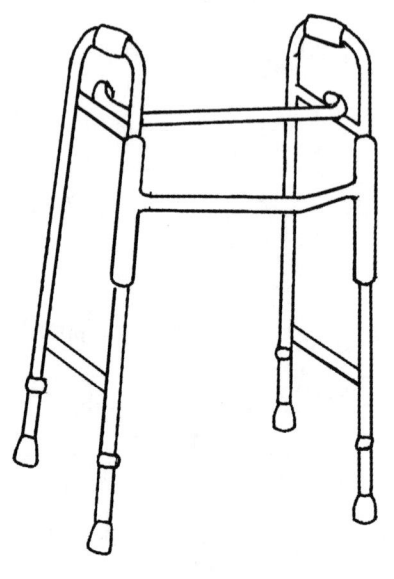
图 8-52 固定式助行架

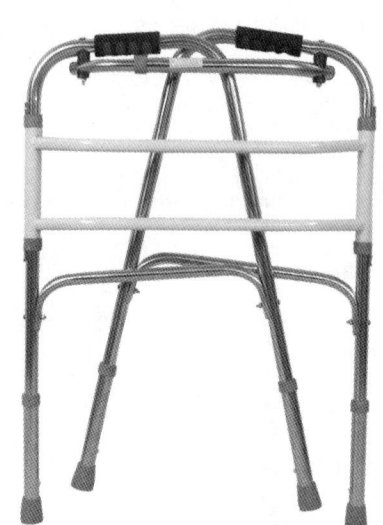
图 8-53 折叠式助行架

3. 阶梯式助行架 扶手为阶梯式的框架结构,除具有普通框式助行架的功能外,还可以辅助下肢肌力低下的患者利用阶梯扶手从坐位到站位(图 8-54)。

4. 交互式助行架 采用框架结构,助行器两边装有铰链,无脚轮,可调节高度。使用时先向前移动一侧,然后再向前移动另一侧,如此来回交替移动前进。适用于立位平衡差、下肢肌力差的患者或老年人(图 8-55)。

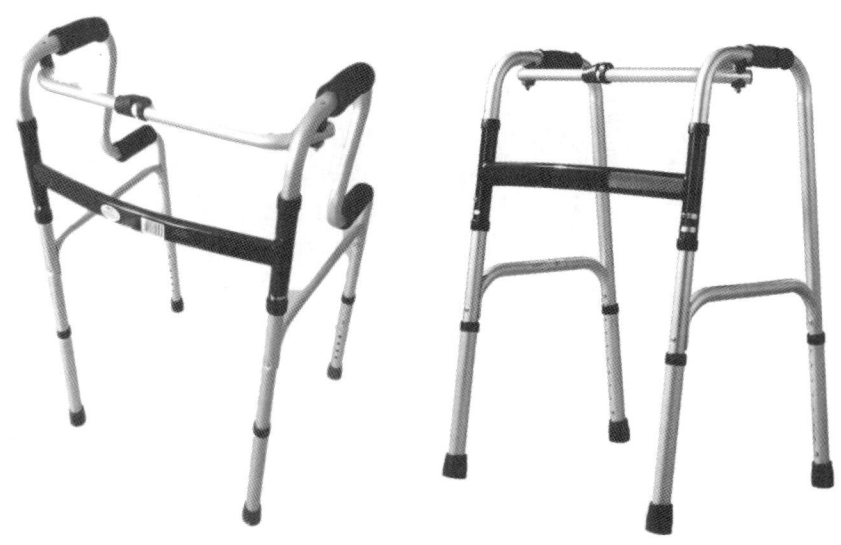

图 8-54　阶梯式助行架　　　　图 8-55　交互式助行架

5. 轮式助行架　轮式助行架是指带有轮子的双臂操作助行器,又称滚动助行架。根据轮子的数量,可以分为两轮、三轮和四轮助行架。适用于下肢肌力低下、慢性关节炎、脑血管疾病引起的步行障碍者,也可以用于长期卧床者的步行训练(图 8-56)。

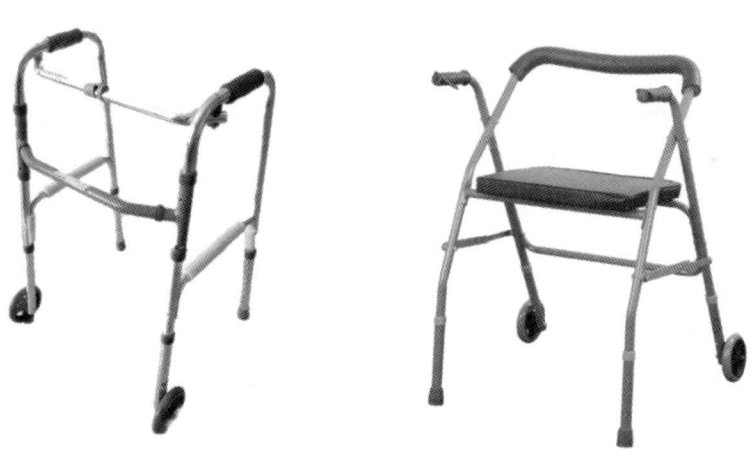

图 8-56　轮式助行架

6. 助行台　助行台是一种带有前臂托或台、轮子的助行支架,又称为前臂托助行架或四轮式助行架。适用于上、下肢均受累合并腕与手承重不能的患者、前臂明显畸形的患者、下肢功能障碍需要使用助行架或前臂支撑拐但又合并上肢功能障碍或不协调的患者(图 8-57)。

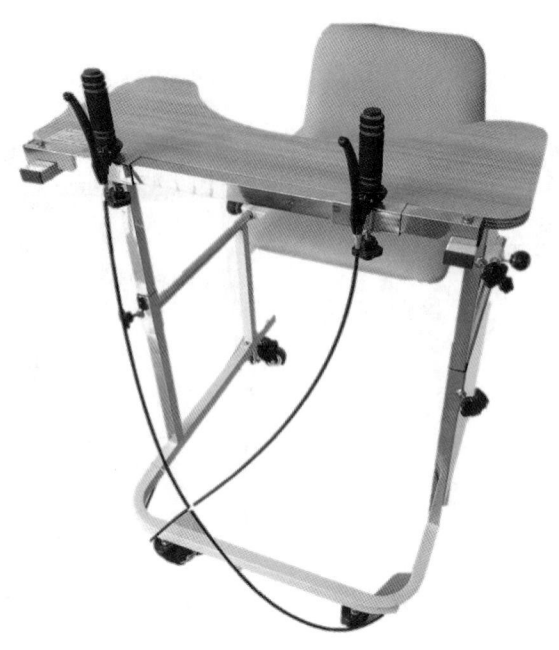

图 8-57　助行台

二、适应证

适用于偏瘫、下肢肌力减退（如脊髓灰质炎后遗症或下肢神经损伤）、平衡障碍（如颅脑外伤或多发性硬化）、下肢骨与关节病变（如骨性关节炎、下肢骨折、骨质疏松或半月板切除）、双髋用石膏固定或用其他方法制动者，单侧下肢截肢或佩戴假肢、老年人、偏盲或全盲等伤残者。

三、测量与适配

由于助行器的种类多样、尺寸不一，为保障患者在使用助行架时的安全，最大限度地发挥助行器的作用，为患者选配合适的助行器非常重要。

（一）手杖的测量与适配

1. 可直立患者　患者穿普通高度的鞋站立，体重均匀分布于双下肢，目视前方、前臂放松，确认患者站立无倾斜。测量患者大转子至地面的距离即为手杖的长度。手杖着地点为第五趾骨外侧 15 cm 处，握持手杖侧肘关节应屈曲 25°～30°。测量完成后，需嘱患者试用舒适，并能实现手杖辅助下步行目标。

2. 直立困难者　可在仰卧位测量。患者仰卧，双手自然置于身体两侧。测量患者一侧尺骨茎突至该侧足跟的长度，再加上鞋跟的高度（一般认为，鞋跟的高度为 2.5 cm）。

测量时需注意手杖的适用对象为平衡能力相对较好及具有一定握力的患者使用。在为患者适配手杖前，应先评定患者的平衡功能及手功能。手杖长度应为患者直立，手杖着地点位于患者持杖侧第五趾骨外侧 15 cm 处，肘关节屈曲 25°～30° 为宜。若手杖过长，则会增加承重肘关节与上臂三角肌的负担，还会导致肩关节上抬，造成脊柱侧弯。若手杖过短，则肘关节、腕关节都处于伸直状态，不但会加重腰部肌肉的负担，还会增加上下楼梯的困难。

(二)肘杖的测量与适配

肘杖与手杖的测量与适配方法基本相同。手柄至前臂托的长度为腕背伸,手掌面至尺骨鹰嘴的距离。

(三)前臂支撑杖的测量与适配

1. 可直立患者 患者穿普通高度的鞋站立,体重平均分布于双下肢。前臂支撑杖的长度为尺骨鹰嘴至地面的距离。

2. 直立困难者 患者仰卧位,上肢自然置于身体两侧。测量尺骨鹰嘴至足跟的长度,再加上2.5 cm(鞋跟的高度)。

(四)腋杖的测量与适配

腋杖有多种测量与适配的方法,包括:①站立时身高乘以77%。②身长减去41 cm。③站立时,从腋下5 cm处量至第五趾骨外侧15 cm处,大转子的高度为把手的高度,即肘关节屈曲25°~30°,腕关节背伸时掌面为手柄位置。

测量时需注意患者应穿普通高度的鞋站立,如患者使用助行器时需佩戴下肢矫形器,则可在适配时穿戴矫形器后再进行测量适配,以获得最佳的测量与适配结果。腋杖的腋垫顶部与腋窝之间应有5 cm或三横指的距离,过高有压迫臂丛神经的风险;过低则不能抵住侧胸壁,肩部难以保持稳定,还会导致走路姿势不良的后果。

(五)助行架的测量与适配

测量与适配方法同手杖的测量与适配。

四、使用方法

(一)手杖的使用

使用手杖时,应采用健侧手持杖,患者的腕和手必须具备一定的支撑能力。行走时应目视前方而不是看着地面。训练时常用的使用方法包括三点步、两点步、上/下台阶训练、上/下楼梯训练。

1. 三点步行 行走顺序为:手杖(健手)→患侧足→健侧足。三点步行的稳定性较好,根据训练时健侧足的迈步大小,三点步又可分为前型、并列型与后型3种(图8-58)。

(1)前型 健侧足迈出的步幅较大,健侧足落地后足尖超过患侧足尖。此种步行稳定性最差。

(2)并列型 健侧足落地后足尖与患侧足尖在一条横线上。

(3)后型 健侧足迈出的步幅较小,健侧足落地后足尖在患侧足尖之后。特点为步行稳定性好,恢复早期患者常用此种步行方式。

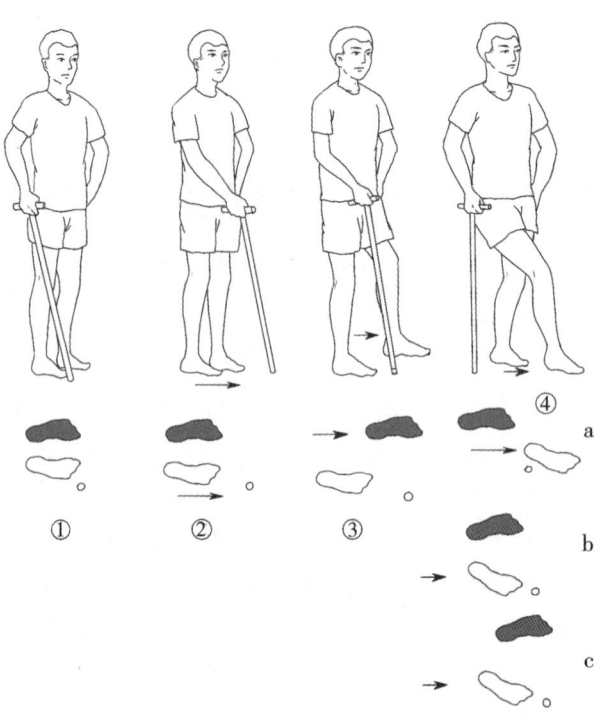

图 8-58 手杖三点步（a. 前型；b. 并列型；c. 后型）

2. 两点步行　行走顺序为：手杖（健手）与患侧足同时伸出→健侧足。两点步行的特点为步行速度快、有较好的使用价值。偏瘫程度轻、平衡功能好的患者以及恢复后期的患者均可应用此种步行方法（图 8-59）。

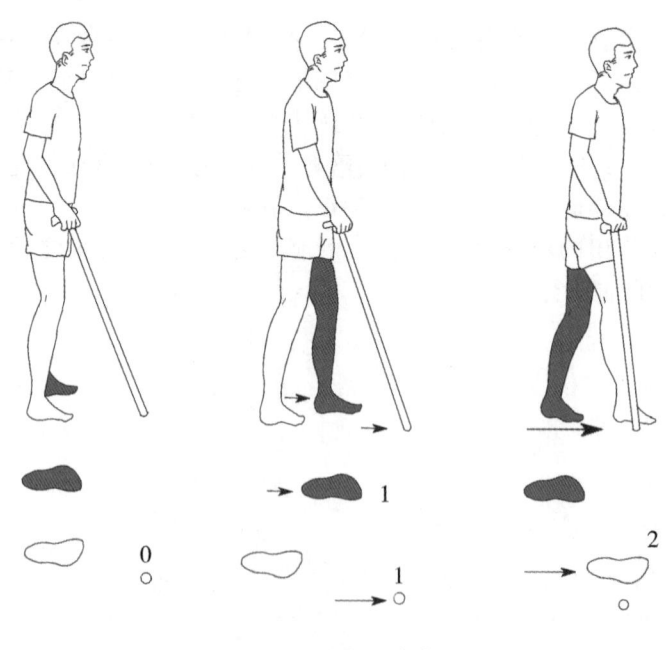

图 8-59 手杖两点步

3. 上/下台阶 上/下台阶时,遵循健腿先上,患腿先下的原则。
(1)上台阶的顺序 手杖(健手)→健侧足→患侧足。
(2)下台阶的顺序 手杖(健手)→患侧足→健侧足。
4. 上/下楼梯 尽量使用带有安全扶手的楼梯。一只手握扶手,另一只手握持手杖。在训练初期,健侧手扶楼梯扶手,手杖放在患侧腿外侧。
(1)上楼梯的顺序 健侧手→健侧腿→手杖(患侧手)→患侧腿。
(2)下楼梯的顺序 健侧手→手杖(患侧手)→患侧腿→健侧腿。

(二)肘杖与前臂支撑杖的使用

使用肘杖或前臂支撑杖时,患者需要练习穿、脱和使用。使用肘杖时,患者上肢应具有良好的功能,以便可以较好地支撑体重。

1. 恢复早期 使用肘杖或前臂支撑杖的步态模式(四点步),行走顺序为:一侧肘杖→对侧下肢→对侧肘杖→同侧下肢(图8-60)。

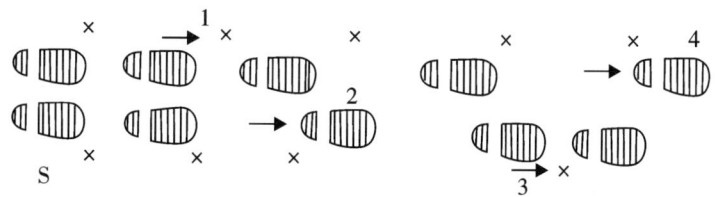

图8-60 肘杖或前臂支撑杖的步态模式(四点步)

2. 恢复后期 使用肘杖或前臂支撑杖的步态模式(两点步),行走顺序为:一侧肘杖与对侧下肢同时伸出→对侧肘杖与同侧下肢同时伸出(图8-61)。

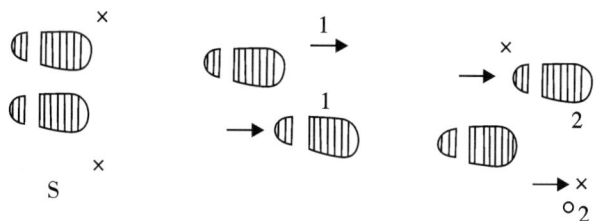

图8-61 肘杖或前臂支撑杖的步态模式(两点步)

(三)腋杖的使用

1. 摆至步 是初期训练步行的常用方法,主要利用背阔肌来完成。摆至步的特点为实用性强、步行稳定,速度相对较慢。适于在道路不平、人多拥挤的场合使用(图8-62)。

行走顺序为:两侧腋杖前伸→前摆身体,双足摆至腋杖着地点附近。

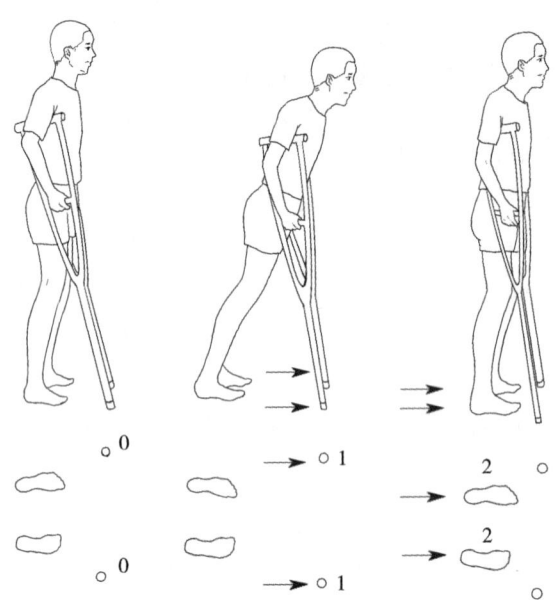

图 8-62 腋杖摆至步

2. 摆过步　多在摆至步成功后开始应用。摆过步的特点为步幅较大、行走速度快、姿势美观。适用于路面宽阔及行人少的环境(图 8-63)。

行走顺序为:两侧腋杖前伸→前摆身体,双足摆至腋杖着地点的前方。

开始训练时易出现屈膝、躯干前屈,容易跌倒。在训练时应注意保持正确的姿势,上臂加紧,控制身体的重心,避免身体向外倾倒,腰部应保持直立或略向前挺出。腋杖步行应反复练习,加强安全保护。

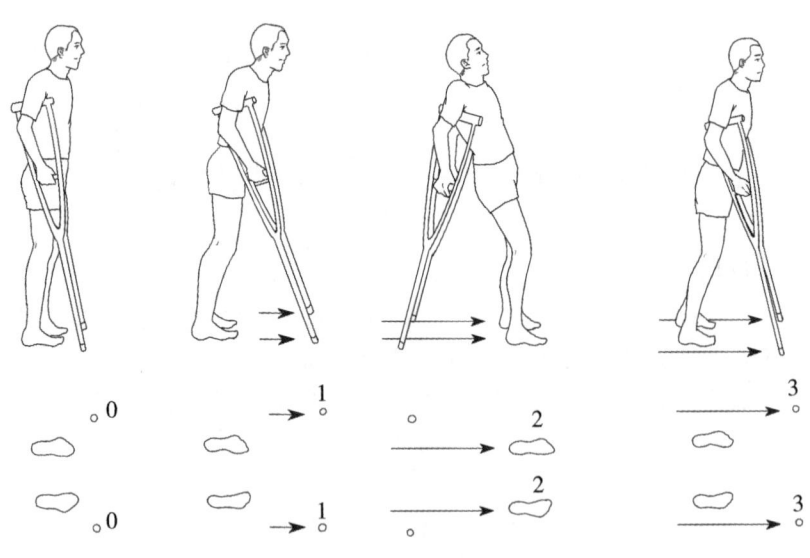

图 8-63 腋杖摆过步

3. 四点步　腋杖四点步的特点为步行稳定性好,速度较慢,步态接近正常步行。适用于恢复早期骨盆上提肌肌力较好的双下肢运动功能障碍的患者。

行走顺序为:左侧腋杖向前伸出→迈右侧足→右侧腋杖向前伸出→迈左侧足(图8-64)。

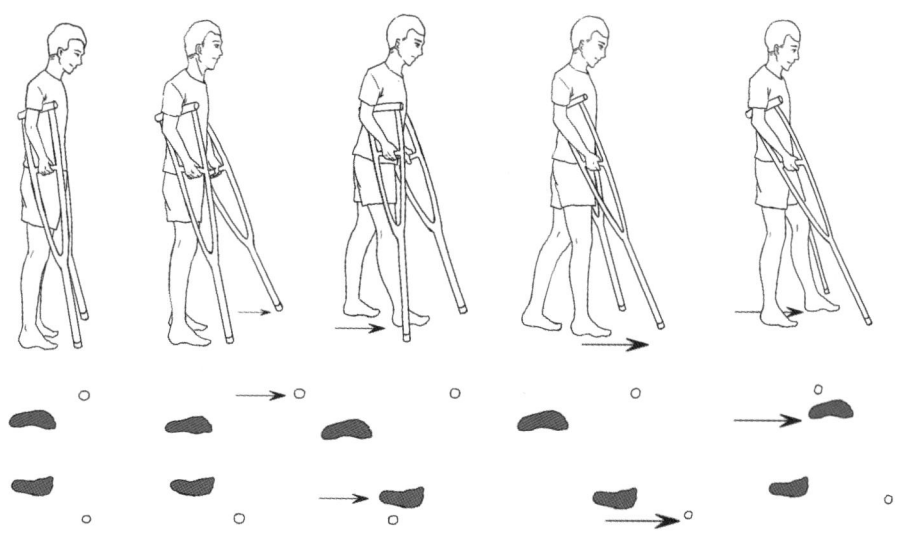

图8-64　腋杖四点步

4.三点步　腋杖三点步的特点为步行速度快,稳定性好。适用于一侧下肢患病且不能负重的患者。

行走顺序为:两侧腋杖前伸→迈出患侧足或不能负重的足→健侧足(图8-65)。

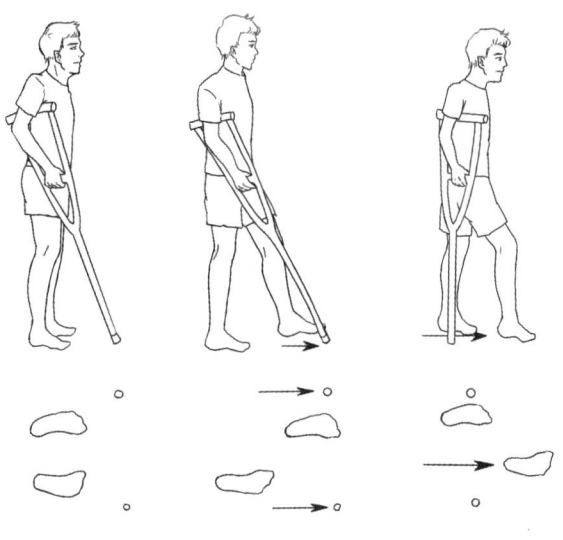

图8-65　腋杖三点步

5.两点步　腋杖两点步的步行速度相对较快,但稳定性不如四点步,常在掌握四点步行后开始训练。

行走顺序为:一侧腋杖与对侧足同时伸出→另一侧腋杖与同侧足同时伸出(图8-66)。

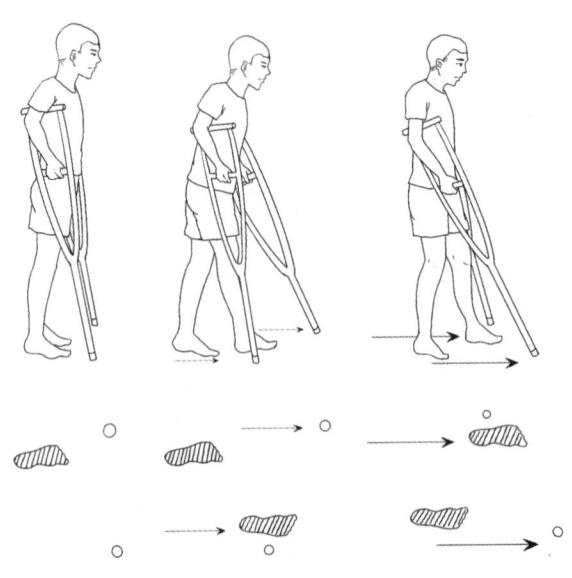

图 8-66 腋杖两点步

6. 部分负重步态 行走顺序为:将双侧腋杖与部分负重下肢同时向前伸出→健侧下肢(图 8-67)。

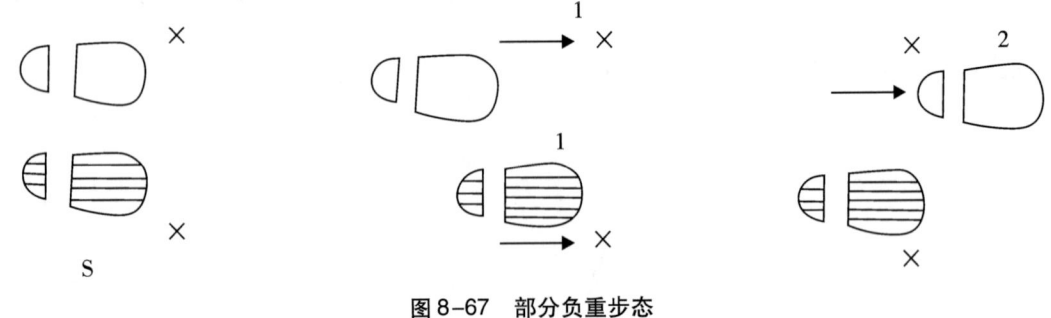

图 8-67 部分负重步态

7. 免负荷步态 行走顺序为:同时将两个腋杖向前伸出→负重下肢(图 8-68)。

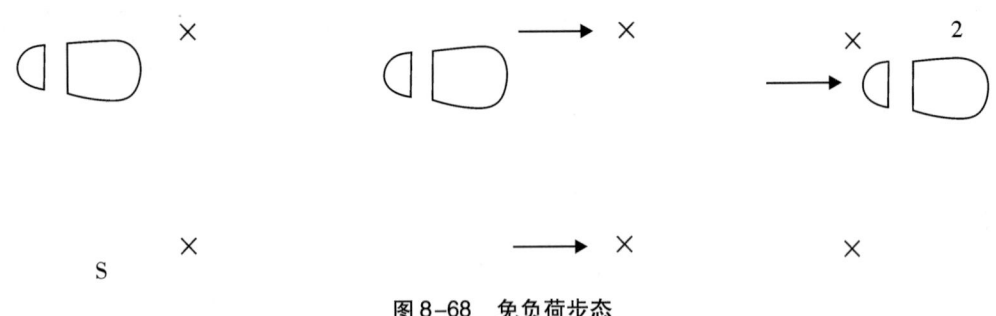

图 8-68 免负荷步态

(四)助行架的使用

1. 基本步态模式 行走顺序为:助行架向前移动→一侧足(力量较弱侧)→对侧足(图 8-69)。

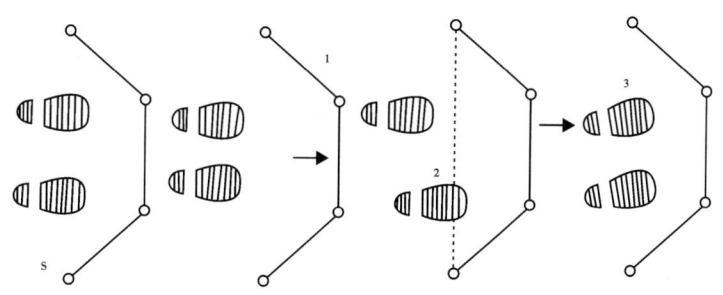

图 8-69 助行架基本步态模式

2.免负荷步态 行走顺序为:助行架向前移动→移动负重下肢。注意迈步下肢的落足点不能越过架子两后腿的连线(图 8-70)。

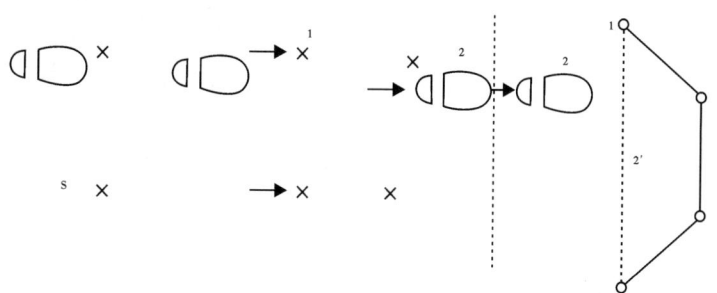

图 8-70 助行架免负荷步态

3.部分负重步态 行走顺序为:助行架与部分负重下肢同时向前移动→健侧下肢迈至助行架两后腿的连线处。

4.摆至步 行走顺序为:助行架的两侧同时向前移动→双足同时摆至助行架双足连线处。

5.恢复早期使用交互式助行架步态模式(四点步) 行走顺序为:前移一侧的助行架→迈对侧下肢→前移对侧的助行架→迈另一侧下肢。

6.恢复后期使用交互式助行架步态模式(两点步) 行走顺序为:同侧助行架与对侧的下肢同时向前移动→对侧的助行架与同侧的下肢同时向前移动。

7.借助助行台的步行训练 在进行助行台的行走训练时,将患者的前臂平放于助行台的支撑架上,利用助行台的前移带动身体移动。由于助行台的支撑面积大,相对笨重,故需要反复训练以达到熟练运用的程度。

第五节 轮 椅

一、轮椅的分类与结构

(一)轮椅的定义

轮椅是常用的辅助移动工具之一,通常是指带有行走轮子的座椅。轮椅不仅是肢体伤残患者的代步工具,更重要的是能够使患者借助于轮椅进行身体锻炼和参与社会活动等。这样可以帮助患者在生活中和工作中实现最大限度的自理活动,同时也有助于患者获得心理方面的平衡与康复。

(二)轮椅的分类

1. 按材料分类　轮椅按照材料来进行分类,一般可分为铝合金、合金钢和钛合金轮椅。

2. 按类型分类　可以分为标准轮椅和特殊轮椅两大类。标准轮椅又称为普通轮椅或一般轮椅,特点为轻便,一般适用于手部功能健全的患者,或短期行动不便者,不适合久坐。特殊轮椅是根据乘坐轮椅的患者残存的肢体功能及使用目的从标准轮椅中衍生出来的,常用的有站立式轮椅(图8-71)、躺式轮椅(图8-72)、单侧驱动轮椅、代步车(图8-73)、运动轮椅(图8-74)等。

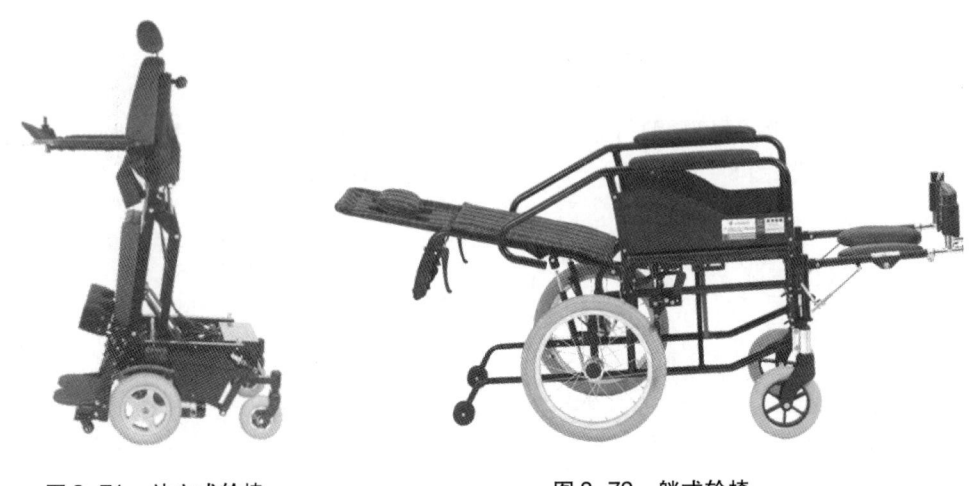

图8-71　站立式轮椅　　　　　图8-72　躺式轮椅

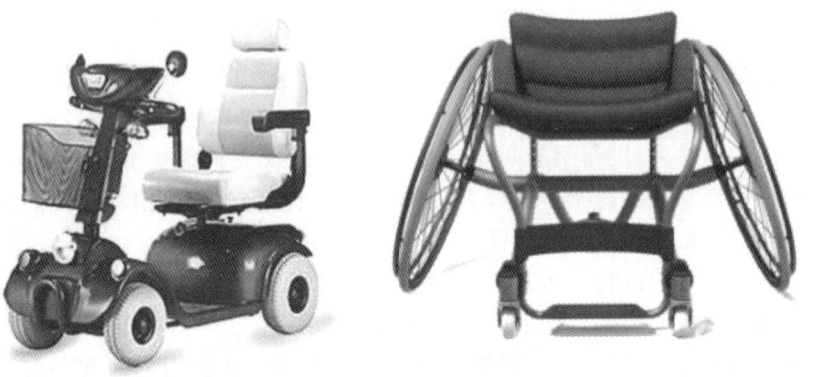

图8-73　代步车　　　　　图8-74　运动轮椅

3. 按驱动方式分类　可以分为手动轮椅和动力轮椅两大类。

(1)手动轮椅　手动轮椅又可分为自推式轮椅和助推式轮椅。①自推式轮椅(图8-75):是由使用者自己推行的,特点是有驱动功能的手推圈,后车轮较大。②助推式轮椅(图8-76):是由照顾者推行的,特点是有驱动功能的手推把、无驱动手推圈、后车轮直径较小。

手动轮椅按驱动方式的不同可分为:前轮驱动、后轮驱动、单侧驱动和摆杆驱动轮椅,其中后轮驱动轮椅使用普遍。常用的后轮驱动轮椅包括:普通型轮椅、功能型轮椅、高靠背轮椅和运动型轮椅等。

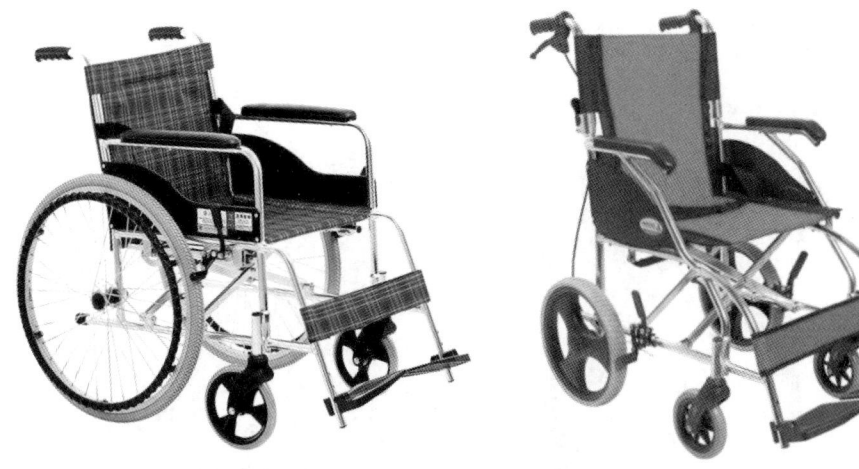

图 8-75　自推式轮椅　　　　　　图 8-76　助推式轮椅

（2）动力轮椅　包括以蓄电池为能源直流电机驱动的电动轮椅和以燃油发动机驱动的机动轮椅。使用者通过简单的控制装置自行操作。①电动轮椅（图 8-77）：是一种以蓄电池为能源、电脑万向操作杆控制驱动的轮椅车，使用者可通过控制装置自行驱动轮椅车行进，适用于高位截瘫、偏瘫及下肢功能障碍者使用。②机动轮椅：是以燃油为动力的机动轮椅车（残疾人摩托车）。其启动、制动及其他控制装置全部由驾驶员的上肢操纵，座位有靠背和能限制臀部左右移动的装置。机动轮椅安装有下肢防护装置和放置拐杖的位置，要求驾驶者上肢健全、视觉和精神状况良好。

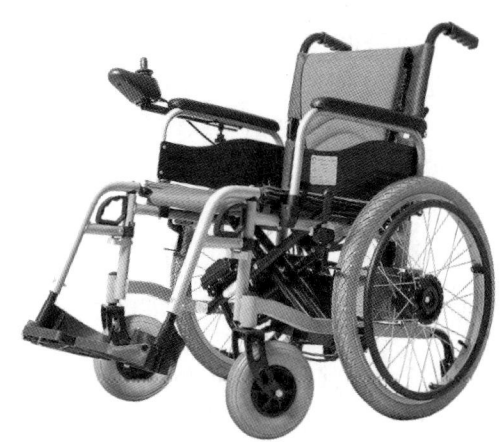

图 8-77　电动轮椅

（三）轮椅的结构

普通轮椅一般由轮椅架、车轮、刹车装置、座椅、靠背、扶手、脚托与腿托、附属结构等部分组成（图 8-78）。

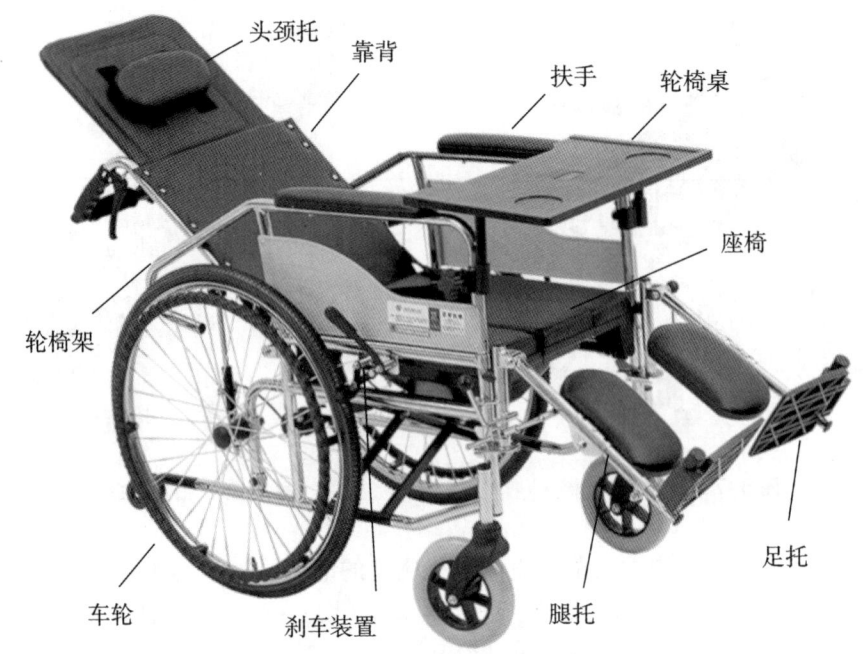

图8-78 轮椅的结构

1. 轮椅架　轮椅架是轮椅结构的核心部分,可分为固定式和折叠式两种。固定式强度和刚度均较好,结构简单。折叠式在折叠后体积较小,便于携带。

2. 车轮　普通轮椅上装有一对大轮和一对小轮。每个大车轮都装有驱动轮圈即手推圈,使用者双手驱动手推圈使轮椅前进、后退或转向;一对前小脚轮,可自由转动。轮胎有实心轮胎和充气轮胎两种。实心轮胎多用于进出温度变化较大的浴室或铺有地毯的房间等使用环境。充气轮胎对于凹凸不平的路面,有避震作用,使用者坐得较舒适,故较常用。由于轮椅架本身没有减震结构,为了乘坐舒适,目前已生产出低压宽胎轮椅。

3. 刹车装置　普通轮椅的刹车装置较简单,均采用制动手把刹住大轮。使用者在上下轮椅或在坡道上停留时,均需将轮椅刹住。短制动手把有利于患者进出轮椅,但制动时比较费力,为了制动时省力可以接长制动手把。

4. 座椅　座椅对于长期使用轮椅者非常重要。座椅直接与乘坐者接触,应具有均匀分散压力的特性和良好的吸湿性及透气性。座椅的高、深、宽取决于患者的体型。座椅应软硬适中,能让患者乘坐舒适,过硬或过软都会使臀部压力集中于坐骨结节或其周围,长时间压迫可使该处软组织产生压疮。

5. 靠背　靠背承托乘坐者的背部,分固定式和可调角度式。按其高度可分为低靠背、中靠背、高靠背、高靠背加头托。低靠背不妨碍肩胛骨活动,允许患者躯干有较大活动度,但要求对躯干平衡和控制有一定的能力。高靠背对躯干平衡和控制不好者较为实用。

6. 扶手(前臂支撑托)　扶手是用来保证患者功能位的保持,避免前臂滑落。折叠式轮椅的扶手或脚踏板均为拆卸式。轮椅两侧扶手有固定式和可调节式两种。另外扶手也有长短的不同,长的为使用者提供较好的支托,短的则可方便使用者靠近桌子。扶手适合各类上肢感觉神经和运动神经受损的病残者根据其伤残具体情况选用。

7. 腿托与脚托(足托)　腿托与脚托用来支托小腿部和足部,可以分为固定式、可拆卸式和膝部角度可调式等。

8. 附属结构　轮椅除了以上介绍的基本结构之外还具有一些根据使用者需要而设计的附属结构。①坐垫：常用的坐垫有普通泡沫坐垫、高弹力太空棉垫、羊剪绒垫、成形泡沫塑料坐垫、聚合凝胶坐垫、气囊坐垫等。②固定带：为患者躯干或肢体提供固定、保护和防止患者从轮椅中滑落的软质宽带。③足护带：用于防止轮椅乘坐者足部滑出脚踏板的保护带。④轮椅桌：是临时安装在轮椅上提供患者日常生活帮助的特制小桌。⑤头颈托：是安装在轮椅靠背上方提供头颈部支撑的装置，适用于患有神经系统疾病、脑损伤的成年人以及脑瘫儿童。⑥轮椅手套（图 8-79）：是患者佩戴的保护双手的手套，一般采用软皮革制作，适用于上肢运动功能较好、经常操纵轮椅的患者使用，特别是轮椅运动爱好者及轮椅运动员的常用物品。

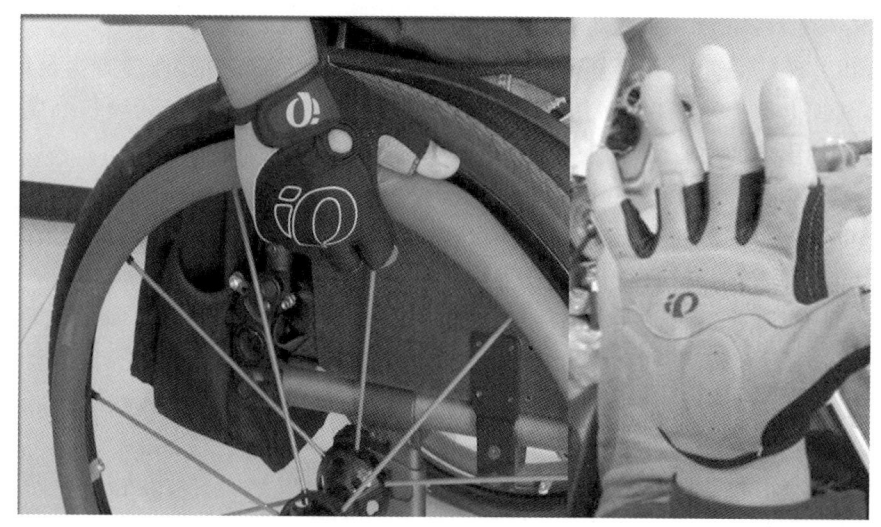

图 8-79　轮椅手套

二、适应证

轮椅使用者通常是因功能障碍不能步行、行动不便或遵医嘱不能负重行走的患者。以下情况需要选用相应的轮椅。

1. 步行功能减退或丧失者　截肢、下肢骨折未愈合、截瘫、其他神经肌肉系统疾患引起双下肢无力、严重的下肢关节炎症或疾病等致患者步行功能减退，即使借助拐杖或其他助行器也无法步行，应考虑选用轮椅。

2. 非运动系统疾病但步行对全身状态不利者　严重的心脏病或其他疾患引起全身性衰竭等患者，因双下肢不适宜负重，暂时性使用轮椅代步。

3. 中枢神经疾患使独立步行有危险者　痴呆、单侧空间失认等智能和认知能力障碍的脑卒中后遗症患者、颅脑损伤后有类似症状者、严重帕金森病或脑瘫难以步行者应选用轮椅。

4. 慢性病患者和体弱者　可借助轮椅重新返回工作岗位，甚至参加各种社会活动和体育运动。

三、轮椅的选择与适配

在对轮椅进行适配时，需要先了解清楚使用者对轮椅的需求，包括使用者现在的功能情况、体型、使用环境、所需功能等。在适配过程中主要考虑轮椅尺寸的大小，特别是座位的宽度、深度与靠背的高度以及脚踏板到坐垫的距离是否合适，还要综合考虑轮椅的性能、重量、外观等问题。最后再结合使用者自身的经济能力，结合保养与维修便利的因素，获得适合的轮椅。

(一)轮椅的尺寸参数

1. 座位宽度　座位宽度应根据臀宽确定,臀宽值再加上 5 cm,即坐入轮椅后,两臀与轮椅两内侧面之间的距离保持 2.5 cm 的间隙。若座位过宽,则会降低使用者的稳定性,不易于操纵轮椅,双上肢易疲劳,出入门时易受到限制。若座位过窄,则会导致上下轮椅困难,臀部及大腿组织易受到压迫而损伤皮肤。

2. 座位长度　又称座位的深度。座位长度应根据臀后部至腘窝处的距离来确定,为测量值减去 5 cm。若座位长度过长,会压迫腘窝部影响局部的血液循环,并易刺激该部位皮肤。若座位长度过短,体重主要集中在坐骨上,局部易受压。对于大腿较短或有髋、膝屈曲挛缩的患者,使用短座位为宜。

3. 座位高度　座位高度为患者坐于轮椅,膝关节屈曲 90°,足底着地,测量腘窝至地面的距离减去坐垫的高度再加上 5 cm。若座位高度过高,致使轮椅不能进入桌面下。若座位高度过低,则会导致坐骨结节承受的压力增大。

4. 靠背高度　靠背高度为坐垫顶端到靠背顶端的距离。普通靠背的高度为肩胛下角至座席的高度再加坐垫的高度(通常为 5 cm);低靠背的高度为胸腔下端至座席的高度再加坐垫的高度。靠背越高,乘坐者越稳定;靠背越低,上半身及上肢的活动就越大。

5. 扶手高度　上臂自然下垂,肘关节屈曲 90°,测量肘下缘(鹰嘴处)至座面的距离,再加 2.5 cm 即为扶手的高度,一般为 22.5~25.0 cm。适当的扶手高度有助于保持正确的身体姿势和平衡,并可使上肢放置在舒适的位置上。若扶手过高,上臂被迫上抬,易感疲劳。若扶手过低,则会导致上身倾斜才能维持平衡,不仅容易疲劳,也会影响呼吸功能。

6. 脚踏板的高度　即脚踏板与地面的距离。为了保证轮椅上下斜坡及跨越台阶等,脚踏板与地面的距离至少要保持 5 cm。

(二)不同疾病及损伤者对轮椅的特殊要求

轮椅的适用范围非常广泛,对于不同的患者会有不同的要求,只有满足这些不同的要求,轮椅才能使用得当及避免意外发生。

1. 颅脑疾病患者　部分颅脑疾病的患者存在着共济运动失调、意识及精神方面的障碍,在驱动轮椅时必须有护理人员陪同。脑瘫等病残患者体态各有不同,乘坐的轮椅要求配有适当的托板靠垫,这种托板靠垫可使用低温热塑性板材,根据患者体态要求进行配置,表面应包有软泡沫塑料等衬垫材料。配置这种托板靠垫为避免出现对使用者皮肤造成压迫磨损,一定要根据使用情况反复认真修整。

2. 脊髓损伤患者　对于脊髓损伤患者来说,损伤部位的高低决定了肢体功能的恢复水平,因此对轮椅提出了不同的要求。高位颈髓(颈 4 以上)损伤者,由于自主呼吸功能减弱或丧失,所乘用的轮椅必须配有小型呼吸机。此外,这些患者上肢运动功能虽基本丧失,但仍有可能残存一些微弱的动作能力,为使这仅有的残存功能充分发挥作用和克服上肢肌肉的痉挛性抽动,轮椅上应装有上肢悬吊架。对于脊髓损伤部位较低,上肢功能健全的患者,特别是年轻患者,为了增强康复后独立生活的能力,可使用标准轮椅并应努力训练好轮椅使用技能。

3. 下肢伤残者　包括下肢功能减退或丧失者、下肢截肢者等。由于下肢疾患伤残的情况各异,因此他们乘坐的轮椅应根据具体体位参数来进行适配。如出现膝关节强直,则可配以下肢托架;若是单腿残疾,乘坐轮椅时常以一条健康腿为动力行走。对于他们,坐垫上面与地面的距离非常重要,这要通过调节大轮轴在轮椅架上的固定位置和坐垫厚度来解决。

4. 年老和体弱多病者　一般只需使用普通轮椅进行室内外活动,以增加身体的活动程度,改善代谢,达到延缓衰老的目的;同时,适当扩大活动范围,也可丰富生活,调整心态。

(三)轮椅处方

轮椅处方(wheel chair prescription)是由康复医师、治疗师等根据使用者的年龄、疾病及损伤程度、健康状况、转移能力、生活方式及使用环境等开具的订购轮椅处方。在开具轮椅处方前首先要了解使用者的运动功能、感觉功能、认知功能及对使用轮椅的态度、能力等,并对使用者测量身体,根据使用者的需求和使用环境等由康复医师、治疗师、护士以及轮椅使用者、家属等共同商议确定配置轮椅的种类/类型、规格以及对某些部件的特殊要求等。目前国内尚无统一的轮椅处方内容与格式,具体处方可参考表8-6。

表8-6 轮椅处方

```
一、基本资料:
  姓名_____  性别_____  年龄_____  职业_____  联系电话_____
  临床诊断_____
  使用者类型_____
二、尺寸测量:
  座宽_____cm  座长_____cm  座高_____cm  身高_____cm  体重_____kg
三、轮椅选配:
  1. 车型:□固定式      □可折叠式
  2. 驱动方式:□手动(□双轮、□单轮;□左、□右)  □电动(□手控、□下颌控、□气控)  □其他
  3. 大车轮尺寸:_____cm       □无手推圈    □有手推圈
  4. 小车轮尺寸:_____cm       □带锁        □无锁
  5. 轮胎:□实心        □一般充气    □低压充气
  6. 座位:□硬座        □软座        □特殊要求
  7. 坐垫:□海绵坐垫    □真空棉坐垫  □充气坐垫    □充水坐垫    □凝胶坐垫
     □复合型坐垫  □硅胶坐垫    □其他_____
  8. 靠背:□普通        □有靠头枕    □靠背可倾    □拉链式
  9. 扶手:□普通固定    □阶梯式      □一般可掀式  □可移动      □可装轮椅桌
  10. 制动刹车:□凹口式  □肘节式      □延长杆式
  11. 脚踏板:□普通固定  □可拆卸      □可移动翻转  □其他_____
  12. 腿托:□固定式     □可旋开式    □可拆卸式    □腿托护板    □其他_____
  13. 其他附件:□前臂手托或支撑架  □便桶  □固定带  □多用托盘  □拐杖存放器
  □其他_____
四、特殊说明事项
                                                          治疗师:_____
                                                            年   月   日
```

四、轮椅的使用

(一)乘坐轮椅的姿势

乘坐轮椅时需要使用者保持正确的姿势,避免不良姿势的出现。不良的姿势会影响使用者的头颈部和手臂的移动,不利于呼吸和消化、吞咽,难以保持身体平衡而导致劳累、疼痛、痉挛、僵硬、压疮,甚至畸形,也有损使用者的自尊。乘坐轮椅时需注意以下几点。

(1)头位于正中,双眼平视、两肩放松、双手握扶住扶手,身体上部稍向前倾(图8-80)。

(2)臀部紧贴后靠背,大腿与小腿之间的角度保持在110°~130°范围以内,两足平行、双足间距与骨盆同宽,有利于稳定骨盆,并可分担身体重量。

(3)为了避免使用者因为久坐轮椅而产生压疮,可对使用者进行坐位减压训练,以缓解使用者坐骨结节等处的压力(图8-81)。坐位减压训练一般每隔30 min左右减压一次,可两侧交替进行。

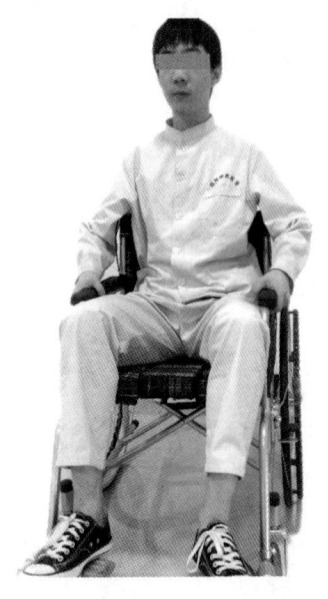
图8-80 乘坐轮椅的姿势

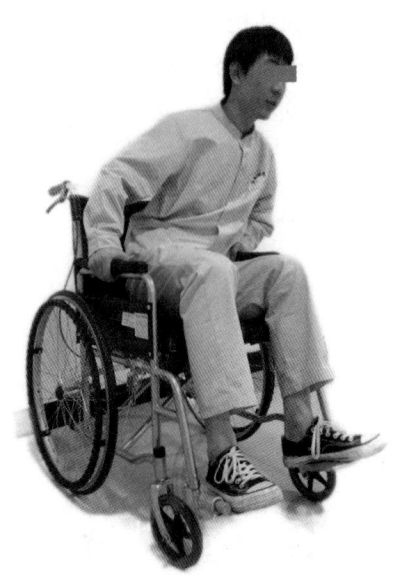
图8-81 轮椅坐位减压训练

(二)轮椅转移技术

轮椅转移技术包括轮椅与床、椅子、坐便器、浴盆等之间的转移技术。根据使用对象的不同通常可分为偏瘫患者的轮椅转移与截瘫患者的轮椅转移,详见第三章日常生活活动训练的相关内容。也可以根据使用者转移时的独立程度分为独立转移、辅助转移;全部辅助转移。以下介绍几种最基本的轮椅转移技术。

1.轮椅与床之间的转移

(1)独立转移 多数偏瘫、截瘫患者及平衡功能差者经过训练能够独立完成轮椅与床之间的转移。双下肢截瘫或肌力差者常采用滑动转移,可以从轮椅的正面、侧面或后面完成转移动作。从侧面转移时需取下靠近床一侧的扶手;从后面转移适用于轮椅靠背可以打开或卸下者。由床转移到轮椅时的动作相同,但顺序相反。

(2)辅助转移 即患者在他人的辅助下完成转移。例如在利用斜角法和直角法转移时,辅助者用自己的膝和足固定患者的膝和足,双手握住患者的腰带或托住髋部等进行辅助完成转移。

(3)完全辅助转移 即患者在转移时,完全借助于他人完成转移动作。

2.轮椅与椅子之间的转移 椅子重量轻,稳定性差。因此在进行轮椅与椅子之间转移时应注意防止椅子倾斜,可伸手按住椅面中央固定椅子。

3.轮椅与坐便器之间的转移 坐便器旁安装扶手,有利于保持躯干平衡。同时为了便于轮椅进出卫生间并有一定的活动空间,卫生间的门及空间需要足够宽大。

4.轮椅与浴盆之间的转移 侧面转移时需要一个能跨越浴盆两侧和轮椅的转移板,也可以从正面进入浴盆。

5.其他轮椅转移技术 如使用者具备一定的身体和技能条件,通过训练还可以掌握更多的轮椅转移技术,如轮椅与地面之间、与轮椅一起上下楼等转移动作。

（三）轮椅操作技术

为了让轮椅使用者获得最大限度的代偿功能，提高独立性，扩大活动范围，在具备必要的认知功能和身体技能后，还应掌握必要的轮椅操作技术。以下列举常见的轮椅操作技术。

1. 平地驱动轮椅技术　驱动轮椅的过程分为驱动期和放松期。

（1）驱动期　驱动轮椅时，先将车闸松开，身体向后坐直，目视前方。双上肢后伸，肘微屈，双手握紧手轮的后半部分，上身前倾的同时双上肢向前推动手轮并伸直肘关节。

（2）放松期　当肘关节完全伸展后松开手轮，上肢自然放松垂于大轮的轴心位置。重复以上动作，完成向前驱动轮椅的过程。

为了提高轮椅的行驶速度，应注意在轮椅上的姿势，强化躯干、上肢和手指运动协调，掌握好驱动期和放松期。无论在轮椅前进还是后退的行驶中，通过控制手轮即可完成转换方向。

2. 平衡点与大轮平衡技术　平衡点为推轮椅者用脚向下踏倾倒杆，同时双手下压手柄使轮椅后倾，在后倾的过程中双手承受的重量逐渐减少，当轮椅后倾到约30°时双手负重最小，这个位置称为平衡点。

大轮平衡技术是指由大轮支持，脚轮抬起悬空并保持平衡的一种技巧，是使用者完成上下台阶、越过障碍物、上下坡路等技能操作的基础，也是使用轮椅在社区通行的基本技能。大轮平衡技术分为准备、启动、保持平衡3个步骤。

（1）准备　头稍后仰，上身挺直两臂后伸，肘微屈，手握紧手轮圈，拇指放在轮胎上。

（2）启动　先将手轮轻轻向后拉，随后快速向前推，脚轮离地。

（3）保持平衡　调整身体和手轮以维持平衡，即当轮椅前倾时上身后仰，同时向前推手轮。当轮椅后仰时上身前倾，同时向后拉手轮。

在进行大轮平衡技术训练时，先将患者置于平衡位置，练习向前驱动时轮椅身体向后倾；向后驱动时轮椅身体向直立位运动，直到在监护下能维持大轮平衡并最终掌握这一技巧。训练时后面要有人保护，以免向后倾倒造成危险。

3. 轮椅上下台阶

（1）独自驱动轮椅上下台阶　轮椅使用者需在掌握大轮平衡技术后才可开始该项训练。刚开始训练时旁边必须有人监护。使用该技术可以在社区完成上下马路镶边石、越过障碍物和浅沟等动作。

具体方法：操纵轮椅在距离台阶数厘米远，面对台阶；利用大轮平衡技术抬起脚轮并置于台阶上；前轮倒退到台阶边缘，将双手置于手轮的适当位置；用力向前推动轮椅到台阶上。下台阶时先将轮椅退到台阶边缘；在控制下转动大轮缓慢下降到台阶下，最后使脚轮落下。

（2）推轮椅上下台阶

1）推轮椅上台阶：

方法一：轮椅面向台阶，用脚踩下倾倒杆，使轮椅向后倾斜，把脚轮放在台阶上，继续向前方推动使大轮靠近台阶，然后上抬大轮即完成上台阶（图8-82）。

方法二：轮椅背向台阶，推轮椅者抬起脚轮，将轮椅推到台阶下时，双手同时用力上提即可。

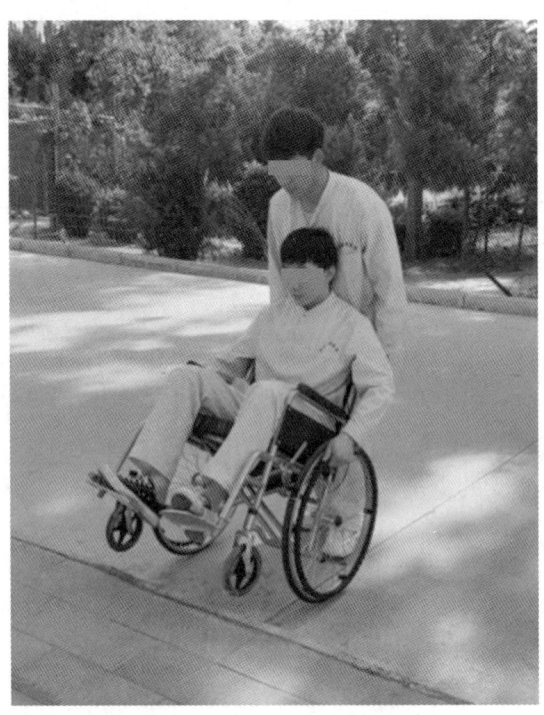

图 8-82 推轮椅上台阶

2）推轮椅下台阶：

方法一：轮椅面向台阶，先使轮椅后倾，然后边向后拉动轮椅边使大轮缓慢落到地面，再缓慢放下脚轮（图 8-83）。

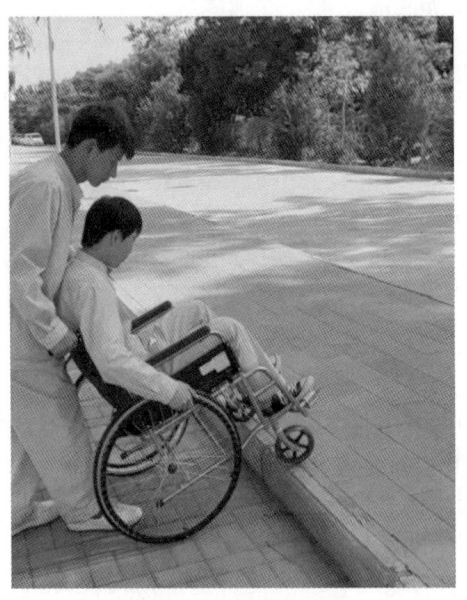

图 8-83 推轮椅下台阶

方法二：轮椅背向台阶，即推轮椅者自己先下台阶，把轮椅倒退到台阶边缘，使大轮缓慢倾斜从台阶上落下，再抬起脚轮向后方移动，使脚轮落到地面，然后转向前行。

4. 轮椅上下坡道

（1）独自驱动轮椅上下坡道　训练时应掌握两手同步用力推或拉，能灵活地使用车闸，以便失控时能尽快刹住轮椅（图8-84）。操作轮椅最理想的坡度为5°。上肢功能正常者一般可独立驾驶轮椅上下15°的坡道。

（2）推轮椅上下坡道　推轮椅上坡时一定要面向前方。下坡时最好让乘坐者面向后方，背对坡道，并控制好大轮的速度，尤其是在较陡的坡道时更应缓慢进行（图8-85）。若坡道的斜度较小，也可以让乘坐者面向前方，此时推轮椅者要握紧手推把，控制大轮的速度。由他人推动轮椅，安全的坡道角度为35°。

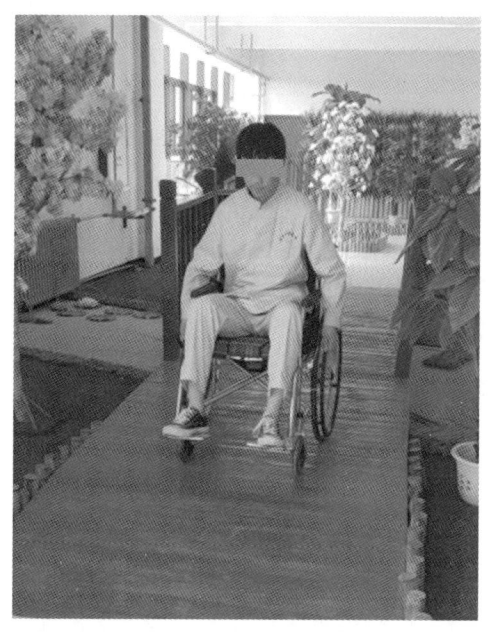
图8-84　独自驱动轮椅下坡道

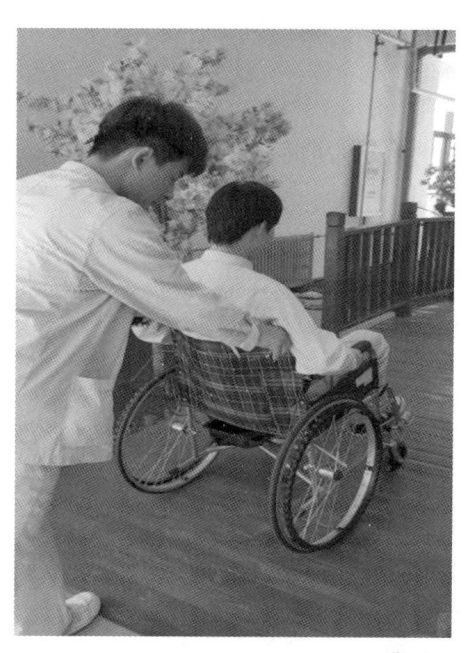
图8-85　推轮椅上坡道

5. 推轮椅上下楼梯　最好由两人完成推轮椅上下楼梯。上楼梯时先把轮椅推至楼梯口，并转为背向楼梯；后倾轮椅使大轮接触到第一级楼梯，上方的帮助者握紧手推把，另一人面对患者，双手分别握住两侧扶手前部的下方，注意因脚轮和脚托两者均可脱落，因此不能抓。两人同时用力使轮椅在楼梯上逐级滚动；下楼梯时将轮椅正对楼梯，后倾轮椅至平衡点并向前推到楼梯边缘，与上楼时同样控制轮椅，两人同时用力使轮椅逐级滑落。

本章小结

辅助技术是各类功能障碍患者提高生活质量，增加社会参与程度不可缺少的康复设备。辅助技术是用来帮助功能障碍者、活动限制者、社会参与者及老年人进行功能代偿，以促进其独立生活并充分发挥其潜力的多种技术、服务和系统的总称。本章内容涵盖了常用辅助器具、助行杖、助行架、轮椅的适配与使用方法。正确使用辅助技术为实现残疾人的全面康复提供了重要保证。

（李婉莹）

思考题

一、单项选择题

1. 目前国际标准和国家标准中辅助器具的分类方法是按照以下哪种进行的分类
   A. 按使用人群分类　　B. 按使用环境分类　　C. 按使用功能分类
   D. 按使用阶段分类　　E. 按制作材料分类

2. 下列哪一项不属于辅助技术的选配原则
   A. 功能多样化　　B. 易清洗　　C. 轻便舒适
   D. 价格适中　　E. 耐用

3. 下列不属于助行器作用的是
   A. 保持平衡　　B. 促进瘢痕形成　　C. 增强肌力
   D. 代偿畸形　　E. 探路器

4. 为可直立者适配手杖时,测量患者大转子至地面的距离即为手杖的长度。握持手杖侧肘关节应屈曲的角度为
   A. 15°　　B. 45°　　C. 90°
   D. 25°~30°　　E. 30°~45°

5. 恢复早期应选用的腋杖步行方法为
   A. 三点步行　　B. 四点步行　　C. 摆过步
   D. 摆至步　　E. 免负荷步态

6. 辅助技术的作用为
   A. 提高运动功能　　B. 节省体能　　C. 代替和补偿
   D. 提高交流能力　　E. 以上都正确

7. 下列辅助器具中不属于穿衣辅助器具的是
   A. 穿袜器　　B. 扣纽器　　C. 鞋拔
   D. 改装梳子　　E. 魔术贴

8. 弹簧筷子适用于
   A. 屈腕功能不佳者　　B. 屈肘功能不佳者　　C. 伸指功能不佳者
   D. 伸腕功能不佳者　　E. 抓握功能不佳者

9. 轮椅的座宽以臀部与轮椅两内侧面之间的距离保持多少为宜
   A. 5 cm　　B. 4 cm　　C. 3 cm
   D. 2.5 cm　　E. 3.5 cm

10. 手杖三点步的行走顺序为
    A. 手杖(健手)→健侧足→患侧足　　B. 患侧足→手杖(健手)→健侧足
    C. 健侧足→手杖(健手)→患侧足　　D. 健侧足→患侧足→手杖(健手)
    E. 手杖(健手)→患侧足→健侧足

二、简答题

1. 辅助器具的作用有哪些?
2. 手杖适配的方法有哪些?
3. 腋杖训练方法包括哪些?
4. 乘坐轮椅正确的姿势是什么?

第九章 环境调适

> ★教学目标
> 1. 掌握环境调适的定义,居住环境、社区生活环境、工作环境的无障碍要求及调试方法。
> 2. 熟悉环境评估、环境调适的流程。
> 3. 了解环境对人类作业活动的影响、对残疾人的影响。
> 4. 能比较规范地进行环境评估;能合理安排不同场合的环境调适,保证环境调适的科学性和安全性。
> 5. 具有良好的沟通能力,能通过与患者及家属沟通,开展相关健康教育。
>
> 环境是人类赖以生存和发展的外部条件的综合体,环境调适是通过改善居住环境、社区环境、工作环境等,调适患者在医院及回家后的生活环境,以促进安全、成功、有效的生活,有利于患者回归家庭、重返社会。

第一节 环境调适的作用

环境是指围绕着人类的生存空间,人类赖以生存和发展的外部条件的综合体,可以直接、间接影响人类生存和发展的各种自然因素和社会因素的总体。人类的所有作业活动都发生在他所处的周围环境之中,环境在某种程度上影响和限制着人的行为活动。人们试图通过影响和改造环境,使之更适合人类的生存。

一、环境的分类

(一)ICF 中的环境分类

ICF 中将环境分为物理环境(人造环境、自然环境、设备、技术),社会环境(社会支持和社会态度),文化、制度和经济环境等方面。

(二)从干预角度的分类

1. 物理环境 物理性环境包括光线、空间、间隔、墙壁、地板、家具、陈设、工具、材料及各式安全装置,如扶手、围栏等。在治疗训练过程中,家具的高低大小、工具的安排摆放,都可影响患者的表现、促进训练活动的成功。

2. 人际环境 生活环境中的人,包括身份、人数、角色,人际关系的性质、亲疏,人际互动方式、态度,不同人物对患者的期望与要求,都会影响患者的作业选择及表现,影响治疗的动力及效果。

3. 作业活动 指特定环境中可选择的活动。在厨房做饭、在餐桌前吃饭、在健身房运动、在教室上课等,都反映不同生活环境中该有的活动,引导及限制了人活动的选择及进行。

二、环境与人类作业活动

(一)环境因素对人类作业活动的影响

1. 供给　指的是周围环境为作业活动的进行提供的一定程度的选择和机会。例如,下班之后要去买菜,只要是在营业时间内,可以选择去菜市场或超市去买,不同的地方有不同的品种和价格可供选择。

2. 限制　是指环境对个体在进行某些具体的作业活动时有一定的期望和要求。例如,在超市中购物时,要知道如何按指示去找你所要的货品的位置,并且能从货架上把你需要的货物取下来;要会看价钱的标签和进行比较;要排队付款,还必须懂得如何用现金或其他支付方式付款,如果不付款就是偷窃行为,要受到法律制裁等。而这些环境上的限制塑造和规范我们的行为活动。

(二)环境因素对心理和情绪的影响

不同程度环境的限制和要求会引起人们的一些不同的情绪体验和反应。当环境的要求太低,人们往往会觉得乏味和对作业活动失去兴趣;当环境的要求太高,大大地超过了个人的能力时,人们就会对要从事的作业活动变得焦虑不安、挫败感甚至绝望。这两种情形都会导致不利于适应环境的行为表现。当环境的挑战恰到好处时,人们能更投入和专注,力求表现得更好以达到力所能及的最佳状态,经过努力最终达到目的会给人们带来成功感,有利于增强自信和自我效能。

(三)环境因素对行为技巧和习惯的影响

环境的限制可以是多方面的,且程度上也有所不同,有些限制可以用其他方法去克服,但有些限制则是必需的。例如,在超市购物,环境对人的能力的要求是多方面的。不知道货物摆放的位置、看不懂价钱标签可以请工作人员或别人帮忙,但购物付款则是必需的。从总体上讲,环境的限制会影响个人的行为技巧和行为习惯的形成,就如同到了一所新的学校,需要一段时间去熟悉周围环境和人以及新的作息和规章制度,以便对自己固有的行为和习惯进行调整,适应新的学习环境。

(四)环境因素对个体的影响

环境同时提供机会和阻碍,从而造就了不同的行为方式可供选择。不同的人有不同的兴趣、习惯、角色、能力和价值观,因而,对环境的判断也会有所不同,人们会选择不同的行为方式和途径去达到目标。也就是说,环境对人类作业活动的影响因人而异。

三、环境调适的种类

1. 普适性调适　普适性环境调适设施多在公共场所及空间提供,是在环境设计及建筑期间,根据一般残疾人士的需要,加入合适的设计及设施,以方便残疾人使用。大部分比较发达的地区国家都已经在当地建筑条例加入普适性环境调适要求,以创造伤健共融的社会环境。

2. 个人性调适　有较严重生活能力障碍的患者,很多时候都需要做个人性的环境调适。要强调的是一切环境调适都是针对个人情况及特定生活空间而做的。每一患者都有不相同的能力和障碍,在不同生活环境中所参与的活动也不一样,所以个人化的环境调适计划是必需的。

四、环境调适的方法与流程

环境调适是作业治疗三大核心治疗手段之一,有专业的方法与流程,以确保服务水平和质量。

1. 环境调适需求评定　环境调适需求评定是患者出院前计划的其中一个环节。多以访谈方式进行。治疗师应先掌握患者生活能力,然后听取患者回家后的处境及可能的生活状况,一起估计是否会出现困难或障碍,如有困难再考虑是否利用环境调适来解决困难或舒缓障碍。访谈可按情况分别与患者及家属进行,全面听取双方的观点及评价。也可安排患者与家属一起访谈,三方达成要做环境调适的决定,再动员患者与家属一起设计环境调适方案。

2.环境分析与评定　　决定要进行环境调适后,治疗师可利用图形做好详细环境分析与评定。评定可按实际需要以访谈方式、照片、视频及家访方式进行。目的是找出对患者可能构成的家居安全隐患和影响独立生活的环境。治疗师可凭个人经验,亦可借助不同环境评定表做评定。

3.制订共同目标及解决方案　　环境调适目标与具体方案不应由治疗师单独提出及决定。更好的是在与患者及家属在分析患者生活能力及环境情况下,共同认定目标。治疗师可提出多种可行的方法,让患者及家属理性选择。在过程当中,治疗师可引导患者学习分析自身能力、环境障碍、日后生活方式及解决方法,以提高患者回家后遇到新问题的解决能力。

4.实施方案　　环境调适解决方案可由家属在患者回家前完成。最好在患者正式出院前让患者试用设施,有需要时治疗师可在医院或患者家居提供相应训练,以优化环境调适效果。

5.随访与再评定　　患者正式回家后,治疗师宜进行一次或多次的电话随访,跟进使用进展。必要时也可考虑家访,有需要时再做评定及干预。

第二节　环境评估

一、非标准化的评估

非标准化的评估包括观察法和自制的评估表格供治疗师进行评估和患者及家属对周围的物理环境进行评估。其优点是可以相据当地的实际情况和文化特点,以及不同患者独特的问题,有针对性地和灵活地对患者所处的环境进行评估。目前,许多医院和康复中心采用自制的环境评估表格对患者的环境进行评估。其缺点是无法保障其测量的效度,不利于进行研究、比较和交流。

在进行环境的评估时最好是用综合的策略。包括直接对环境的观察、与患者面谈和检查患者在实际环境下的表现。同时要注意到环境的因素是随时间而变化的,如不同的时段,自然环境中的光线会不同,人工空间的设置、功用、物件的摆放也不同。因此,确定所观察到的是最有代表性的环境状况,同时了解环境的变化尤为重要。

在进行环境的评估时,主要可以从以下几方面进行考虑。

(一)环境的安全性

主要检查环境中可能导致摔倒或身体受伤害的危险因素。

1.导致绊倒的危险因素　　如非防滑的地毯、杂物,湿滑、不平的地面、门槛等。

2.光线　　太强、太弱及是否有反光。

3.电线和插座　　是否有磨损或太靠近热源、是否有负荷过大的危险。

4.家具　　摆放是否稳妥、是否保持通道畅通、物件是否易于拿取等。

5.楼梯　　每一级楼梯的高度是否适中、是否两边都有扶手等。

(二)物件的可获得性和环境的可进出性

1.在物件的可获得性方面　　治疗师要检查环境中患者在进行作业活动时所必需的物件是否容易获得,如梳洗所必需的用具在洗手间是否容易拿到。是否有策略上的环境安排,如卧室、浴室的设置等,使患者能在适合的环境空间中使用这些物件去完成一定范围的作业活动。

2.在环境的可进出性方面　　治疗师要考虑供患者进出环境的通道。进入到环境中时,要考虑到达其他房间的通道、家具的摆设是否有利于患者的通行等。

因此,当评估一个家居环境中具体的房间时,结合物件的可获得性和环境的可进出性,治疗师要考虑:①患者要在房间里进行什么作业活动?②这些作业活动所需的物件是否齐全?③从患者的角度去考虑每一个活动的次序和步骤,以及对患者运动和认知功能方面的要求。患者在有需要时,进出这一房间和使用这些物件是否方便和安全。

(三)患者在实际环境中的作业活动表现

在实际的临床工作中往往会遇到,患者在康复科训练时能胜任的作业活动,回到家里的实际环境中就错漏百出,甚至不能完成,其中环境的改变是主要的原因。对患者进行训练的最终目的也就是让患者在实际的生活环境中能最大限度地独立完成这些作业活动。因此,评估患者在实际的家居环境中的作业表现尤其重要。

在进行环境的评估时,不同类型的患者评估的侧重会有所不同。对于体能受限的患者,杂乱的环境对其功能可能影响不大,但如果没有斜坡和电梯,轮椅使用者进出家居环境可能就有困难。而对于有认知功能障碍的患者,杂乱的环境可能使他们变得更混乱,失去定向的能力。对于同时兼有体能和认知功能障碍的患者,上述的两方面的因素可能要考虑到。

评估人与物理环境之间的相互作用和影响,目前还缺乏设计完善的评估工具。但可以从表9-1所列举的几个方面去考虑。

表9-1 人与物理环境之间的相互作用和影响

环境因素	患者的类型	
	身体功能障碍	认知功能障碍
安全	是否有绊倒的危险因素	是否能定时、定量服药
可进出性	是否有斜坡和扶手	物件摆放的地方是否有标记
杂乱程度	通道是否畅通无阻	通道是否有定向提示

(四)与患者或家属进行面谈

1. **物理环境方面** 如居所的外面和里面是否有楼梯?楼梯上是否有扶手?扶手在左侧或右侧?是否有斜坡?是否有电梯?

2. **发病前的居住状况** 如居住的区域,住房的式样:如住楼房、平房或别墅式的住房;与什么人居住等。

3. **发病前是否有使用辅助器具及使用的情况** 如洗澡、梳洗、穿衣、上厕所、室内和室外的行走、服药的情况、烹饪、家务、购物和理财等,是否需要别人的照顾和帮助,主要提供照顾和帮助的人以及帮助的程度,使用什么类型的辅助器具和使用频率,都要加以描述。

4. **社会环境方面** 包括宗教背景;发病前从事的工作;经常性的社交和闲暇活动;是否接受社区的服务等。

二、标准化的评估

标准化评估方法优点是评估的项目全面,且经过标准化的筛选;对评估结果进行量化,有标准的评分方法和结果计算方法;便于进行研究、比较和交流。目前还没有一个公认的、适用于世界各地的全面的标准化评估方法。在标准化的评估方法中,较为著名的是加拿大的康复环境和功能安全检查表(表9-2)。

第九章 环境调适

表9-2 康复环境和功能安全检查表

姓名：_____　　　　住房的类型：_____公寓
　　　　　　　　　　　　　　　　　　_____独立的房子
　　　　　　　　　　　　　　　　　　_____其他

检查日期：
评定标准：
没有发现问题：经过观察、面谈和(或)实际环境活动检查,在检查时没有发现安全问题,包括不适用的项目。
轻度问题：检查时发现的是隐患,将来有发展成问题的趋势(1%~33%的机会有不良后果)。
中度问题：一个要引起注意的安全问题,但不是立即就会对患者和(或)所处的环境造成危险(34%~66%的机会有不良的后果)。
重度问题：要立即引起注意的安全问题,或对患者、其他人或他们所处的环境会造成即时的危险(67%~100%的机会有不良的后果)。

		没有	轻度	中度	重度	建议
居住状况						
1	保安和荧屏/容许探访					
2	居住条件/占有者					
3	支持的素质/可获得性					
	总计					
行走交通						
4	步行/助行器					
5	轮椅/滑行车/转移					
6	椅/床转移					
7	体位/体位调整					
8	门口的可进出性					
9	室内楼梯/斜坡/扶手					
10	室外楼梯/斜坡/扶手					
11	室外的风险					
12	公共/可获得的交通工具					
13	汽车/驾驶/转移					
	总计					

续表9-2

		没有	轻度	中度	重度	建议
环境的风险						
14	杂乱					
15	电热毯/电热垫					
16	电线/插座/电拖板					
17	消防出口					
18	炉子/取暖器/壁炉					
19	鼠虫患/不卫生的情况					
20	光线/夜间照明					
21	宠物					
22	小块地毯/室内地面					
23	烟/一氧化碳感应器					
24	吸烟/点蜡烛/火烧的痕迹					
25	危险物品的存放					
26	悬垂的电线/绳					
	总计					
厨房						
27	开水壶 手动/电动/自动					
28	烤面包炉/小用具					
29	微波炉					
30	煤气炉/电炉					
31	橱柜 可及型/安全性					
32	刀具/剪刀的存放/使用					
33	食物供给/储存					
34	垃圾存放/处置					
	总计					
家务						
35	准备热饮					
36	做饭					
37	端茶水/饭菜					
38	整理床铺					
39	清洁					
40	洗衣/烫衣					
41	室内/室外的维护					
42	购物					
43	钱财的管理					
	总计					

续表9-2

			没有	轻度	中度	重度	建议
饮食							
	44	进食/吞咽					
	45	营养					
		总计					
自我照顾							
	46	穿衣/脱衣					
	47	选择适当的衣服					
	48	选择适当的鞋袜					
	49	头发护理					
	50	指甲护理					
	51	口腔卫生					
	52	剃须					
	53	女性卫生					
		总计					
浴室与厕所							
	54	泡澡/淋浴的方法					
	55	泡澡/淋浴的转移					
	56	座椅设施					
	57	泡澡/淋浴的扶手					
	58	防滑的辅助用具					
	59	大/小便的控制					
	60	如厕的方法					
	61	厕所的转移					
	62	加高的坐厕					
	63	厕所的扶手/安全栏					
	64	锁门/开门					
		总计					
服药、成瘾和滥用							
	65	处方药/非处方药					
	66	成瘾的行为					
	67	顾客/自我/他人滥用					
		总计					
休闲							
	68	爱好 安全/工具/方法					
		总计					

续表9-2

			没有	轻度	中度	重度	建议
交流和作息							
	69	电话使用/紧急电话号码					
	70	能够知道时间					
	71	能安排作息时间					
		总计					
游走徘徊							
	72	监护					
	73	环境					
	74	游走记录/回来的计划					
		总计					

SAFE-HOME 总结表

分类（项目的数量）	安全问题的数量			
	没有	轻度	中度	重度
居住状况(3)				
行走交通(10)				
环境的风险(13)				
厨房(8)				
家务(9)				
饮食(2)				
自我照顾(8)				
浴室与厕所(11)				
服药、成瘾和滥用(3)				
休闲(1)				
交流和作息(3)				
游走徘徊(3)				
总计		×1	×2	×3
加权分数		=	=	=

SAFER-HOME＝得分

总结：

作业治疗师的签名和职位　　　　　　　　日期（年/月/日）

第三节　常见无障碍环境要求及环境调适方法

无障碍环境是指能够进去、可以接近、可以获得、易到达的环境,是为了实现残疾人平等参与社会活动,使残疾人在任何环境下进行任何活动均无障碍的目标。

无障碍环境包括生活环境、移动环境、交流环境、教育环境、就业环境、文体环境、宗教环境、居家环境、公共环境等方面。本节主要介绍居住环境调适、社区生活环境调适、工作环境调适。

一、居住环境调适

(一)居住环境无障碍要求

居住环境无障碍的基本要求包括以下方面,具体内容可参考国家住房和城乡建设部、国家质量监督检验检疫总局 2012 年颁布的《无障碍设计规范》(GB 50763—2012)。

1. 通道

(1)门　供功能障碍者通行的门最好使用自动门或趟门,门锁的高度和开启的力度要符合使用者的能力水平。

(2)门口　不应该有门槛,门扇开启后门口的净宽不得小于 0.80 m。

(3)通道　应易进出,如平坦的路面、没有或少台阶、合适的扶手等。通道中无障碍物,光线充足,照明良好。

(4)其他　如室内需装斜坡,其长度与高度之比不应小于 12∶1,表面做防滑处理,两侧安装扶手。

2. 电梯与楼梯

(1)电梯的深度和宽度至少为 1.5 m,门宽不小于 0.80 m,电梯迎面应有镜子,以便残疾人观看自己的进出是否已经完成。

(2)楼梯至少应有 1.2 m 的宽度,每阶高度不应大于 0.16 m,深度不小于 0.28 m,两侧均应有 0.65~0.85 m 高的扶手,梯面需进行防滑处理。

3. 走廊

(1)供轮椅出入的走廊应有 1.2 m 的宽度,单拐步行时通道所需宽度应为 0.70~0.90 m,双拐步行时需 0.90~1.20 m。

(2)顺利通过一台轮椅和一个行人的走廊至少需宽 1.4 m,轮椅旋转 90°所需空间至少为 1.35 m×1.35 m;以车轮为中心旋转 180°时需要 1.7 m×1.7 m 的空间;偏瘫患者用轮椅和电动轮椅旋转 360°时需有 2.1 m×2.1 m 空间,转 90°需有 1.5 m×1.8 m 的空间。

4. 卫生间

(1)门供　功能障碍者使用的卫生间门应该向外开,以保证室内有足够的空间,更重要的是,一旦功能障碍者发生意外,外面的人容易打开门施救,而不至于因轮椅或辅助器具挡在门前,在外无法开启。

(2)便池　大便池一般采用坐式马桶,与轮椅同高(0.40~0.48 m),两侧安装扶手,两侧扶手间距离为 0.80 m 左右,扶手可采用固定式的,也可以是可移动的,移开一侧以便轮椅靠近。

(3)洗手盆　洗手盆底最低处不应低于 0.69 m,以保证使用轮椅者的大腿部可进入池底,便于接近水池洗手和脸。池深 0.10 m 左右即可,水龙头最好采用长手柄式,以便操作;排水口应位于患者够得到的地方;镜子中心应在离地 1.05~1.15 m 高处,以便乘轮椅患者使用。

(4)卫生间内 安排在靠近浴位处应留有轮椅回转空间,卫生间内的轮椅使用面积不应小于1.20 m×0.80 m。在浴盆的一端,应设宽0.30 m的洗浴坐台。在大便器及浴盆、淋浴器临近的墙壁上应安装扶手。

5.室内安排

(1)轮椅进入的房间至少要有1.5 m×1.5 m的空间供轮椅转动,厨房桌面或餐桌的高度在可供轮椅进入的前提下不能高于0.8 m。

(2)通过一辆轮椅的走道净宽度不宜小于1.20 m。床应固定不动,床前至少要有1.5 m×1.5 m的空间供轮椅转动。

(3)床的高度应与轮椅的座位高度接近。非轮椅使用者,床的高度应以患者坐在床边,髋、膝关节屈曲约90°时,双脚可以平放在地面为宜。床垫要坚固、舒适,应在床边设置台灯、电话以及必要的药品。

(4)电源插座、开关、电话应安装在方便、安全的位置,电源插座不应低于0.5 m,开关高度不应高于1.2 m。

(5)室内外的照明要好,室内温度应能够调节,对于存在体温调节障碍者,如脊髓损伤患者和烧伤患者,室温的调节十分重要。

6.厨房

(1)操作台板的高度应适合轮椅使用者的需要,高度一般不应大于0.79 m,从地面到膝部的间隙为0.70~0.76 m,台板的深度至少应有0.60 m。

(2)台面应有利于将重物从一个地方移到另一个地方。桌子应能使轮椅使用者双膝放到桌下,其高度最好可以调节。如有必要,可配备一个带有脚轮的推车,以方便转移物品。

7.地面

(1)室内的地面应平整,地面宜选用不滑及不易松动的材料。

(2)地板不应打蜡和放置地毯,要保证患者从一个房间进入另一个房间的通道没有阻碍,所有的物件要保证安全。

(3)门手柄最好为向外延伸的按压式手柄以方便开关,最好不使用旋转手柄。

(4)供视力残疾者使用的出入口、地面,宜铺设有触感提示的地面块材或涂刷色彩艳丽的提示地面图标。

(二)常见居住环境障碍及环境调适方法

肢体功能障碍者常见的居住环境障碍及环境调适方法示例(表9-3)。

表9-3 常见的居住环境障碍及环境调适方法示例

区域	常见障碍	环境调适方法示例
门口	门口有台阶	去除台阶,改为斜坡,门外留有至少1.50 m×1.50 m平台
	有门槛	去除门槛或加装斜坡
	门口太窄	(1)适当减少轮椅的宽度 (2)加宽门口
	门外有不平地面或斜坡	平整地面,至少有1.50 m×1.50 m平台

续表9-3

区域	常见障碍	环境调适方法示例
厕所	门太窄	适当减少轮椅的宽度或加宽门口
	有台阶或高度差	(1)去除台阶或高度差 (2)增加小斜坡
	无座厕	(1)使用坐便椅 (2)加装座厕及扶手
	无法转移	(1)进行力量及转移技巧训练 (2)加装扶手
洗澡间	花洒高度过高	调低高度或使用高度可调的滑动花洒
	耐力不足,无法完成全过程	(1)进行耐力训练、节省体能训练 (2)使用洗澡椅或凳坐位下洗澡
室内通道	地面有障碍	去除地毯等障碍物
	太长,通过困难	加装扶手
	太窄	(1)如有物品,调整通道两侧物品位置 (2)加宽通道或减小轮椅宽度
	回转空间不足	增大空间或减小轮椅宽度
卧室	门太窄	适当减少轮椅的宽度或加宽门口
	床边空间不足轮椅转移困难	(1)更换大一点房间 (2)调整床的位置或适当减小床的宽度 (3)调整转移方法并进行转移技巧训练
	衣柜高度不合适	(1)使用辅助器具,如拾物器 (2)衣柜内加装高度可调的下拉式衣架
厨房	门及通道太窄	适当减少轮椅的宽度或加宽门口
	洗手盆无法靠近	洗手盆下留空以使轮椅上腿部可进入
	工作台无法靠近	工作台下留空一个轮椅可进入部分的位置
	活动空间不足	(1)调整物品摆放位置 (2)增大空间或减小轮椅尺寸
	橱柜太高	使用升降橱柜,或加装可升降物品托
其他	安全问题,如跌倒、突然发病等	(1)进行预防跌倒教育和安全教育 (2)室内光线合理,物品合理摆放 (3)去除地面障碍,保持地面干净、干燥,厨房、卫生间、洗澡间地面防滑处理 (4)卧室、厕所、洗澡间等处安装紧急呼叫按钮或铃

二、社区生活环境调适

社区环境的调适同样适用无障碍设计的原则,为方便功能障碍者更好地融入社区生活,社区环境需满足以下要求。

(一)社区环境无障碍要求

1. 缘石坡道　缘石坡道是指人行道口或人行横道两端方便行人进入人行道的一种坡道。

(1)缘石坡道应平整、防滑。

(2)缘石坡道的坡口与车行道间尽量不要有高度差,如有,高出车行道的地面不应大于10 mm。

(3)缘石坡道的坡度应符合以下规定:全宽式单面坡缘石坡道的坡度不应大于1∶20;三面坡缘石坡道正面及侧面的坡度不应大于1∶12;其他形式的缘石坡道的坡度不应大于1∶12。

(4)缘石坡道的宽度应符合以下规定:全宽式单面坡缘石坡道的宽度不应与人行道宽度相同;三面坡缘石坡道正面坡道宽度不应小于1.20 m;其他形式的缘石坡道的坡口宽度不应小于1.50 m。

2. 盲道　盲道是指在人行道上或其他场所铺设的一种固定形态的地面砖,能够使视觉障碍者产生盲杖触觉及脚感,引导视觉障碍者向前行走和辨别方向。盲道应符合以下要求。

(1)盲道铺设应连续,避开树木、电线杆等障碍,其他设施不应占用盲道。

(2)颜色宜与相邻道路地面形成对比,宜采用中黄色。

(3)盲道应进行防滑处理。

(4)盲道的纹路应凸出路面4 mm。

(5)盲道的尺寸应符合无障碍规定。

3. 无障碍出入口

(1)公共建筑应设无障碍出入口,设置电梯的居住建筑应至少设置1处无障碍出入口,通过无障碍通道直达电梯厅;未设置电梯的居住建筑当设置无障碍住房时应设置无障碍出入口。

(2)无障碍出入口地面应平整、光滑,上方应设雨棚。

(3)建筑物无障碍出入口的门厅、过厅如设两道门,门扇同时开启时两门间距不应小于1.50 m。

(4)除平坡出入口外,在门完全开启的状态下,建筑物无障碍出入口的平台的净深度不应小于1.50 m。

(5)平坡出入口的地面坡度不应大于1∶20,当场地条件比较好时,不宜大于1∶30。

4. 轮椅坡道

(1)轮椅坡道应平整、防滑、无反光,临空侧应设安全阻挡措施。

(2)轮椅坡道的净宽度不应小于1.00 m,无障碍出入口的轮椅坡道净宽度不应小于1.20 m。

(3)轮椅坡道的起点、终点和中间休息平台的水平长度不应小于1.50 m。

(4)轮椅坡道的高度超过300 mm且坡度基石大于1∶20时,应在两侧设置扶手。

5. 无障碍通道、门

(1)室内通道宽度不应小于1.20 m,室外通道宽度不应小于1.50 m,人流较多或较集中的大型公共建筑的室内走道宽度不应小于1.80 m。

(2)无障碍通道应连续,地面平整、防滑、反光小或无反光,并不宜设置厚地毯。

(3)无障碍通道的门应该符合以下要求:门最好使用自动门或趟门,而不宜采用旋转门和弹簧门,门锁的高度和开启的力度要符合患者的能力水平;也不宜采用玻璃门,若用玻璃门应有醒目的提示标志,门口不应该有门槛,门扇应便于开关。

(4)自动门开启后通行净宽度不应小于1.00 m,其他门口净宽度不应小于0.80 m,有条件时最好不少于0.90 m。

6. 无障碍楼梯、台阶

(1) 无障碍楼梯宜采用直线形楼梯,两侧均应设扶手,踏面应平整防滑或在踏面前缘设防滑条;踏面和踢面的颜色宜有区分和对比。

(2) 公共建筑楼梯的踏步宽度不应小于0.28 m,踏步高度不应大于0.16 m。

(3) 公共建筑室内外台阶的踏步宽度不应小于0.30 m,踏步高度应在0.10~0.15 m之间。

(4) 三级及三级以上台阶需在两侧设扶手,上下两端的第一阶台阶应与其他台阶颜色或材质上有明显区别,以便提醒使用者注意,台阶的踏步应防滑。

7. 无障碍电梯 公共建筑内设有电梯时至少设置1部无障碍电梯;设置电梯的居住建筑每居住单元至少应设置1部能直达户门层的无障碍电梯。

(1) 候梯厅深度不小于1.50 m,电梯门洞宽不应小于0.90 m。

(2) 电梯外呼叫按钮和电梯内按钮的高度在0.90~1.10 m之间。

(3) 电梯最小规格为深度不小于1.40 m,宽度不小于1.10 m。

(4) 电梯轿厢门宽不应小于0.80 m,轿厢三面应设0.85~0.90 m高度的扶手。

(5) 电梯内应有层面显示装置和语言提示装置。

8. 轮椅席位

(1) 轮椅席位应设在便于到达疏散口及通道的附近,不得设在公共通道范围内;旁边应设1∶1的陪护席位。

(2) 每个轮椅席位面积不应小于1.10 m×0.80 m。

(3) 通往轮椅席位的通道宽度不应小于1.20 m。

(4) 轮椅席位地面应平整、防滑,边缘处安装栏杆或栏板。

9. 无障碍停车位

(1) 公共建筑总停车数在100辆以下时应设置不少于1个无障碍机动车停车位,100辆以上时应设置不少于1%的无障碍机动车停车位;居住区停车场和车库的总停车位应设置不少于0.5%的无障碍机动车停车位;若设多个停车场和车库,每处应设不少于1个无障碍机动车停车位。

(2) 无障碍机动车停车位应设在通行方便、行走距离路线最短的位置。

(3) 无障碍机动车停车位的地面应涂有停车线、轮椅通道线和无障碍标志。

(4) 无障碍机动车停车位的一侧应设宽度不小于1.20 m的通道,供轮椅使用者直接进入人行道和到达无障碍出入口。

10. 无障碍标识 常用的无障碍标识如图9-1所示。

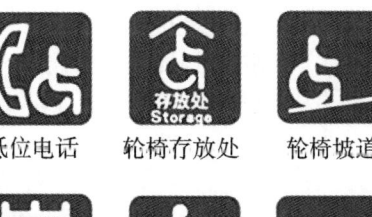
低位电话　　轮椅存放处　　轮椅坡道　　无障碍车位

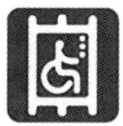 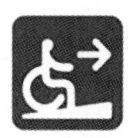 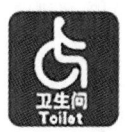
无障碍电梯　　无障碍设施　　无障碍通道　　无障碍卫生间

图9-1　无障碍标识

(二)社区常见环境障碍及环境调适

社区常见环境障碍及环境调适见表9-4。

表9-4 社区环境常见障碍及环境调适示例

活动项目	常见障碍	环境调适示例
户外活动	无法过台阶	(1)进行过障碍专门训练,包括使用轮椅过台阶等 (2)去除台阶或改为斜坡 (3)加装扶手
	无法通过陡斜坡或长斜坡	(1)进行耐力和过斜坡训练 (2)改陡斜坡为缓斜坡 (3)长斜坡中间改为休息平台,变成多个短斜坡
	路面不平、打滑	(1)平整路面,防滑处理 (2)使用拐杖或轮椅,特别是适合农村环境的轮椅
	无休息区	设立简易休息长凳或椅;自带折叠休息椅(凳)
	大小便控制不好但室外无卫生间	(1)出门前排空大小便 (2)外出前少喝水 (3)使用纸尿裤并及时更换
外出购物及买菜	路途较远	(1)进行耐力训练 (2)使用拐杖、轮椅或电动轮椅
	无法乘坐扶手电梯	(1)选用升降电梯 (2)进行扶手电梯使用训练 (3)请求家人或其他人员(如工作人员)协助
	道路、通道不符合无障碍设计	(1)与有关部门协调,增加无障碍设施或进行无障碍改造 (2)进行功能强化训练、技巧训练,如轮椅过台阶技巧
	无法提物品	(1)使用购物车、购物袋 (2)轮椅下(后)加物品袋,腿上放物品筐 (3)拿大件物品时请家人协助或用送货服务
外出用餐	道路、通道不符合无障碍设计	同购物处理
	餐厅地面湿滑	(1)请工作人员处理地面 (2)使用拐杖或轮椅
	餐桌无法靠近	换桌面下空的餐桌或选择有可靠近桌面的餐厅
休闲活动(如看电影、去歌厅)	路途及无障碍环境问题	同前处理
	门口或通道较窄	选用较窄轮椅;练习过窄门技巧
	无轮椅专用座位	转移至靠边的普通座位,必要时请求帮助
去银行或办理其他事物	柜台过高	(1)寻找无障碍前台 (2)使用高度可升降轮椅 (3)请求工作人员协助

三、工作环境调适

(一)工作环境的基本要求

1. 建筑环境　工作场所建筑环境应符合无障碍环境要求,包括出入口、通道、台阶、斜坡、楼梯、电梯、停车场等均应符合无障碍环境要求。

2. 办公室

(1)办公室　符合无障碍要求,门口净宽至少0.80 m,无门槛台阶等障碍,室内外不应有高度差;地面平整、防滑,无障碍物。

(2)办公桌(台)　高度合理,一般为0.75~0.76 m,宽度至少为0.60 m,办公桌(台)下有足够空间,可伸展双脚及允许轮椅部分进入工作台下;办公桌上物品摆放合理,以最大限度减少身体扭转活动。办公椅应符合人体工效学要求。

3. 车间、工作间

(1)车间通风采光良好,噪声应控制在安全范围;物品摆放合理;地面平整、防滑、无障碍物。

(2)工作台(操作台)高度合理,一般坐位工作台高度0.75 m,坐位时台面高度与肘部高度一致,台下留有轮椅前部进入空间;站立工作台高度一般为0.80~0.85 m,工作台面应有足够的空间。

(3)工作椅应牢固、安全,带轮子的工作椅需稳定性好,转动顺畅,椅子应符合人体工效学要求,高度可调节。

(4)工作工具设备摆放合理;可能有操作风险的设备设立明确标识。

4. 厕所　工作场所应设无障碍厕所,以满足肢体功能障碍者的需要。

(二)常见工作环境障碍及环境调适示例

工作场所常见环境障碍及环境调适示例见表9-5。

表9-5　工作场所常见环境障碍及环境调适示例

项目	常见障碍	环境调适示例
无法到达或离开办公或工作区	没有公共交通工具	(1)使用机动轮椅车、电动轮椅车 (2)使用改装汽车
	无法乘坐交通工具(地铁、公共汽车)	(1)进行功能和相应技巧训练 (2)使用残疾人专用巴士、的士
	无法进入工作区(台阶、楼梯)	(1)进行功能和技巧训练,如轮椅过障碍 (2)加装扶手 (3)进行环境改造,去除台阶,增加斜坡

续表 9-5

项目	常见障碍	环境调适示例
办公区	办公台无法靠近	更换工作台
	会议室不方便使用	会议室设轮椅专用位置
	物品柜内取物困难	(1)物品摆放合理,常用物品放于易拿取位置 (2)使用拾物器 (3)使用可升降电动轮椅 (4)更换为方便拿取柜子或增加升降物品筐
	没有无障碍卫生间	增加无障碍卫生间;使用如厕辅助器具
	电脑使用困难	(1)使用电脑辅具,如敲键杖、轨迹球鼠标等 (2)语音输入
	不能久坐	(1)定时休息,工作间进行适当运动锻炼 (2)使用人体工效学座椅
工作间	活动空间不足	物品重新摆放;增大活动空间;减小轮椅尺寸
	工作台不合适	调整工作台高度和底部空间
	工作间内移动困难	去除障碍物;减少工作时的移动
	不安全的工作环境,如光线不足,地面湿滑,物品杂乱,噪声等	(1)进行工作安全教育 (2)良好通风和采光,噪声控制在安全范围 (3)地面物品摆放合理,去除地面及通道障碍 (4)设备设置使用规程和安全标识

本章小结

在现代社会,人们每天需要与不同的环境接触,包括家庭环境、工作环境和社会环境,而这些环境大多数是为健康人设计的,并未考虑到有各种功能障碍的残疾人便利。根据患者特点及其功能障碍类型,对其周围生活环境及患者的适应性进行评估,并有针对性地进行环境改造,对患者回归家庭及融入社会有着重要意义。

(梁　婷)

思考题

一、单项选择题

1. 环境的调适不包括
   A. 物品的购置　　　　　B. 辅助器具的使用　　　　C. 环境物理结构的改造
   D. 物件的改造　　　　　E. 作业活动的调整
2. 卧室至少要有(　　)的空间供轮椅作各个方向的转动
   A. 1.5 m×1.5 m　　　　B. 1.5 m×1.75 m　　　　C. 0.5 m
   D. 1.05 m　　　　　　　E. 0.9～1.2 m

3. 工伤患者,原是一名司机,45岁,男性;车祸后致C_2以下感觉与运动功能完全丧失;日常活动需在轮椅中进行,治疗师给予评估后要对患者的家居环境改造提出建议。符合该患者情况的是

   A. 起居室至少要有1.5 m×1.5 m的空间供轮椅作各个方向的转动
   B. 卧室至少要有1.5 m×1.5 m的空间供轮椅作各个方向的转动
   C. 厕所和浴室对于轮椅使用者,面积不应小于1.5 m×1.75 m
   D. A与B都符合
   E. ABC均符合

4. 非标准化的评估的优点是

   A. 利于进行研究　　　B. 有针对性地和灵活地对患者所处的环境进行评估
   C. 利于比较和交流　　D. 测量的效度高　　　E. 方便

5. 超市和购物中心、公园的出入口应设有残疾人通道,斜坡的水平长度与高度的比例不应大于(　　),宽度至少是(　　)

   A. 1∶5 和 1.10 m　　B. 1∶10 和 1.20 m　　C. 1∶12 和 1.05 m
   D. 1∶15 和 1.50 m　　E. 1∶20 和 1.15 m

6. 公共设施和场所电梯的空间至少是

   A. 1.2 m×1.1 m　　B. 1.2 m×1.2 m　　C. 1.2 m×1.4 m
   D. 1.2 m×1.5 m　　E. 1.2 m×1.6 m

7. 对于轮椅使用者,杂物架、毛巾架和水龙头的高度应在

   A. 1.5 m×1.5 m　　B. 1.5 m×1.75 m　　C. 0.5 m
   D. 1.05 m　　E. 0.9～1.2 m

二、简答题

1. 在进行非标准化的环境评估时,有哪些重要因素需要考虑?
2. 家访一位残疾人或到一处公共场所,尝试去进行环境评估,找出你认为有问题的地方,并提出改造方案。

第十章 职业康复

★教学目标
1. 掌握职业康复的概念、内容、目的、作用和原则,职业能力评定的内容、功能性能力评定的概念和内容、工作分析的概念及目的,工作重整与工作强化的概念、工作强化训练的内容。
2. 熟悉职业康复的任务,职业培训的内容、类别、方法,职业康复程序、工作分析方法、工作模拟评估方法。
3. 了解伤残人士就业方式及其影响因素,职业咨询的概念、内容、方法,工作安置的影响因素。
4. 能熟练应用职业康复评估及训练方法,使伤残者的工作能力提高,达到最大限度的独立和就业,全面地融入和参与社会;有以人为本的理念,工作开展以患者具体要求为中心。

　　作业治疗所关注的三大领域是日常生活活动、生产性活动和娱乐休闲活动。职业康复(vocational rehabilitation,VR)是个体化的、着重以重返工作岗位为目的,设计用来减低受伤风险和提升伤病职工工作能力的一种系统康复服务,是作业治疗的重要内容之一。职业康复通过康复的手段,使残疾人或伤病者就业或再就业,从而促进他们参与或重新参与社会。作为全面康复的重要组成部分,职业康复又在服务对象就业与回归社会生活中发挥着重要作用。从某种意义来说,职业康复水平的高低反映了一个国家康复整体水平的发展状况。

第一节 概　述

一、职业与职业康复

(一)职业

　　职业是指从业人员为获取主要生活来源所从事的社会工作类别,它是劳动者参与社会经济活动的直接体现。职业通常更强调从业者的贡献,强调潜能。英文单词中"occupation"也指职业,强调谋生的手段,并不一定是从业者最能充分发挥潜能的工作。

(二)工作

　　工作是指个人能够创造价值的,进行有目的性、制造性的活动,并通过这些活动获取报酬。它提供个体的自我认同、日常结构、经济支持和社会网络。"work"也可以翻译为工作,但"work"通常指人们日常生活和工作中从事的体力或脑力劳动。

(三)工作与职业的区别

　　工作是谋生的手段,可以是临时性的或兼职的,职业除可解决谋生问题外还可解决未来发展问题。如一位医生,除治病外还需要从事部分教学工作,他的职业是医生而不是教师,教学是他的工作,他还可以做许多其他工作。

(四)工作的意义

　　工作对于个人来说,其意义在于:①满足需求,经济、身心、物质需求;②自我创造;③实现自我价值;④获得自尊;⑤实现人生价值和认同。

(五)失去工作的影响

失去工作可能会影响生计的维持、自信及自尊、与家人或朋友关系,长远来说更增加整个社会负担。

(六)职业康复

1983年国际劳工组织(International Labor Organization,ILO)第159号文《残疾人职业康复和就业公约》指出,职业康复是使残疾人保持并获得适当的职业,从而促使他们参与或重新参与社会。中国香港政府2008年康复服务计划中将职业康复定义为:职业康复指通过强化残疾人的能力和发展他们的潜能,并与社会协作、创造就业的机会和环境,从而促进残疾人就业。

二、职业康复的目的和作用

1. 强化躯体功能 通过职业康复可提高肌力和耐力,改善活动能力,增强患者的躯体功能。
2. 改善心理功能 通过职业康复可调节情绪、增强信心、获得成就感和自我认同感。
3. 培养良好的工作行为 通过工作模拟训练及小组互动活动使其能更好地遵守工作纪律,正确处理与领导和同事的关系,培养团结协作意识。
4. 提高就业或再就业的能力 通过就业技能及技巧培训,提高职业技能、面试技巧等。
5. 获得并保持工作 通过职业康复使患者就业或再就业,并能维持适当的工作。
6. 预防再次损伤 对患者进行人体工效学和工作环境改造等方面的指导,预防工作中受伤或再次受伤。

三、职业康复的内容

在中国,职业康复主要包括残疾人职业康复和伤病后职业康复两部分。残疾人职业康复主要在残联和民政系统内进行,其内容主要包括职业评定、职业咨询、职业培训和职业指导等。而伤病后的职业康复在卫生系统和劳动保障系统内进行,内容主要包括职业评定、就业训练、就业安置等。

总体来说,职业康复可概括为职业评定、职业训练、职业培训、职业指导和工作安置等。

1. 职业评定 内容包括功能性能力评定、工作分析、工作模拟评定、就业意愿评定、工业行为评定。
2. 职业训练 主要内容包括工作重整、工作能力强化和现场工作强化训练等。
3. 职业培训 指通过培训使病伤残者掌握新的职业技能,从而促进就业或重新就业,如文员培训、家政培训等。
4. 职业指导 内容包括建立职业康复档案、提供劳动市场信息、提出就业建议、工作环境改造指导、职业健康指导、跟踪服务等内容。
5. 工作安置 指协助康复后的伤残者重返工作或再就业,进行岗位安置的职业康复服务。工作安置的内容包括复工安置和再就业安置。

四、职业康复的任务

根据国际劳工组织《残疾人职业康复的基本原则》(1985),职业康复主要任务包括以下方面。①掌握残疾人的身体、心理和职业能力状况。②就残疾人职业训练和就业的可能性进行指导。③提供必要的适应性训练、身心功能的调整及正规的职业训练。④引导从事适当的职业。⑤提供需要特殊安置的就业机会。⑥残疾人就业后的跟踪服务。

五、职业康复原则与程序

(一)职业康复的原则

1. 平等原则　不分民族、种族、性别、职业、病种,每个人都有工作的权利和接受职业康复服务的权利。平等原则是职业康复的最基本原则。

2. 实用原则　所治疗内容应符合病伤残者的现实情况,具有可操作性,能真正解决他们的实际就业问题。

3. 个体化原则　结合患者的个人兴趣、职业兴趣、个人特长/技能、社会/社区资源、单位安置意向等,因人而异,制订个体化治疗方案。

4. 全方位服务原则　职业康复服务绝不是仅仅提高病伤残者的工作技能或帮助病伤残者就业,更不是简单的职业调查和咨询,还应通过服务帮助病伤残者保持工作和预防职业性伤害。

(二)职业康复程序

职业康复的程序包含了康复治疗师与伤残个体合作的关系,他们一起制订切实可行的职业目标,所提供的服务就是要达到就业。不同国家和地区,职业康复程序也有所不同,这一过程大致包括三个方面。

1. 对个体的评估和计划的制订　VR治疗师与伤残者面谈、笔试和在真实或模拟的工作环境中进行实际操作性的评估,根据评估结果制订针对性的康复计划。

2. 综合性的服务　给予伤残者咨询、教育、职业培训、作业治疗、物理治疗、认知训练、言语治疗、辅助技术(AT)的应用。

3. 工作安置　包括在职培训或试工、工作发展、求职训练、辅助就业、永久性的工作安置和就业后的跟踪服务等。

六、伤残人士就业方式和影响因素

(一)我国伤残人士的就业方式

我国伤残人士的就业方式主要包括集中就业、按比例就业、个体就业、灵活就业、工伤保护性就业方式,前4种适于伤残者,第5种适于工伤职工。

1. 集中就业　指伤残者在各类福利企业、盲人按摩医疗等单位劳动就业。

2. 按比例就业　指依据《中华人民共和国残疾人保障法》的规定,机关、团体、企业事业组织、城乡集体经济组织,应当按照一定比例安排伤残者就业,并为其选择适当的工作和岗位。各省(自治区、直辖市)人民政府可以根据实际情况规定具体比例。

3. 个体就业　指伤残者从事独立的生产、经营活动,取得劳动报酬或经营收入。

4. 灵活就业　指个人或通过一定的组织参与社区的便民利民服务以及社区公益性劳动,所从事的主要岗位包括保洁、保安、车棚管理和报刊收发等工作。

5. 工伤保护性就业　指原用人单位按国家工伤保险政策规定,有责任妥善安排工伤职工从事力能及的工作,不得因工伤而解雇伤残职工。

(二)影响伤残人士就业的因素

很多因素都会影响伤残者就业,其中主要有个人因素、社会因素、环境因素,各因素之间又相互影响、相互作用。当伤残者、VR治疗师和目标环境中的人紧密结合时,更有利于重返工作。

1. 个人因素　是指伤残者个人的身体和心理功能,包括身体功能、就业信心、自我约束能力、伤残程度,个人工作上的性格特征、职业技能掌握熟练程度、就业意愿等。

2. 社会因素 是指社会大环境下对于伤残者就业的影响,包括地区社会经济发展状况(如失业率)、社会各种偏见和歧视、政府政策和用人单位的接纳程度等。

3. 环境因素 是指上下班过程中和工作场所中的环境因素,包括有没有无障碍设施和个体对工作场所适应等。环境障碍包括移送路径不畅,进入建筑的门和在门内运动受限,缺乏改造过的器具和设备。对策是:①改造工作场所的物理环境;②修改工作职责或工作程序,以便顺利完成任务;③提供有增力作用的或辅助性技术设备、合格的阅读器或翻译机;④调整可利用安全的移动方式。

第二节 职业评定

职业评定是根据一般或者特定工作要求或职业标准,对伤残者能否完成或保持工作任务能力的一个系统评估。评定主要通过检查和测量一份工作或任务或工作环境的物理性质包括评估和观察伤残者的姿势、运动、力量、关节活动度、提举高度、用力程度、搬运距离、工作台高度、工作环境等方面。职业评定是一个综合的持续过程,主要目的在于了解伤残者能否返回原工作岗位或重新再就业的潜力。

职业康复从对伤残者的职业兴趣、能力和职业潜力进行评估开始。职业评定能帮助治疗师和伤残者回答下列问题:①你能做原来的工作吗?②对原来的工作进行调整和使用辅助技术后,你是否能重回到原来的工作?③你的哪些技巧可以用于其他工作?④哪些康复训练或其他服务有助于你成功就业?通过找出个体的强项和弱项来确定所需的服务,康复评定帮助消费者和职业康复师设立目标和制订康复计划。评定也可用于判断伤残者从VR中获益的潜力。

评估是多专业合作的过程,开始是收集资料,如职业史和教育背景、病历。对于曾接受过肢体康复服务的个体,病历可包括康复团队如作业治疗师和物理治疗师的检查和报告。伤残者职业评定的内容主要包括身体功能评定、心理功能评定、职业适应性评定等。但残疾人职业评定主要在民政部门或残联专门机构进行,本节不做重点介绍。本节主要介绍在医疗卫生康复机构所进行的职业评定。

一、面谈

面谈(interviewing)是通过与伤残者的正式交谈,了解伤残者职业相关信息的过程。它是整个职业康复的基础和起点,也是职业康复服务顺利展开的前提。在面谈过程中,专业人员除了要了解一般信息,另一个重要任务是与伤残者发展和建立融洽的合作关系,为下一步工作打下良好的基础。

面谈过程中,专业人员要用通俗易懂的方式,向伤残者解释整个职业康复的过程、职业康复专业人员的功能,并回答伤残者可能提出的所有问题。专业人员还要解释需要提供的配合,征询伤残者面谈安排的意见和对职业康复的期望,并保证职业康复过程中所涉及的一切个人信息都会受到保密。面谈是一个与伤残者建立关系的过程,也是初步收集伤残者资料的过程。为了取得真实而有用的信息,专业人员应鼓励他们主动叙述,如果有特殊问题需要回答,应放在一般性问题之后提出。正式面谈包括以下几个方面。

(一)身体情况

面谈涉及的身体情况包括伤残者存在的损伤或疾病、损伤或发病的原因、病程、是否接受过相关康复治疗、用药情况、残疾状况是否在恶化,以及残疾对日常活动造成的影响(包括伤残者如何进行日常活动,还存在哪些障碍等)。

(二)教育培训经历

教育培训经历包括成长背景、学习环境、受教育的年限、最高学历,喜欢或不喜欢哪门课程,是否参加过职业培训等。

(三)工作经历

工作经历包括所从事的工作以及工作环境、收入,就业的持续时间,喜欢或不喜欢何种工作,中断工作的原因,失业的持续时间等。

(四)心理因素

心理因素包括是否因自身残疾不愿参加社会交往,是否担心他人的歧视,能否适应目前的残疾状况,是否接受过心理辅导,食欲和睡眠如何等。

(五)社会因素

社会因素包括婚姻状况,一起生活的家庭成员,是否有未成年子女,与家庭成员的关系如何,家人是否支持伤残者的职业康复,有哪些社会交往,与亲人朋友同事的关系如何,有哪些休闲娱乐活动,是否满意自己的社会生活等。

(六)经济因素

经济因素包括主要经济来源,是否负债,必要的生活支出,是否有工伤保险和医疗保险,是否满意自己的经济状况。

(七)个人职业选择

个人职业选择包括既定的和(或)潜在的职业目标,未来职业前景如何,对工作收入的预期如何,期望接受何种职业培训,希望从事与他人协作的还是独立的工作,对住所到工作地点的距离有何要求等。

二、功能性能力评定

功能性能力评定(functional capacity evaluation,FCE)是对伤残者的身体体能和功能进行系统的评估,以确认其目前完成与职业参与相关的工作活动的能力。

(一)功能性能力评定的目的

(1)评定伤残者剩余能力与具体工作要求之间的差距。
(2)提供制订康复目标和训练计划的依据。
(3)提供选择重返合适的工作或工作场所进行适应性改造的依据。
(4)提供评定伤残等级和赔偿标准的依据。

(二)功能性能力评定的内容

功能性能力评定的内容包括躯体功能评定、智能评定、社会心理评定、工作行为评定等内容。

1. 躯体功能评定 利用不同的仪器评定活动能力、力量、感觉、手功能和手眼协调及其心肺耐力等,从而了解服务对象的整体身体功能状况,以便制订合适的职业康复目标。具体内容包括肌力、耐力、ROM、平衡、协调、手功能、感觉、ADL等功能评定。

2. 智能评定 智能评定包括注意力、记忆力、判断能力、思维能力、组织能力、学习能力、执行任务能力、交流能力、解决问题能力测试等,从而评定出其工作上的智能,对于脑部受损的康复者尤其重要。常用韦氏智力测验,评定结果经过转换成标准分,进一步换算成智商。以智商表示被评定者智力发展水平,以智力剖面图表示被试者智力结构上的特点。

3. 社会心理评定 社会心理评定主要是对评定对象的就业意向和处理社会问题的能力进行评

定。常采用心理测量的方法,如利用残疾人就业意向调查表、残疾人就业动机调查表等。

4. 工作行为评定　工作行为评定是指利用不同的方法,客观地测试及反映评定对象在工作上的行为表现,也可评定其工作意向及工作上所需的精神状态。加上工地的现场观察,从而评定出评定对象的实际工作行为情况。评定内容包括工作动力、自觉性、守时性、计划性、仪表、自信心、服从管理能力、接受批评能力、创造力、承受压力能力、行为-反应一致性等。

三、工作分析

工作分析(job analysis)是一种收集工作职位信息的方法,可以找出组成一份工作的各种工作细节以及包含的相关知识、技巧和工人完成工作任务所需的能力;可以根据工人身体功能、工作范畴/工具、物料和产品、工人的才智和性格特征之间的关系,系统地分析一份工作。

(一)工作分析的目的

1. 逐步分解指定的工作任务　如一位室内清洁工,他的工作任务主要包括清扫、倒垃圾、擦玻璃、擦桌子等。

2. 找出指定工作的主要工作要求　如一位清洁工,要从哪些具体的工作任务、要求工人有一定的站立行走能力和耐力、手抓握能力、上肢的力量(提举、搬运)、上肢活动度、灵活性、认知功能等。

3. 确定导致人体工效方面压力的原因　该原因可能与工作方法、工作场所设置、工具使用或设备的设计有关。清洁工人的主要工作压力来自重复性弯腰、手部持续抓握等。

4. 分析改良设备的需要、工作方法或工作场所　这样可使患者工作更加安全,更有效率。对清洁工人来说,使用吸尘器等电动工具可减少腰部再受伤及腰痛风险,使用符合人体工效学手把工具可减轻手部劳损的发生。

(二)工作分析的参考依据

(1)中华人民共和国职业分类大典。

(2)工伤或患病工人直接提供的资料。

(3)雇主提供的详细工作资料。

(4)专业人员在工作场所实地探访和考察获取的资料。

(三)常用工作分析方法

1. GULHEMP 工作分析系统　由加拿大 Leon F. Koyl 博士提出,GULHEMP 为所包含7个部分的内容的英文缩写,分别代表内容为:G(一般体格情况)、U(上肢功能)、L(下肢功能)、H(听力)、E(视力)、M(智力水平)、P(人格特征)。每一部分代表一个功能区域。每部分都分为7个级别,从完全适合(一级)到完全不适合(七级)(表10-1)。通过该方法可以很容易完成这7部分里面工人能力与工作要求之间的比较。例如,仓库工人必须具备的最低的要求是:一般体格情况(2)、上肢功能(3)、下肢功能(4)、听力(4)、视力(3)、智力水平(4)和人格特征(4)。

表 10-1　GULHEMP 工作分析内容

序号	一般体格情况（G）	上肢功能（U）	下肢功能（L）	听力（H）	视力（E）	智力水平（M）	人格特征（P）
1	适合重体力的工作，主要工作包括经常性的挖掘、提拉、攀爬	适合大力提拉物体至肩部或以上水平，主要工作包括挖掘、推或者拖拉重物，如可以驾驶很重的汽车，如推土机	主要工作中可以持续的跑步、爬、跳、挖掘和推，如可以驾驶很重的拖拉机和推土机	对于任何职业来说，听力都很好	对于任何职业来说在没有眼镜的帮助下能够看得很清楚包括即使因为工作的原因需要很好的视力	IQ130 或以上或①优秀的语言技巧，口语和书写能力；②灵活性、有创造性地解决问题的能力；③高级的（或适合的）教育水平；④领导能力的技巧和经验	稳定，可肯定的行为；能够利用智慧才能做出快速和合理的决定；现实的自我尊重：良好的判断做出逻辑上的决定；能与其他人相处，充满活力；取得良好成绩；能够推动雇员做到最好
2	适合体力工作，包括偶然发生的、类似 G1 水平的重体力工作，能够交班工作	适合大力提拉物体至肩部或以上水平，挖掘、推或者大力拖拉，适合偶然的在 U1 中出现的重体力工作	适合重体力劳动，可以完成偶然出现的在 L1 水平的站立、跑步、爬、跳和推	能够适合任何职业，且敏锐的听力不是就业的主要要求	对于任何职业来说在配戴眼镜的情况下能够看得很清楚除了工作的要求需要很好的视力	IQ 110～129，或①良好的语言技巧，口语和书写；②灵活性、有创造性的问题解决能力；③比一般学历更高的学历，有能力根据工作接受高水平的训练	类似以上的 P1 但是可能在生产力上或人际关系上有一些小问题，导致某种程度上的受限；在适合的情况下能够稳定地向某一方向发展

续表 10-1

序号	一般体格情况(G)	上肢功能(U)	下肢功能(L)	听力(H)	视力(E)	智力水平(M)	人格特征(P)
3	除了重体力工作外适合所有的职业,有可能恶化(如果经常交班工作而导致就餐不规律或者休息不够)	适合中等强度的提拉或装载工作,如可以驾驶轻型卡车	适合中等体力劳动,包括推拉和挖掘(较长时间的脚部用力出现疲劳),如能够驾驶轻型货车	能够就业,即使有中度的听力丧失	使用一个眼睛的视力已经可以应付工作,没有要求使用两眼视力	IQ 90~109,或①一般语言技巧;②一般教育水平;③有能力较快地学习一般的工作要求	总体上可靠和一致;很好地承担责任,但是仅局限于个人工作,而不是在一个管理能力层面;由于个性或性格上的原因晋升受到限制;这是一般员工的分类
4	适合轻便的工作,有规律的工作时间和就餐时间	单侧残疾,允许有效率的轻体力工作	严重的单侧残疾或者少于双侧残疾,允许有效率的久坐或轻便的工作	能够听清楚,虽然有严重的听力丧失但不妨碍	在配戴眼镜的情况下使用一个眼睛的视力已可以应付工作,没有快速进行性疾病	IQ 80~89,①能够阅读和书写日常材料;②能够学会简单的日常工作;③智力方面有可能出现恶化	需要鼓励和(或)指引;没有很好地承担责任,对压力过度反应有时在伙伴或同事之间产生矛盾
5	适合受限制的工作或者兼职工作,有身体残疾的工人在家工作或在外工作	双侧残疾或完全的单侧残疾,仅允许几个粗大或者相对低效率的移动,允许担任受限制的或兼职的工作	双侧或严重单侧残疾,允许相当部分工作效率低的移动和允许受限制的工作,只适合久坐的工作	功能上完全聋,但没有额外的症状且能够看懂唇语	在配戴眼镜的情况下使用一个眼睛的视力已可以应付工作,有快速进行性疾病	IQ 70~79,或①有口语或书写障碍;②读写能力受限严重;③明显的智力减退,如非常差的记忆能力	需要更多的鼓励、指引和监督;无法抵抗一般的压力;没有很好适应改变;工作生产力仅仅局限于熟悉的环境和保护上的监督

续表 10-1

序号	一般体格情况(G)	上肢功能(U)	下肢功能(L)	听力(H)	视力(E)	智力水平(M)	人格特征(P)
6	仅仅适合自我照顾	可以进行部分自理,或者能够自己吃饭	因为严重残疾的原因不能再就业	功能上完全聋,且有进行性的疾病,不善于看懂唇语	能够模糊看到物体形状,或盲但没有接受过训练	IQ 60~69,或①严重的沟通障碍,如严重的讲话或语言障碍,严重的学习能力障碍;②几乎具备所有的读写能力障碍	经常受心理影响和(或)情绪上的崩溃;经常和其他同事有严重的冲突;仅仅完成部分工作;在自我挫折或制造麻烦上消耗大部分的精力;严重的性格上的缺点
7	卧床不起,不能照顾自己	不能自理	卧床不起	功能上完全聋,且有进行性残疾,不懂唇语	严重的、进展性的疾病,或盲且没有接受训练	IQ 59 或以下或完全无能力的精神障碍或沟通障碍	由于严重的精神方面的疾病不能再就业

2. 国家职业分类大典 国家职业分类大典(dictionary of occupation titles, DOT)工作分析系统主要依据国家劳动部门编写的职业分类大典进行工作分析,一般来说,职业分类大典会包括两部分内容,工作要求和人员要求。如美国国家职业分类大典根据力量要求的不同,DOT 将工作体力要求分为 5 个等级(表 10-2)。

根据表 10-2,Matheson 博士于 1988 年在职业能力评定中使用该系统,并命名为"工作特性要求"(表 10-3),该系统里,工作分析主要是由工作特性和工人特性两部分构成。任何一个包含工作特性和工人特性的组合或任何单一的工作特性或工人特性的要素都可成为职业能力评定的要求。如在工伤评估中,多侧重于工人特性里的身体要求和环境条件两要素。因为工伤事故往往具有突发性,工人发生工伤事故后首先需要了解的问题是:该受伤工人现有的某些身体功能受限,安全的返回工作岗位的可能性,环境因素的影响等。但从社会上伤残者职业能力评定的角度看,可能需要涉及较多的工作特性和工人特性的要素,如伤者的适应能力、兴趣爱好、工作的对象等。因此,需要从多角度看待职业能力所需评定的内容。

表 10-2 DOT 中力量的分级

等级	标准
极轻 (坐位工作)	最大提举 4.5 kg 和偶尔提举或运送,例如文件、账本或细小工具。尽管极轻工作往往定义为经常坐位下的工作,但是一定程度上的步行和站立是必需的。假如一份工作只是偶然需要步行和站立,且符合其他极轻工作的条件,那份工作可以说是极轻的工作
轻	最大提举 9 kg 和经常提举和(或)运送 4.5 kg 重的物体。尽管提举的重量可能往往是一个忽略的重量。轻工作分类为:①当它明显需要步行或站立;②当它大部分的时间需要久坐但必须承担涉及手臂和(或)腿的推和拉的动作
中度	提举最大 22.5 kg 和经常提举和(或)运送 11 kg 重的物体
重度	提举最大 45 kg 和经常提举和(或)运送 22.5 kg 重的物体
极重	提举物体重量超过 45 kg 和经常提举和(或)运送 22.5 kg 或以上重量的物体

表 10-3 工作特性身体要求

身体要求水平	偶尔*	经常*	常常*	典型的能量要求
极轻	4.5 kg	-	-	1.5~2.1 METS
轻	9 kg	4.5 kg	-	2.2~3.5 METS
中度	22.5 kg	9 kg	4.5 kg	3.6~6.3 METS
重	45 kg	22.5 kg	9 kg	6.4~7.5 METS
极重	超过 45 kg	超过 22.5 kg	超过 9 kg	超过 7.5 METS

注:偶尔*代表少于 1/3 的工作时间,经常*代表介于 1/3~2/3 的工作时间,常常*代表大于 2/3 的工作时间。

MET 代表 metabolie equivlent of energy,指能量代谢当量,音译为梅脱,是以安静、坐位时的能量消耗为基础,表达各种活动时相对能量代谢水平的常用指标。

该表格因为简单实用现已在全世界使用,它在概括工作的身体要求的同时,亦相应表达了工人与工作间匹配的躯体功能。在美国劳工局工作分析系统的范畴下,其他重要的包含在工作分析中的因素有:攀爬、平衡、弯腰、跪地、蹲、四肢爬、伸手拿取、操作、触摸、手指工作、说话、听力、视力。

3.O*NET 在线工作分析系统 O*NET 在线工作分析系统(occupational information network)是免费的在线工作分析系统,其网址为 https://www.onetonline.org。使用非常简单,只要输入工作名称就可获得详细的工作相关资料。可查询的职业相关信息包括:工作任务、工具和科技、知识、技巧、能力、工作活动、工作内容、工作区间、兴趣、工作类型、工作价值观、相关职业、薪水和职业趋势、附加信息。

4.工作元素分析法 工作元素分析法(job element method,JEM)由美国人力资源管理局 Ernest Primoff 研发,主要识别工作行为以及伴随的工作成就感。工作行为和工作成就感组合在一起成为一个工作元素,包括工作行为、智力行为、运动行为以及工作习惯。工作行为已经转化成工作元素,因此工作分析是分析主要工作任务以及完成工作所必需的知识、特殊技能、能力、工作意愿、个体特性以及其他工作特性的信息。每个工作元素分析通过 4 个级别来评估,即勉强接受、需要上级监督、有点麻烦、实用性强。

5.评定对象的描述或现场工作分析 上述工作分析系统均为国外所常用,不一定适合国内所有职业和情况,故有时需要根据评定对象的工作描述或工作现场观察来进行工作分析。

（1）评定对象的描述　①要求评定对象用两三个句子写出他所从事职业的工作责任。②要求按照重要顺序依次描述工作任务,大部分工作可以描述为6~8个主要的工作任务。将小的或偶尔要做的工作任务在最后一项描述出来。大概估计一下这个工作任务所占的平均比例。③说明工作需要的教育程度和经验要求。④了解工作需要的技巧或资格证如秘书需要精通表格处理技巧,司机需要驾驶证。⑤描述工作环境和工作所需要的身体能力。

（2）评定者现场工作分析　需要观察和了解的内容包括：工作岗位及环境、工序、工作方法时间分配、体能强度、工具和机器设备、工作配置等,然后结合相应工作要求进行分析。

四、工作模拟评定

工作模拟评定(situational assessment,SA)主要根据各种基于工作任务而涉及的身体活动,尽量设计和模拟在现实工作生活中真正的工作任务,从而得出能否重返工作岗位的职业建议。工作模拟评估主要目的包括：一是找出伤残者存在的复工问题,为制订个体化职业康复提供依据；二是评估伤残者在接近于真实工作情况下完成工作任务的能力；三是寻找伤残者目前工作能力和潜能之间的差距；四是评估伤残者在工作中存在的风险,尤其是人体工效学方面存在的问题；五是为伤残者工作重整和强化训练奠定基础。改善伤残者工作模拟评估主要有以下3种形式。

（一）器械模拟评定

器械模拟评定包括应用BTE工作模拟器(Baltimore therapeutic equipment work simulator)、Lido工作模拟平台等仪器进行的工作模拟评定。该类工作模拟训练器可利用多种工具配件来模拟大部分工作所需要的基本动作,并可根据实际工作需要采用不同的阻力进行评定,此类器械一般配备电脑系统,可保存评定数据并打印报告。

（二）Valpar工作模拟样本系列

Valpar工作模拟样本(Valpar component work samples,VCWS)包含20多种不同设备,主要用于职业评定和职业训练,可以独立使用或设备间配合使用。该系统可以预测一个人的工作能力是否达到相应工作的要求。该工作模拟样本可结合职业分类大典使用,是最为常用的工作模拟评定系统。在21个工作样本中,最为常用的为VCWS1、VCWS9及VCWS19。

1. VCWS1　机械小工具盒,用于评定手部精细动作及在狭小和受限的空间里使用小工具的能力。在测验中,受测着的双手要在立方体内使用各种工具在5个面上安装固定好螺丝、螺栓、螺母和螺帽等。安装完毕后要将立方体拆开铺平,然后将已安装的所有零件拆除。

2. VCWS9　用于评估全身包括躯干、上臂、手、手指及腿部粗大运动时的活动幅度、灵活性和耐力。在测试中,受测者要依从从头顶上方到腰部直至膝关节的高度,采取相应的姿势分别安装和拆卸3块形状板。

3. VCWS19　用于评估综合动态的身体能力,如力量、协调、平衡、灵活性、集中注意力、跟从指令、自信心、耐性等。样本由4部分组成,包括1个三层货架连同货盆、1部三层货梯、1部台秤,以及1个工作台上摆放着1个装有不同重物的货箱。在测试中,受测者根据工作指令首先通过测试决定自己所能运的最大重量。根据测试所得的重量水平,受测者在20 min的时间里重复不停地在这个重量水平进行搬抬及运送工作。

五、模拟工作站

模拟工作站(work simulation station)是治疗师根据伤残者职业评估、职业面谈以及工作分析的结果而设定,以评估伤残者在特定工作岗位的职业能力和工作表现。模拟工作站评估结果为伤残者重返工作岗位之前做出院计划提供数据。在模拟工作评估之前，职业康复治疗师可先到伤残者受伤前工作环境进行现场工作探访，与伤残者的雇主或同事进行沟通交流，以了解伤残者受伤前的工作任务及相关职业活动，也可实地进行工作场所评估和分析，便于在院内设计更真实的工作场所进行模拟工作评估。

常见的工作站分为一般工作模拟站和专业模拟工作站，其中一般模拟工作站包括提举工作站、组装工作站、转移工作站、运送工作结、平衡作业工作站、坐姿工作站、站姿工作站等。一般模拟工作站主要模拟一般工作所需要的技能、身体体能、姿势灵活性以及姿势耐力等。专业模拟工作站主要包括家电维修工作站、护理工作站、装修工作站、电工工作站、电话接听工作站、驾驶工作站，清洁卫生工作站等。专业模拟工作站主要模拟评估工伤伤残者从事某一特定工作的工作能力，具有很强的专业要求和标准。

无论是一般工作站模拟评估还是专业性模拟工作站评估，在评估之前都需要筛查禁忌证，职业康复治疗师必须认真检查以确保伤残者的身体状况是否适合进行模拟工作评估，除了详细查阅伤残者的病历记录外，还可以使用简单、可靠及有效的筛选工具。如由美国运动医学会（American College of Sports Medicine PAR-Q）所提倡的进行体力训练前的问卷（physical activities readiness questionnaire）。在每项模拟工作评估之前必须完成 10~15 min 的热身运动；评估前后测试血压、心率以及观察工伤伤残者反应，如伤残者是否感觉很用力、呼吸困难以及脸色苍白等；在评估前需要向伤残者讲解清楚工作模拟评估的目的和意义以及注意事项；对于各种疾病受伤早期的患者，血压高、心功能较差的患者需要慎重安排，特别注意一些危险的警告信号。在模拟工作评估的过程中，如果伤残者出现不安全姿势、病情不稳定、要求停止、脸色苍白、呼吸困难、达到最大负荷、完成任务等情况需立即停止模拟工作评估，让其休息或者进一步医疗处理。

第三节　职业训练

根据国际劳工局的定义，职业训练为"某一经济活动行业内，因就业需要，传授就业所需的技能与知识训练。训练内容包括机器工具之使用、维护；原料、半成品、货物之运销、储存技能与相关知识"。此外职业训练包括了各种经济阶层，各种活动及各种技术与责任层面，广义的职业训练泛指教育范畴以外，对准备就业或已就业者所举办的职业准备、专业技能和转业训练。因此职业训练可谓是针对就业者与社会之需要，养成或增进就业者就业能力的一种系统训练历程。根据德、日、韩各国职业训练的定义与观点，主要仍是以在职职工或准备就业的职工（包括失业、工伤及残疾等）为对象，实施弹性期限专业技术训练。在国内，关于职业训练，目前没有统一的分类，一般来说，其内容包括工作重整、工作强化训练、技能培训等内容。部分国家及地区将工作重整也归类为工作强化训练，而将技能培训与职业训练并列。

一、工作重整

工作重整（work conditioning）是指专门针对工作对身体功能的要求而重建服务对象的神经、肌肉、骨骼功能（肌力、耐力、活动性、柔性、运动控制）和心血管耐力等功能的训练。工作重整的目的是通过重建患者的身体功能而达到重返工作的目的。工作重整一般始于伤后 3~6 周，即损伤基本愈合以及病情基本稳定，每周 3~5 次，每次 2~4 h，通常进行 4~8 周。

工作重整与一般康复训练的不同之处在于工作重整侧重于与就业或工作相关的身体功能，而非针对日常生活或休闲活动所要求的功能。而与工作强化训练的区别在于工作重整主要在伤病的早期阶段,针对的是与工作有关的身体功能,但并不直接针对工作进行训练。

二、工作能力强化训练

工作能力强化训练(work hardening training)是指通过循序渐进的具有模拟性或真实性的工作活动来逐渐加强患者在心理、生理及情感上的耐受程度,继而提升他们的工作耐力、生产力及就业能力。工作能力强化侧重于与实际工作密切相关的劳动和生产能力(如速度、准确性、效率)、安全性(遵守安全法则和使用安全性设备的能力)、身体耐力(耐力、重复性工作的能力)、组织和决策能力。

工作能力强化的基本特点是利用真实或模拟的工作活动,以分级的方式,经过一定时间的治疗和训练逐步重建病伤残者与实际工作相适应的工作能力。工作强化的治疗时间一般是6周左右,每周3~4次,每次1~2 h。也可以根据每个人的具体情况制订针对性的训练和治疗时间。

工作能力强化训练包括工作强化、工作模拟训练、工具模拟训练和工作行为训练、现场工作强化训练等方面内容。

(一)工作强化

工作强化的目的是集中提升工作能力,以使工人能够安全、有效地重返工作岗位。工作强化常用的方法及器具包括如下。

(1)指导方法:指导受伤工人运用合适的方法(例如正确的姿势、人体动力学原理、工作方法调整等)来克服疼痛等症状或不适对工作过程的干扰。

(2)计算机或自动化的器材,例如BTE工作模拟器。

(3)一些能模拟实际工作所需的体能要求的器材,例如模拟工作台、多功能组装架等。

(二)工作模拟训练

主要是通过一系列的模拟性或真实性的工作活动来加强患者的工作能力,从而协助他们重返工作岗位训练。

1. 常用的器具 ①运用各种不同的工作样本来模仿患者在日常工作中的实际要求,最常用的是Valpar工作模拟样本。②计算机或自动化的工作模拟器。③运用各种不同的模拟工序,如电工或木工,来尽量模拟实际工作上所要求的工序。④与雇主联系,安排他们到实际的工作场地及岗位进行训练。

2. 模拟工作站 模拟工作站是特别为工人设计的不同工作模拟场所,如搬运工、木工、金工等工作场所。从实际或模拟的环境,来评定及训练患者的工作潜能及能力,使其能够面对一般工作上的要求。模拟工作站包括一般工作站和行业工作站。

(1)一般工作站 包括提举及转移工作站(不同姿势体位)、提举及运送工作站(平滑路面步行,崎岖路面步行)、组装工作站、推车工作站等。

(2)行业工作站 包括建筑工作站(粉墙、翻砂、铺地板、铺砖)、木工工作站、电工工作站、维修工作站、驾驶工作站、厨师工作站、文职工作站、护理工作站、清洁卫生工作站等。

(三)工具模拟使用训练

治疗师安排患者使用一些手动工具,如螺丝刀、扳手、手锤、木刨、钳子等,患者通过使用实际工具或者模拟工作器具,可以增加工具运用的灵活性及速度。通过工具模拟使用,可以协助患者重新寻找原工作中工具使用的感觉,有利于患者重新建立"工作者"角色。

(四)工作行为训练

此训练集中发展及培养患者在工作中应有的态度及行为,例如工作动力、个人仪表、遵守工作纪律、自信心、人际关系、处理压力或控制情绪的能力。训练中也会教患者一些良好的工作习惯,例如在工作中应用人体功效学原理,工作模式及程序的简化。

三、现场工作强化训练

现场工作强化训练(on-site therapy)通过真实的工作环境及工作任务训练,重新建立受伤工人的工作习惯,提高工人受伤后重新参与工作的能力,协助工人尽早建立"工作者"角色,使公司能够更早、更妥善地接纳伤病者,减少社会资源的浪费。现场工作强化训练内容及流程包括如下。

（一）现场工作评定

进行现场工作强化训练前首先进行现场工作评定以便制订现场工作强化方案。现场工作评定前需要了解的信息包括：①服务对象的身体情况及功能康复情况；②就业意愿及期望；③用人单位的态度；④用人单位的性质及相关制度,尤其是公司已经实施的有关职业健康和安全的项目；⑤现场训练中将能够安排的工作内容、工作岗位。

现场工作评定需要了解和观察的内容包括：①工作的流程及方法；②工作需使用的工具、机器设备；③工作环境；④工作过程中人体工效学风险因素；⑤公司可以提供的资源协助。

完成现场工作评定后,治疗师可以根据评定结论及建议来确定在公司内进行的现场训练,并由治疗师制订现场工作强化训练方案,筛选出会产生受伤风险的工作任务。

（二）选择训练设备和空间

重体力的工作任务容易发生腰背、肩关节和膝部等受力较大的部位损伤。而工作强度较轻的生产行业（如生产线上装配零件）则有上肢累积性损伤的风险。这些风险因会影响现场治疗所使用的设备和空间。治疗师需要利用机器设备和工作空间来评定工作所涉及的身体能力要求。当然,也可以使用临床上常用的秒表、握力计、推拉力、卷尺、磅秤等工具进行评定。无论在工作现场还是在门诊部在职业康复中有一个很重要的原则是关注功能,治疗师需把关注点放在提供给伤残者工具从而使他们提高管理自己健康的能力。

现场工作强化尽量使用服务对象所熟悉的工具,尽量少用传统的医院内使用的康复器材。为工作行为教育提供独立空间是很重要,例如,利用会议室的空间或休息室都是不错的选择。

（三）实施现场工作强化训练

根据服务对象工作内容的不同,选择在真实的工作环境中进行工作强化训练。治疗师将选出工作流程中关键性的工作任务,或者服务对象未能完全符合要求的工序,通过安全筛选后进行训练。训练内容包括体力操作处理、设备使用、工作姿势及方法、操作耐力和同事协作等。训练强度需要遵循渐进式增加的原则,重视训练过程中反馈。

通过真实的工作环境、工作考勤制度及工作任务训练,提高服务对象实际操作能力,更有利于其重新适应各种工作。现场强化训练要求遵守公司的正常作息制度,治疗时间通常建议安排为全职或半日的工作训练重新适应工作。现场工作强化时间因个体差异及工作情况有所不同,但每个训练疗程至少持续1周以上。

（四）受伤的管理及预防

主要通过工作行为教育进行受伤管理及预防,防止再次受伤,包括针对广大工人群体的工伤预防服务。受伤管理服务包括肌肉骨骼系统评定、训练计划和工作行为教育。另外,也包括现场的功能性能力评定、现场工作分析评定、工作强化训练及工作适应等服务。在一些案例中,治疗师也能提供个案管理服务,从而作为公司、医护人员、社保及工人之间的协调人员。

(五) 工作安置

现场治疗后,为用人单位及服务对象提出工作调整建议或转换工作岗位建议是协助工人安全返回工作岗位的一个重要项目。服务的提供可能因不同的公司而不同,但是常常包括传统的评定及治疗服务,另外涉及个案管理、现场工作评定、工伤预防、工人宣教、工作调整等工作内容。

第四节 职业培训

职业培训是指围绕病伤残者所希望的职业目标,在技能、工作速度和效率、职业适应性等方面所进行的培训。职业培训可促进残疾人(尤其是先天性残疾和长期残疾者)掌握必要的职业技能、建立自信、提高就业意愿、尽快融入社会。是开发残疾人潜能和促进残疾人就业的有效措施和方法。主要在残联和民政部门进行,近年兴起的工伤康复也开展了部分职业培训项目。

一、职业培训的内容

1. 基础文化培训 掌握一定的文化知识是学习和从事一定职业的必要条件,也有助于提高残疾人的整体素质。我国残疾人文化程度普遍偏低,据2006年第二次全国残疾普查结果,15岁及以上残疾人文盲人口(不识字或识字很少的人)为3591万人,文盲率为43.29%。为了提高职业培训的效率和质量,进行基础文化教育是十分必要的。

2. 专业技能培训 指为提高职业技能所进行的培训,针对特定的工作或工种进行专业培训,如盲人按摩技能培训、家电维修培训、文员培训、电脑培训(打字员、动漫制作、文书等)、印刷培训、手工艺制作培训、清洁培训、家政培训等。专业技能培训往往需专业的人员才能完成,治疗师很难完成这部分工作,因此通常需要转介到专门机构进行。

3. 职业道德培训 职业道德是从事某一职业所必须遵守的道德准则,是从事职业活动中的行为准则和规范。培训内容包括价值观、劳动观、择业观、法制观念、信誉观念、服务意识、质量意识、劳动纪律、人际关系等。

二、职业培训的方法

1. 操作法 指主要在实际操作中边学习边操作的方法。如电脑培训,由老师边讲边示范,学员在听课的同时进行电脑实际操作。

2. 模拟训练法 指在模拟的环境中进行的培训,如理发师培训,先在假的模特的假发上进行模拟操作。

3. 生产实习法 在实际工作环境中,按照实际工作的流程和规范所进行的培训。如理发学员在模拟训练后,技能达到相应的水平就可进行实习操作。

4. 模块式技能培训法 模块式技能培训法(modules of employable skill, MES)是国际劳工组织20世纪70年代所开发的方法。其特点为用时短、效率高、成本低,用最少时间和费用取得最佳的培训效果。这种模式注重将一项工作严格按照工作规范和实际工作程序划分成若干个相对完整的工作部分(即模块),强调在实施一项职业(或岗位)培训前首先进行严格的工作分析,并根据所列出的模块分析完成每个模块所需具备的技能,依此为培训目标和依据来开发培训大纲和教材,形成不同的培训模式。受训者根据不同职业技能模式,选取组合培训课程,使整个培训像一个积木组合式的教学形式。

5. 以能力为基础的教育模式 以能力为基础的教育(competence-based-education, CBE)是

20 世纪 60 年代加拿大开发的方法。是当前西方国家职业教育中较流行的模式。CBE 模式强调受训者行业的需求和受训者在学习过程中的主体作用。其特点为:以从事某个专项职业能力作为培养目标和评价的标准,强调受训者的自我学习和自我评价。

第五节　工伤预防

职业康复的目的不只是恢复就业能力和重返工作岗位,还要预防再次损伤,尤其是工作原因所造成的损伤(工伤)十分重要,职业健康和工伤预防是维持一份职业的基本保证。

一、工伤预防

工伤预防是采用管理和技术等手段事先防范职业伤亡事故以及职业病的发生,减少事故及职业病的隐患,改善和创造有利于健康的、安全的生产环境和工作条件,保护劳动者在生产、工作环境中的安全和健康。

(一)工伤原因

要进行工伤预防,首先应了解工伤的原因,常见的工伤原因包括人、物、环境 3 个方面的因素。

1. 人的不安全行为　常为麻痹大意、违规操作、疲劳作业、劳动时间过长、操作时注意力不集中、思想过于紧张、业务技术素质低、操作不熟练以及监督检查不够等。

2. 物的不安全状态　常为设计不当致机械设备不符合安全要求、机械故障、防护及安全装置失灵等。

3. 环境的不安全因素　如场地狭窄、地面不平、场地设备布局不合理、噪声干扰、照明不良、通风不畅、温湿度不当等。

(二)工伤预防的基本措施

(1)从思想上重视工伤预防。
(2)建立和健全工伤预防制度。
(3)制订应急预案,做好安全防范工作。
(4)加强安全检查和安全监测。
(5)强化安全确认制度。
(6)加强安全教育进行"三不伤害"教育,即不伤害自己、不伤害他人、不被他人所害。
(7)开展作业标准化工作。
(8)加强工伤事故的管理工作。
(9)加大安全投入。

(三)工伤预防流程

(1)预见及找出潜在的健康危害。
(2)进行工伤风险评定。
(3)设立控制措施。
(4)检查和落实。

(四)工伤控制措施

1. 行政控制
(1)购买工伤保险　保障职工的合法权益。

(2)安全培训　除上岗前严格进行安全培训外,还应定期培训、检查和演习,特别是工伤风险较高的行业,应制订应急预案并定期检查和落实。

(3)定期体检　应每半年或一年对工作人员进行体检,早期发现职业病风险并及时进行干预。

(4)工作调配　减少高风险工作时间,给员工足够的时间休息。

(5)完善安全设施　定期检查防火及电力设施,提供足够的清洁及消毒用品等。

(6)健康教育　进行大众健康教育,使员工养成健康的生活方式和安全高效的工作习惯。

(7)预防接种　如注射疫苗等。

2.工程控制

(1)替换有害工具设备和材料　更换工伤风险较大的设备,使用安全的工具和设备,使用无毒材料代替有毒材料等。

(2)隔离　出现工伤风险或紧急情况时将有危害的机器或工序隔离,或将工作人员进行隔离。

(3)改变工序　如使用自动化设备,减少手工操作。

(4)清除污染源　如使用通风系统,局部抽气等。

(5)个人防护　规定员工必须使用适当的个人防护用品以保障个人安全,如使用安全带、头盔、手套、口罩、工作服、防护眼镜等。

二、工作风险评定

工作风险评定是指检查工作环境中潜在的问题,减少职业病及意外的发生,是工伤预防最基本的措施。

(一)风险评定的方法

1.预测工作风险　整理出工作环境或工作步骤中可预见的风险情况,回忆或参考已有资料和教训,及直接观察均有助于预见工作风险。

2.工作环境中的风险评定　可利用专门的工作环境风险评定表逐项评定工作环境中潜在危险,必要时还需要询问一些工序上的工人,了解工作环境情况。

3.工作程序中的风险评定　对每个工序中可能的危害进行检查,将生产程序及布局以流程图画出,标明每个程序或环节中可能存在的风险。

(二)工伤风险评定的步骤

1.找出潜在的危害　通过巡视工作地点,找出可能引起危害的环境或工序。一些相关的工作指引、工伤数据、意外伤病的记录都可帮助评定工伤风险。

2.确定易受伤害人群　评定风险可能对哪些人的安全和健康构成危害,以及损害的程度。

3.评定风险程度　评定危害的程度并进行风险分级,根据评定结果做出适当的改进措施并制定相应预案。

4.记录结果　记下已发现的比较严重的危害并做出结论,及时进行适当的处理。记录应清楚列明存在的风险、易受影响人群、风险程度、预防措施等内容。

5.检查及复查评定　经常复查评定结果,发现新的问题或风险,持续改进以达到降低风险的目标。

(三)工伤风险评定的内容

风险评定的内容主要包括工作环境中工伤风险的评定和工作人员工伤风险评定。

1.工作环境中工伤风险评定的要点

(1)光线照明是否充足　除一般照明外,还应考虑不同时间或不同天气情况下照明是否足够。

(2) 通风情况　是否增加自然通风、合理使用抽气扇、定期清洁抽气扇。

(3) 物料存放是否合理　物料不可堆积过高，避免将材料直接放于地面上，应用储物柜或多层货架以节省空间，工具设备摆放场所固定，工具材料贴上适当标签（特别是化学制剂）。

(4) 消防安全　保持消防通道畅通，消防设备及防护设备齐全，保持地面干爽，有明显的消防标识。

2. 工作人员工伤风险评定要点

(1) 工作安全意识　检查工作人员是否有良好的安全意识。

(2) 良好工作习惯　良好的工作习惯是安全和效率的保证，观察工作人员工作过程中是否保持良好的习惯，如是否按要求佩戴手套、口罩、安全帽等防护用品。

(3) 安全教育及安全检查　是否定期进行安全教育及安全检查。

(4) 人体工效学处理　评定工作姿势和动作是否符合人体工效学要求。

本章小结

职业康复是作业治疗的重要内容之一，职业康复训练主要是就业或工作相关的身体功能的恢复，对伤残者的身体和心理功能有更高要求。对病伤残者进行的技能训练是一个结构严谨、内容全面、目的明确、个体化的康复训练和治疗项目，目的是最大限度地恢复和增强病伤残者重返工作的能力，而且这种训练是针对性的、个体性的。由于适合伤残者的工种纷繁复杂，在实际临床上应具体问题具体分析。不同的伤残者，应该根据其现有的自身条件，结合既往的工作史和兴趣爱好，进行科学系统的评估，制订相应的职业技能训练目标和计划，进行职业康复训练。职业康复不是简单的工作安置，是一项复杂而系统的工作，应全面了解职业康复的评价方法、就业心理、就业态度以及职业康复指导方法和职业适应性方法。

（王小井）

思考题

一、单项选择题

1. 帮助患者制订一个重返工作岗位的计划和去向，属于下面哪个环节
   A. 职业评定　　　　　B. 职业咨询　　　　　C. 职业培训
   D. 就业指导　　　　　E. 职业康复

2. 下列哪一项属于工作康复的最终目的
   A. 恢复生活自理能力　B. 回归家庭　　　　　C. 回归社区
   D. 重返工作岗位　　　E. 重返体育运动

3. Valpar 系列工作评定样本中的 VCWS9 是评定哪方面的
   A. 力量　　　　　　　B. 关节活动度　　　　C. 视觉分辨水平
   D. 注意力　　　　　　E. 耐力

4. Valpar 系列工作评定样本中 VCWS19 是评定哪方面的
   A. 综合身体能力　　　B. 关节活动度　　　　C. 视觉分辨水平
   D. 注意力　　　　　　E. 耐力

5. 以下除哪一项，均可以用 Valpar 系列工作评定样本中的 VCWS1 进行评定
   A. 力量　　　　　　　B. 关节活动度　　　　C. 协调性

D. 手部精细动作　　　　E. 平衡性

6. 下列哪一项属于工作分析的内容
   A. 工作目的　　　　　　　　　　B. 不确定工作的程序和具体步骤
   C. 确定工作中的制度　　　　　　D. 明确工作对工人体能和技能的要求
   E. 分析工伤保险条例和政策

7. 在工作能力的评估过程中,如果一名工伤工人能在约 20 min 时间内完成持续搬运约 4.5 kg 的重物而无明显身体不适,可以推测该名工人重返工作后能从事的工作强度对身体的要求相当于下列中的哪项
   A. 静坐　　　　　　B. 轻体力　　　　　　C. 中等体力
   D. 重体力　　　　　E. 非常重体力

8. 以下哪一项属于职业评定的内容
   A. 患者的家庭资料　　B. 身体功能评定　　　C. 就业政策
   D. 社会制度　　　　　E. 职业规划

9. 患者,男,45 岁,半年前因车祸伤造成脊髓损伤,经康复治疗后,目前患者恢复良好,但因二便障碍(程度不重),故有自卑感,为回归工作岗位,目前职业康复最应解决什么问题
   A. 运动功能　　　　B. 心理功能　　　　　C. 社会功能
   D. 二便障碍　　　　E. 感觉功能

10. 患者,女,27 岁,数月前因从高处跌落,造成左上肢桡骨骨折,不能伸腕伸指,但患者想通过康复,从事流水线装配工作,请问治疗师应关注什么训练
    A. 坐位平衡　　　　B. 手指灵活性　　　　C. 肌力
    D. 运动功能　　　　E. 感觉功能

11. 患者,女,40 岁,经过康复治疗后欲重返工作岗位,下列哪项属于心理行为矫正
    A. 针对患者的文化再学习　B. 对患者进行家庭咨询　C. 指导患者自我调节
    D. 职业指导　　　　　　　E. 要求患者职业治疗

12. 对于有望回到原单位原工作岗位的工伤工人,进行的主要职业康复方法为
    A. 职业技能培训　　B. 职业咨询　　　　　C. 工作强化训练
    D. 文化水平培训　　E. 职业道德培训

二、简答题

1. 职业康复的工作内容包括哪些?
2. 简述工作现场评估需要的注意事项。

第十一章 作业治疗记录的撰写

★ 教学目标
1. 掌握作业治疗记录撰写的内容、指导原则及作业治疗文件记录的分类,SOAP格式下的初始评估记录和治疗进展记录的书写。
2. 熟悉SOAP格式下初始评估记录和治疗进展记录中常见的错误形式。

第一节 内容和框架

一、作业治疗师所做的评估

作业治疗师对每一位患者都必须做初始评估以及治疗结束时评估。在治疗期间,根据患者接受作业治疗时间的长短再做一次或多次的评估。作业治疗师按照评估结果完成作业治疗文件记录的资料的收集和整理。

二、作业治疗文件记录分类

作业治疗文件记录根据作业治疗的不同阶段分为初始评估记录、进展记录、治疗期间评估记录和结束记录。

1. 初始评估记录 初始评估记录是当作业治疗师初次见到患者时所做评估的记录。
2. 进展记录 进展记录是治疗过程的记录或者是提供给患者干预的记录,是作业治疗师再检查及再评估的记录。
3. 治疗期间评估记录 治疗期间评估记录是治疗过程中,作业治疗师再检查及再评估的记录,与进展记录基本相似。
4. 结束记录 结束评估记录是患者在医疗中的最后评估及最后记录。

三、记录撰写的指导原则

作业治疗文件记录撰写的基本原则是:准确,简洁,清晰,及时,不允许涂改和伪造,标点符号正确,避免谈及自己,记录完成后要及时签名并注明职称与日期时间,使用专业术语的缩写词记录。

四、作业治疗记录格式

国际上最常用的记录格式是SOAP格式。SOAP是英文首字母的缩写,这4个字母分别代表患者信息的4个部分。S即subjective,指主观资料;O即objective,指客观资料;A即assessment,指对患者的评估;P即plan,指计划。

第二节　初始评估记录

初始评估记录是当作业治疗师初次见到患者时所做的评估记录。本节主要介绍以 SOAP 格式评估记录的文件撰写。

一、主观资料

主观资料(subjective data)记录又称 S 区记录,作业治疗人员在每次见到患者时,通过询问患者、患者家属或照顾者告诉治疗人员关于患者疾病的症状及功能障碍的表现、病史或患者的目标。在主观记录区,作业治疗师应侧重记录影响作业活动的症状及功能障碍的叙述。

1. 记录内容　主观资料记录包含的内容有以下几个方面。①医疗史:关于患者的既往史和现病史。包括既往的健康状况、发病后的全过程及期间接受治疗的信息等都应被记录下来;②社会史:包括生活方式、个人情况、居家环境、工作任务、学校需求及休闲活动。治疗师与患者会谈,以了解这些情况并协助患者拟定治疗目标或帮助改变不良生活习惯而导致的各种疾病;③情绪或态度:治疗师记载患者在做检查时的态度或情绪状态。包括能否积极配合或者一些情绪问题;④目标或功能性的结果:目标或功能性的结果是由患者及作业治疗师在初始评估时就设定好的;⑤功能的等级:初始检查者描述患者在检查时功能的程度;⑥特殊情况的描述:初次评估时,患者是否有一些特殊情况,如是否有冠心病或安装心脏起搏器等。

2. 撰写要求

(1)使用动词　在记录主观资料时,常常会使用动词来让读者知道这些信息是由患者所提供的。比较常用的动词有:表示、描述、否认、陈述等。在记录中不必一再重复患者这两个字,只要用一次就可以假定此部分的所有信息均由患者所述。例如:患者表示曾经在家跌倒过,感觉右踝关节有"砰砰"声,否认有其他疼痛或头晕症状,否认之前用过腋杖。

(2)引用患者自己的话　有时解释患者的障碍时,直接引用患者的话是最恰当的。例如:患者存在记忆力障碍,但其经常表示"我妈妈要来接我离开这里"。患者今年已 85 岁。

(3)由其他人处得到的信息　相关信息由家属或照顾者所提供的,患者不能提供相关的信息,特别是痴呆症、语言功能障碍、昏迷或婴幼儿等类型的患者,在记录主观资料时要先说明是谁提供的,并且说明为何患者不能自己提供信息。例如:以下信息均由患者的母亲提供,患者现处于婴幼儿时期。当信息同时由患者本人及他人所提供时,要特别注明信息的来源。例如:李太太表示她今天不必为她先生穿上鞋子。李先生表示今天是他自脑卒中以来,第一次不必要求他人协助穿鞋。

3. 记录举例　表 11-1 是治疗师在第一次接诊 2 岁脑性瘫痪患儿小红时的记录。

表 11-1　初始评估主观资料的记录举例

临床诊断:痉挛型脑性瘫痪
作业治疗诊断:RUE&LE(右侧上下肢)肌张力增高,同龄幼儿水平的游戏和活动受到限制
S:患儿年龄小,以下信息由患儿母亲提供,5 个月大时发现患儿右手握拳,8 个月大时上肢多蜷缩状态,手部握拳,不能自主抓握喜欢的玩具,没有提醒的情况下都是使用左手,摔倒时右手不撑地保护
记录时间:2018 年 5 月 9 日

4. 常见错误　主观资料撰写最常见的错误是所记载的信息和患者问题、诊断及治疗都不相

关,只将主观资料局限在有关的信息是件不容易的事。如上述例子的另外一种记录,见表11-2。

表11-2　初始评估主观资料记录的错误模式举例

临床诊断:痉挛型脑性瘫痪
作业治疗诊断:RUE&LE(右侧上下肢)肌张力增高,同龄幼儿水平的游戏和活动受到限制
S:患儿母亲表示患儿不喜欢使用右手,出生时没有发现上肢异常,5个月大时发现使用左手抓衣服、挠头、抓玩具,右手握拳,表示看医生检查是否存在问题,患儿奶奶则表示没有问题,8个月左右发现右侧上肢蜷缩,紧贴肚子,患儿母亲带患儿到妇幼保健院的儿保科查看,儿保科医生建议转到康复科就诊
记录时间:2018年5月9日

二、客观资料

客观资料(objective data)记录又称为O区,指由专业训练的作业治疗人员再次加工或是加以确认的客观信息。这些信息由测量、测验及观察得到,它必须以功能性动作或活动的术语来描述。

1. 记录内容　客观资料包括两个方面的内容:①评估及测验的结果;②患者功能的描述。
2. 撰写要求

(1)评估和测验的结果记录　不同阶段的评估和测验的结果及目标记录应一致。初始测量和测验时,必须清楚地写出是在测验或评估什么,以及患者的体位、姿势、评估的分数等,因为在初始评估、进展记录/治疗期间记录及结束记录中,作业治疗师要重复在初始评估中所做的测量及测验,这些重复的测量和测验必须和初始评估中的操作步骤相同和方法相同。

一般采用标准化量表或工具评估功能,有许多评估量表使用时有一定的步骤、清楚的指令及完整的评分方法。例如:改良Barthel指数、Fugl-Mayer上肢功能评估表、日常生活活动分析评估表等,记录时应有体现。

(2)患者功能的描述　作业治疗师借功能描述来说明患者的情形。描述患者功能时需要包括以下信息。①功能,例如:站立、行走、上下楼梯、坐站转移、抬东西、打扫、抓握等;②描述在执行功能时要包括其动作的质量,例如:负重很平均、动作平稳、正确的人体力学、速度等;③需要协助的程度,例如:活动范围由独立、口头提醒;触觉引导、监督;最低程度、中度、最大程度的协助;依赖等;④描述所需的辅助,例如:穿衣辅助、矫正器、支撑物、扶手、轮椅、协助性辅具;⑤距离、高度、长度、时间、重量,例如:3 m、100 cm、6 min、厨房标准高度的柜子顶层、地板至桌子;⑥环境的状况,例如:平地、地毯、昏暗的灯光、室外、斜坡;⑦认知状态及任何并发因素,患者了解、依照指令的能力,需监测血压状况等;⑧治疗过程中的心理行为状态,例如:躁动、嗜睡、焦虑、强迫症等。在评估表中所描述的患者功能及评分,都可以作为患者功能性能力的描述。

3. 记录举例　表11-3是治疗师在第一次接诊5岁脑性瘫痪患儿小花时的记录。

表11-3　初始评估客观资料的记录举例

临床诊断:混合型脑性瘫痪
作业治疗诊断:四肢肌张力障碍,造成步态不稳及无法独立进行ADL
O:行走时全身晃动,重心偏向左侧,从卧室到卫生间(4 m),瓷砖地面,需1人最小辅助以保护安全
记录时间:2017年8月18日

4. 常见的错误　常见的错误情形是评估或测验的结果遗漏,见表11-4。

表11-4 初始评估客观资料记录的错误举例

临床诊断:痉挛型脑性瘫痪
作业治疗诊断:右侧上下肢肌张力增高,造成部分ADL受限
O:右肩关节屈曲100°,外展60°,外旋70°,内旋30°;前臂旋前90°,旋后-20°;腕关节尺偏35°,桡偏25°

这个记录的错误包括:①没有记录测量的起始点;②活动度是被动还是主动。

三、分析记录

分析(analysis)记录又称之为A区,记录治疗师对主观及客观记录区中所获资料进行解释、判断,得出结论形成功能诊断并设定功能性治疗结果及目标。

1. 记录内容 ①功能诊断:作业治疗问题即为作业治疗诊断,包括受限的作业活动范围和影响因素;②目标及治疗结果:患者及作业治疗师共同制订所要达到的功能性治疗结果及预期目标。目标应显示出和患者功能限制有关的损伤及治疗结果,或是其寻求治疗的原因。目标包括长期目标和短期目标。

2. 撰写要求

(1)撰写诊断 按美国作业治疗学会的模式,作业治疗功能诊断主要由受限的作业活动范围和影响因素组成(表11-5)。

表11-5 常见作业治疗的问题

1. 由于右上肢肌张力增高,患儿需要中等量帮助才能完成学校课堂的剪纸活动
2. 由于肌肉无力,患者无法完成体操课中的跳跃动作
3. 肩关节屈曲末端剧烈的疼痛,使患者无法完成上肢高举过头穿衣的活动

由作业治疗而改善的一些常见功能障碍有:床上移动、坐站转移、穿衣、洗澡及如厕转移等活动困难。要正确区分病变、损伤和功能上的限制(表11-6)。

表11-6 病变、损伤和功能限制的关系举例

患儿李某某因出生大脑缺氧引发脑部损伤,右侧上肢肌张力增高,使得她手指及腕关节活动受到限制,不能独自捏起小物品及全掌抓握小物品,影响日常生活活动

此例中,患者病变为脑部损伤;损伤为右侧上肢肌张力增高、手指及手腕关节活动受到限制;功能上的限制为不能独自捏起小物品及全掌抓握小物品;活动障碍为影响日常生活活动。

(2)撰写功能性治疗结果及目标 撰写时必须包含可评定功能动作表现及其标准,以及预期完成目标的期限。可评定的标准是治疗结果及目标中最重要的部分。动作或表现可以用不同的方式来评定。标准包括:肌力的等级、关节活动的角度、适当的姿势、正确的技巧、需协助的等级、所需的辅助、疼痛的等级及步行的距离等。

当评定指出某种损伤时,应同时描述影响损伤后功能改善的限制因素。因此功能改善的描述就成为另一种评估是否完成的目标方法。

以下举例中的目标和损伤后的情况与功能上改善的限制有关,见表11-7。

表 11-7 初始评估目标的记录举例

1. 在 2 周内,前臂旋后的角度达到 0°,全掌握笔时笔尖可朝向纸张
2. 在 1 周内,患儿双侧上肢肌力得到改善,在俯卧位下可完成手支撑,并能完成一侧手支撑另一侧手向前够取物品

3. 记录举例　5 岁 2 月的小朵,正在接受作业治疗师提供的作业训练,她的妈妈照顾她,见表 11-8。

表 11-8 初始评估目标记录举例

临床诊断:痉挛型脑性瘫痪
作业治疗诊断:右侧上下肢肌张力增高,轻度依赖他人
长期目标:小学开学前(12 个月)
1. 改善右侧上肢屈肘、屈腕、尺偏的异常姿势
2. 右手为辅助手,协助左手完成与书写、打开书包等一系列与上学有关的活动
短期目标:
1. 在 2 周内,患儿在作业治疗师的提示下,双侧上肢高举过头顶击掌,且有掌声
2. 在 1 个月内,在右手辅助下独立完成打开书包和铅笔盒
3. 在 1 个月内,坐位下,右侧上肢主动前屈 170°,肘伸展达到 0°

四、干预计划

干预计划(plan)又称为 P 区,患者在治疗过程中接受的所有干预措施。这些干预措施可能有一个或者多个,目的是达到每一个短期目标。在这个记录区中治疗师要对治疗措施给予详细的记录。

1. 记录的内容　患者的治疗是针对作业治疗诊断,包含 3 个部分。①对患者功能障碍采取的作业治疗活动或干预;②描述达到目标及治疗结果所用的功能性训练活动;③患者每天或每周接受治疗的频率。

2. 撰写要求　作业干预计划的记录应尽可能详细,包括治疗地点、治疗的种类、持续的时间、治疗的频度(次数 1 d 或次数 1 周)、治疗总的次数或疗程、治疗的注意事项、签名和日期等。作业治疗师要撰写列在计划中的每个活动及干预的理由。

3. 记录举例　应用举例见表 11-9。

表 11-9 初始评估干预计划的记录举例

临床诊断:LCVA(左侧脑血管意外)
作业治疗诊断:右侧上肢肌力降低,无法独自进食
长期目标:在 2 个月内可独自完成进食
短期目标:
1. 在 1 周内,右侧上肢可以够取眼前的某样物品
2. 在 2 周内,右侧上肢举过头顶够取某样物品
3. 在 4 周内,腕关节背伸达到 10°
4. 在 8 周内,学习使用辅助勺,在家人看顾下独立进食
干预措施:
1. 建立肩、躯干的稳定性,增强右侧上肢肌力
2. 在高处悬挂物品,每次够取 10 个,每天 10 次,随侧上肢功能恢复情况,酌情增加够取个数
3. 物理因子治疗:神经肌肉电刺激肱三头肌、腕背伸肌群
4. 家庭宣教:所有活动在右侧进行,增加右侧感觉输入,并提高右侧上肢的使用率

第三节　治疗进展记录

治疗进展记录是作业治疗过程中提供给患者干预的记录或治疗过程的记录,是作业治疗师再检查或再评估的记录。在进展记录中的信息可以证明在初始评估报告中所列出的治疗计划是否适当、是否被完成及是否有效。由于所记载的治疗进展是针对完成初始评估报告中的目标及治疗结果,因此是医疗保险给付及医疗质量的重要证明。

在以问题为导向的医疗记录中,患者的诊断及问题可作为进展记录的开始,其框架与初始评估记录相同,有关进展记录的SOAP格式文件撰写,简介如下。

一、主观资料

在进展记录中关于主观资料的书写,治疗师在需要更新原有资料时,需记录主观资料。故在治疗期间,作业治疗师应通过聆听注意到和治疗效果、完成目标及治疗结果相关的信息,同时应该将所听到的任何不在医疗记录当中但有可能与治疗效果及提高作业治疗质量有关的信息记录在进展记录主观资料中。

1. 记录的内容与要求

(1) 医疗史　在治疗期间聆听任何先前没有记录但却与患者治疗有关的医疗史信息,并且将此信息记载在此。

(2) 社会史　生活方式、个人状况、居家环境、工作任务、学校需求及休闲活动同初始评估记录项目,但要聆听任何先前没有记录但却会影响患者治疗的信息并记载下来。

(3) 情绪或态度　患者有可能在初始检查时并没有对作业治疗师表现他们的真实感觉,同时患者的态度可能在治疗期间有改变,作业治疗师必须对这些改变有所警觉并找到影响的原因。

(4) 目标或功能性结果　在治疗过程中患者的目标很有可能根据病情的发展而发生改变,最初的目标达到时,将会要求患者重新制订一个新目标。

(5) 特殊情况的描述　在治疗时,不寻常的情况可能显示患者生理状况的改变,或者是治疗有效或无效的表现,也有可能是这段时间内患者服用某种药物所造成的。

(6) 对治疗的反应　患者对治疗反应信息的记录可以指导治疗计划和影响目标的制订。

(7) 功能等级　患者对其功能程度的描述,可以帮助作业治疗师评估患者的进展情况或是对治疗的反应。

2. 记录举例　患者表示"我不要做治疗,我只想回家"。拒绝治疗1周,没有进步。

3. 常见错误　进展记录中常见的错误是所记载的信息与患者的问题、诊断及治疗都不相关。

二、客观资料

客观资料在进展记录中的信息是由再测量、测验及观察得到的,必须以功能性动作或活动的术语来描述。

1. 记录的内容　①再评测及测验的结果;②患者功能的描述;③记录所提供的干预;④作业治疗师对患者的客观观察;⑤治疗次数的记录。

2. 撰写要求

(1) 原则　在进展记录中客观资料的撰写应遵循以下具体原则:①重复初始检查时所做的测验及评测,记录患者治疗后的反应;②记录结果使读者能很容易地和初始检查、之前的检查报告或记录中的结果相比较;③描述患者功能表现的文字应通俗易懂,使读者能清楚知道其功能状况;④在描述所提供的干预时,要有足够详细的说明,使得其他的治疗师可以重复相同的干预;⑤包含每个干预的目的及患者的反应,此信息将对找出最有效治疗步骤的研究有所帮助;⑥包括任何提供给患者的书面材料的复印件,曾提及、提供或销售给患者的任何器具,都应记录在案。

（2）再评测和测验的结果　所有在初始评估中所记录的活动,特别提出的部分,以及所记录的治疗结果及目标,均应重新评估并记录在进展记录、治疗期间评估记录及结束评估中。作业治疗师重新评估在初始评估中所做的测量及测验,从而得知患者进步情况。这些重复做的测量及测验必须和初始评估中的操作步骤和方法相同。此外,记录的方法必须是相同的。例如:在初始评估记录中的测量是用厘米作记录单位,那么,在以后的记录中都必须用厘米来记录。

在记录测量及测验的结果时,可以加上备注,提醒阅读者参考之前测量及测验结果,进行比较。在评估表中所描述的患者功能水平及在评分表中分数的改变,都可作为患者功能进步的证据。举例如下。

作业治疗师杨某用向心加压缠绕法帮助孙女士减轻左上肢水肿,在初始评估（2020年7月6日）时,记录了孙女士左上肢的周长,了解水肿程度。在完成6次治疗后的今天,杨某以同样的测量方法测量其上肢。并和初始检查结果相比较,得知水肿已有减轻,说明向心加压缠绕法有效。

可在客观资料记录区,用表格形式记录测量的结果,以方便比较,如表11-10所示。

表11-10　以表格形式记录客观资料记录区

部位	2020年7月6日	2020年7月11日
鹰嘴突上缘周长	31.0 cm	30.0 cm
鹰嘴突上10 cm周长	34.1 cm	32.5 cm
鹰嘴突下10 cm周长	33.3 cm	31.5 cm
备注:所有的测量均是沿着记号上方的边缘而做		

（3）患者功能的描述　通过功能的描述来说明患者的进步情况。

（4）描述所提供的干预　在客观资料中可以增加患者所接受的治疗步骤的相关信息。提供给患者干预的记录必须是完整且包含所有细节,只有这样才能由其他的作业治疗师来操作相同的干预。以下的信息应包含在干预记录中:①记录作业治疗、运动或是活动。②剂量、重复的次数。③适应性设备或技术。④仪器的详细设定及治疗程序。⑤治疗的部位或针对的组织器官。⑥治疗的目的。⑦患者的姿势、体位及治疗后患者的反应。⑧持续的时间、频率及休息时间。⑨治疗师需要知道在标准常规之内的其他信息。例如:将手杖调高于标准常规所用的高度以帮助患者行动。⑩任何针对特定患者的特别治疗方式。

在描述患者功能时,也可详细描述所提供的干预。例如:遵循指令,患者安全使用腋拐行走,左侧没有承重,由床到餐厅（15 m）,走在瓷砖路面,监视以防失去平衡,2×（2次）。

在上述例子中,即使没有受过训练的作业治疗师都可以了解患者的表现,而其他的治疗师也可以在隔天对患者重复相同的干预。

（5）作业治疗师对患者的客观观察　客观资料中应包含作业治疗师所看到的或者感觉到的观察记录。这种客观的观察可由其他受过相同训练的作业治疗师重复或证实。例如:经过日常生活活动训练之后,患者的自理活动完成的速度加快,所需时间减少了,则应记录为:"在ADL训练后,患者完成的速度增加,所需时间减少"。

（6）治疗次数的记录　记录治疗的次数可知患者是否接受过治疗。患者接受治疗的记录可反映出患者对作业治疗的依从性及参与性。在记录中应该记载患者没有参与的治疗,并说明缺席的原因。

当第三方付费者或保险公司限制患者的治疗次数时,进展记录可以用来核实患者的治疗次数,以便做好结束计划。在此可记录患者接受治疗的次数。

3. 记录举例　小新是一位 6 岁、痉挛型双瘫的患儿,作业治疗师在指导她如厕过程,见表 11-11。

表 11-11　进展的客观资料记录举例

作业治疗诊断:双下肢肌张力增高、关节活动度受限,需部分帮助上下厕所
S:患儿表示小学校园内无坐便器,没有办法独立完成蹲便
O:患儿在训练室内垫上蹲起,蹲下后无扶持的情况下摔倒,站起时需手扶垫子,四点支撑缓慢站起,在提供单侧扶手后,能蹲下并坚持 30 s,站起过程缓慢、费力,重复 5 次后,不能手扶把手站起
记录时间:2020 年 5 月 12 日

4. 常见错误

(1) 客观资料部分是关于患者功能活动的描述,应该要描述患者对干预的反应。在撰写客观资料时,特别在记录提供给患者的干预时,最常犯的错误就是只报告自己做了什么而没有记录患者反应或表现,如指导患者不使用患侧的情况下,完成穿脱上衣的活动。

(2) 刚开始撰写记录时,没有对文字进行有效组织,内容零散无序。应将所得的信息分类整理,才能避免内容的零散。

三、分析的记录

资料的分析是进展记录中最重要的一部分。大部分读者会先看到这部分的信息,因为这些信息可以让读者知道作业治疗是否对患者有帮助。这部分是作业治疗师在进展记录中的总结,并且评价相关资料及这些资料所代表的意义。进展分析记录主要记录患者对每个干预的反应。

1. 记录的内容及要求

(1) 功能障碍的变化　当测量及评测结果与患者在初始评估时的情况相比较,可以说明患者经治疗后损伤程度的改变。例如:在客观资料中,如果患者肩肘关节屈曲角度增加,则作业治疗师可以评价所提供的干预有效地改善肩肘关节的活动能力,参见表 11-12 的举例。

表 11-12　描述上肢关节活动范围变化的进展记录举例

临床诊断:右上肢肱骨骨折术后
作业治疗诊断:由于右上肢肱骨骨折石膏固定后,造成肩肘关节活动受限,因而无法完成自行穿衣及梳头。患者说可以移动手臂,可以使用右手拿起水杯及写字。在做 CPM,20 min/次,改善关节活动范围前后均测量了肩肘关节的活动度
治疗前　　　　　　治疗后 肘关节　　屈曲 50°~135°　　屈曲 10°~135° 肩关节　　前屈 0°~50°　　　前屈 0°~100° 　　　　　外展 0°~80°　　　外展 0°~120°
今天的肩肘屈曲角度范围为肘屈曲 10°~130°,肩前屈 0°~100°,2020 年 10 月 18 日肘屈曲 50°~135°,肩前屈 0°~50°。今天患者可以使用自行穿上衣及梳头。CPM 训练可以有效改善患者的关节活动度,患者向关节活动范围增大的目标进步。患者将可以自行穿衣及梳头。将依照作业治疗计划,继续 CPM 治疗

(2) 功能性治疗结果及目标的提高　作业治疗师利用进展记录中的分析,来说明患者在功能性

能力方面的改善及完成功能性治疗结果及目标的进展情况。在分析中,应陈述说明治疗结果或目标是否已达到。读者可以同时在客观资料中,找到有关患者功能情况的描述,前后对比可以看到作业治疗师对患者治疗结果及目标进展的分析是否恰当。

(3) 功能性治疗结果及目标没有达到　若是缺乏改善、干预无效或是治疗计划没有达到预期效果时,需记录在进展记录中,并且分析可能的影响因素。

(4) 资料的不一致性　有时主观信息和客观信息的内容不一致。作业治疗师在解释资料时,可提醒读者注意。例如:某位患者在疼痛评测中,VAS 评分为 8,而 10 代表极度疼痛。作业治疗师却观察到此患者表情很轻松,动作平缓,没有显示疼痛对其行为或动作的影响。应将此情况记录下来,并加入可能的建议。作业治疗师要谨慎记载资料的不一致性,因为这些信息将清楚地说明哪些情形是"不正确的"。作业治疗师在解释资料时应该核实。资料的不一致性可能需要将患者转介给其他治疗部门或是更改治疗计划。

2. 常见错误

(1) 对患者的赞美之词　在记录中常见"患者对治疗的配合良好""患者合作且有激情"等描述。这种描述应避免,除非和整个进展记录的内容相关,且有主观资料及客观资料的支持。类似的信息用叙述的方式或评测患者的反应及功能性活动能力等方式来呈现会比较恰当。

(2) 与主题没有任何关联的内容　常会描述某些之前没有在记录中提及的事情。再次强调在解释资料时,必须要有主观或客观资料的支持,与主题没有任何关联的内容不必写。

(3) 治疗目标　是否达到治疗结果或目标的分析在记录中没有提到,通常只有关于损伤程度及有关治疗过程的资料。表 11-13 可见这种形式的错误。

表 11-13　没有提及目标,只局限在评测损伤程度及有关治疗过程的记录等

临床诊断:右侧桡神经损伤
作业治疗诊断:右侧手腕肌力降低,无法拿起水杯喝水,无法完成书写
S:当患者拿起装有水的杯子时,他说他的手腕变得有力量了。
O:手腕 MMT　　　　　治疗前　　　　　治疗后 　背伸　　　　　　　 2-　　　　　　　 3+ 　桡偏　　　　　　　 2　　　　　　　　 3+ 所有其他上肢的 MMT 在正常范围内
患者入院时的皮肤干燥,肌肉松弛,颜色在正常范围内,上肢的形态正常,主动肌力训练 20 min,每天 2 次以增强手腕的肌力。患者每次做完治疗后嘱咐其在家中继续进行肌力训练
A:主动肌力训练对增强手腕肌力有效
P:将在治疗后停止主动训练提高患者训练时的抗组阻力,还有另外安排 5 次治疗

四、进展计划

当患者的功能状态改变且达到目标时,只有作业治疗师可以修改或改变干预计划。

1. 记录内容　在进展记录中,须包含以下项目的简短叙述:①为了使患者更接近治疗目标,以后要做什么治疗;②下次的治疗何时开始;③在下次治疗前需预定或准备好哪些设备;④在整个治疗结束前还需要多少次治疗。

2. 撰写要求

(1) 计划的叙述通常是以未来式呈现且包含动词。这些动词是用来描述目前到下次治疗间将会发生什么事,或是在下次治疗时将会发生什么事。

(2) 在计划记录区,作业治疗师应有一段关于下次治疗时应做什么的描述。这些描述可用做自我提醒,也可以用来告知下次为患者治疗的其他治疗师。

(3) 当记录患者已接受过的治疗次数时,要在计划记录区加上未来还有几次治疗。例如:"患者将于2018年1月16日和2018年1月23日随访,预计于2018年12月12日结束整个治疗"或是"患者还有5次治疗""已为患者安排另外4次治疗"。

3. 记录举例　应用举例见表11-14。

表11-14　进展干预计划的记录举例

1. 将于下次治疗时重新评估患者的手功能情况
2. 将制作手部支具,以便能在2020年10月23日治疗时使用
3. 将在下次治疗前弄清楚患者对日常生活能力训练不配合的原因

五、记录频度

进展记录撰写频率与医疗机构自定的文件记录标准及医疗机构的政策有关,一般是在每次治疗或是一系列的治疗结束后撰写。急性期或恢复早期的患者撰写的频率相对较频繁,1次/d。而恢复后期或慢性期的患者撰写的频率可放慢,通常是每周撰写一次。

本章小结

作业治疗是一门以科学为导向并遵循循证理论的康复治疗专业,良好的作业治疗记录能使得作业治疗服务更可能被认可,同时作为一种医疗文书,也应越来越规范。掌握作业治疗记录撰写的内容、指导原则及作业治疗文件记录的分类。本章重点介绍SOAP格式下作业治疗初始评估记录和治疗进展记录的书写,并指出在书写记录中常见的错误书写,以此来规范书写作业治疗的记录。

(张山斋)

思考题

一、单选题

1. 作业治疗文件记录根据不同阶段分为
   A. 进展记录　　　　　　B. 初始评估记录　　　　　C. 结束记录
   D. 以上都是　　　　　　E. 以上均不正确

2. SOAP记录格式中S指的是
   A. 客观资料　　　　　　B. 主观资料　　　　　　C. 计划
   D. 对患者的评估　　　　E. 以上均不正确

3. 患者说他不能活动右侧的上肢。这句陈述句子应归属于S、O、A、P中哪部分
   A. S　　　　　　　　　B. O　　　　　　　　　C. A
   D. P　　　　　　　　　E. 以上均不正确

4. 主动关节活动度:左肘关节0°~120°。这句陈述句子应归属于S、O、A、P中哪部分
   A. S　　　　　　　　　B. O　　　　　　　　　C. A

D. P　　　　　　　　　　E. 以上均不正确
5. 将建议作业治疗师对患者再次评估。这句陈述句子应归属于 S、O、A、P 中哪部分
   A. S　　　　　　　　　B. O　　　　　　　　　C. A
   D. P　　　　　　　　　E. 以上均不正确
6. 经过上周的训练,患者肘关节的活动度由 0°~90°扩大到 0°~120°。这句陈述句子应归属于 S、O、A、P 中哪部分
   A. S　　　　　　　　　B. O　　　　　　　　　C. A
   D. P　　　　　　　　　E. 以上均不正确
7. SOAP 记录格式中 A 指的是
   A. 客观资料　　　　　　B. 主观资料　　　　　　C. 计划
   D. 对患者的评估　　　　E. 以上均不正确

二、简答题

1. 什么是 SOAP?
2. 简述作业治疗记录撰写的原则。

作业治疗技术导论实验指导

实训指导一　日常生活活动训练

【目的要求】

1. 掌握日常生活活动训练常用的训练方法和内容。
2. 熟悉日常生活活动训练作用及注意事项。
3. 了解日常生活活动训练的辅助用具。
4. 要求学生能针对不同的患者制订适合的训练方案,能发现患者完成训练动作的问题并制订解决方案。
5. 培养学生良好的职业道德和合作精神。

【实训内容】

1. 穿脱衣训练。
2. 进食训练。
3. 如厕训练。
4. 修饰训练:洗脸、刷牙等。
5. 床上转移训练:床上翻身、卧坐转移、坐站转移等。

【实训学时】

2学时。

【实训器材】

训练床、轮椅、餐具(如碗、筷子、勺子等)、牙刷、水杯等。

【实训步骤】

1. 选择适合的ADL训练室(包含卫生间、厨房、卧室等)准备好辅助器具等。
2. 教师讲解实训的目的及要求。
3. 播放相关训练视频。
4. 根据课时和教学条件,合理安排训练内容。
5. 学生分小组操作练习,教师轮流指导和纠错。
6. 教师小结和点评。

【注意事项】

1. 每一项训练活动应维持良好的姿势和位置。
2. 使用轮椅时应注意安全。
3. 训练内容应与实际生活相结合。

【考核评价】

考核包括学生自我评价和教师技能考核两部分,满分为100分,其中学生自我评价占总成绩的

40%；教师技能考核占总成绩的60%。

1.学生自我评价：上交完整的实训报告，满分为40分（包括记录实训过程和操作步骤，指出存在问题，提出建议和体会等内容）。

2.教师技能考核：学生随机抽选出备考试题（进食训练、修饰、床上转移训练），按照操作流程进行考核，满分为60分。

(1)训练前：交代清楚自己的训练项目(10分)。
(2)训练中：正确完成进食、修饰、床上转移等训练步骤(40分)。
(3)训练后：询问训练者在训练过程中的注意事项(10分)。

（贾　君）

实训指导二　基于活动的治疗性作业训练

【目的要求】
1.掌握各种治疗性作业活动训练的方法及意义。
2.熟悉各种治疗性作业活动训练的作用。
3.了解各种治疗性作业活动的注意事项。

【实训内容】
套圈、木工作业、剪纸、园艺活动、琴键、篮球、乒乓球、舞蹈、木钉、音乐、舞蹈等。

【实训学时】
2学时。

【实训器材】
剪刀、各色卡纸、彩纸、丝线、绿植、螺丝刀、锤子、钉子、黏土、篮球、乒乓球、套圈等。

【实训步骤】
1.熟练学习各种治疗性作业活动的作用。
2.教师具体示教、演示各种训练方法，规范操作。
3.学生练习操作方法，体验治疗作用、意义，教师纠正动作。
4.按照教师制订的治疗计划进行作业治疗。

【作业】
1.自己扮演角色反复强化练习，加强记忆。
2.书写实训报告。

【考核评价】
考核包括学生自我评价和教师技能考核两部分，满分为100分，其中学生自我评价占总成绩的40%；教师技能考核占总成绩的60%。

1.学生自我评价：上交完整的实训报告，满分为40分（包括记录实训过程和操作步骤，指出存在问题，提出建议和体会等内容）。

2.教师技能考核：学生随机抽选出备考试题，按照操作流程进行考核，满分为60分。

（赵宿睿）

实训指导三 基于个人的治疗性作业活动

【目的要求】
1. 掌握针对个人的功能障碍能个性化设计治疗性作业活动。
2. 熟悉各种治疗性作业活动的作用。
3. 了解各种治疗性作业活动的分类。

【实训内容】
1. 熟练操作改善运动、感觉、认知、心理等的治疗性作业活动。
2. 能够针对病例分析个人的功能障碍特点,并能够制订治疗性作业活动方案。
3. 分组进行病例分析,制订作业治疗方案。
4. 进行作业治疗训练。

【实训学时】
2学时。

【实训器材】
砂板磨、多功能作业训练平台、手指阶梯、分指板、木钉、篮球、滚筒、插孔板、套圈、木工、手工编织、陶艺、音乐等。

【实训步骤】
1. 熟练学习各种治疗性作业活动的作用。
2. 教师具体介绍改善运动、感觉、认知、心理等治疗性作业活动的治疗方法。
3. 依托病例制订作业治疗方案。
4. 选用合适的治疗性作业活动进行作业康复训练。

【作业】
1. 同学角色互换,在宿舍反复强化练习,加强记忆。
2. 业余时间到临床实践,为不同时期的偏瘫患者进行功能性作业治疗。

【考核评价】
考核包括学生自我评价和教师技能考核两部分,满分为100分,其中学生自我评价占总成绩的40%;教师技能考核占总成绩的60%。
1. 学生自我评价:上交完整的实训报告,满分为40分(包括记录实训过程和操作步骤,指出存在问题,提出建议和体会等内容)。
2. 教师技能考核:学生随机抽选出备考试题,按照操作流程进行考核,满分为60分。

(赵宿睿)

实训指导四 认知功能障碍

【目的要求】
1. 掌握认知功能障碍的作业治疗方法。

2.熟悉认知功能障碍的评定。
3.了解注意障碍、记忆障碍等作业治疗的注意事项。

【实训内容】
1.根据各地条件参观认知障碍的各种评定设备。
2.改善认知功能的各种作业训练。
3.改善知觉功能的各种作业训练。

【实训学时】
2学时。

【实训器材】
纸、铃铛、手电筒、手机、笔记本、衣服、牙刷、牙膏、火柴、笔、卡片、拼图、电脑、VR训练用品、鞋子、水杯、曲别针等。

【实训步骤】
1.教师带学生参观认知功能评定及训练的器材,讲解各种器材的用途。
2.教师讲解实训的目的及要求。
3.学生两人一组进行评定及治疗的操作练习,教师轮流指导和纠错。
4.教师小结和点评。

【注意事项】
学生操作过程中注意安排,避免损伤自己和同学。

【考核评价】
考核包括学生自我评价和教师技能考核两部分,满分为100分,其中学生自我评价占总成绩的40%;教师技能考核占总成绩的60%。
1.学生自我评价:上交完整的实训报考,满分为40分(包括记录实训过程和操作步骤,指出存在问题,提出建议和体会等内容)。
2.教师技能考核:学生随机抽选出备考题,按照操作流程进行考试,满分为60分。

(陈旭升)

实训指导五　感觉统合

【目的要求】
1.掌握感觉统合治疗的治疗器具及常用器具的使用方法。
2.熟悉感觉统合的治疗设施,对训练场地的一些要求。
3.了解感觉统合训练中应注意的问题。
4.要求能够运用现有的条件开展感觉统合训练。
5.培养学生对感觉统合治疗有整体思路,比较规范地对患者做出功能评定,并根据治疗流程,选择相应的治疗器具对患儿进行治疗性活动。
6.培养学生团队合作精神。

【实训内容】
1.根据当地条件参观感觉统合训练场地。

2. 认识并掌握相关治疗器具。
3. 不同治疗器具的使用。
4. 选择治疗器具,进行相应的治疗性活动。

【实训学时】

2学时。

【实训器材】

滑板、滑梯、圆筒吊缆、横抱筒吊缆、方板秋千、南瓜秋千、游泳圈吊缆、网缆、彩虹筒、蹦床、羊角球、袋鼠跳、大笼球、踩踏车等。

【实训步骤】

1. 根据各地教学条件,教师带学生参观感统治疗室,认识悬吊式器材、滑行类器材、滚动类器材、弹跳类器具、触觉功能训练器材、重力类器材、行走类器材、视觉类器材、听觉类器材等。
2. 教师讲解实训的目的及要求,学生最好穿运动装。
3. 根据课时和教学条件,选择性安排实训触觉与身体协调活动、增强前庭固有感觉的活动、前庭平衡活动、跳跃平衡活动、动作计划活动。
4. 学生分小组操作练习,教师轮流指导和纠错。
5. 教师小结和点评。

【注意事项】

1. 检查设备设施,谨防学生在操作过程中出现外伤。
2. 严禁过饱后训练,做好卫生工作。
3. 各地教学条件不同,如没有条件开设感觉统合训练实训课,可以选择网络视频替代。

【考核评价】

考核包括学生自我评价和教师技能考核两部分,满分为100分,其中学生自我评价占总成绩的40%;教师技能考核占总成绩的60%。

1. 学生自我评价:上交完整的实训报告,满分为40分(包括记录实训器材、作用和操作步骤及目的等内容)。
2. 教师技能考核:学生随机抽选出备考试题(悬吊式器材、滑行类器材、滚动类器材、弹跳类器具各设一题),按照操作流程进行考核,满分为60分。

(1)训练前:选择合适的器材→所选器材的作用→可操作的方式(30分)。
(2)训练中:正确完成操作流程(20分)。
(3)训练后:这样操作的目的及可改善什么功能(10分)。

(张山斋)

实训指导六 压力治疗

【目的要求】

1. 掌握压力治疗中弹力绷带的使用方法。
2. 学会压力衣、压力垫的制作。

【实训意义】

1. 压力治疗适用于各种原因所致的瘢痕,包括烧伤后的增生性瘢痕和外科手术后的瘢痕。针对各种原因所致肢体水肿,如外伤后肿胀、手术后的下肢肿胀、偏瘫肢体的肿胀,淋巴回流障碍导致的肢体肿胀、下肢静脉曲张性水肿等效果明显。

2. 熟练正确使用压力治疗,能够有效预防烧伤后的创面发展成增生性瘢痕及预防瘢痕所致的关节挛缩和畸形等。

【实训学时】

2学时。

【实训原理】

1. 压力治疗最基本的作用机制就是通过局部的机械压力促进血液回流,并造成一定程度的缺血、缺氧,从而控制局部水肿或瘢痕增生。

2. 压力治疗的常用方法包括绷带加压法和压力衣加压法,一般在使用压力衣加压前,先使用绷带进行加压治疗,同时常需配合压力垫和支架等附件以保证加压效果。

3. 绷带加压法分为弹力绷带加压法、自黏绷带加压法、筒状绷带加压法及硅酮弹力绷带加压法等方法。可按患者需要做成各种样式,主要用于早期瘢痕因存在部分创面而不宜使用压力衣的患者。

4. 压力衣加压法是通过制作压力服饰进行加压的方法,包括成品压力衣加压法、量身定做压力衣加压法、智能压力衣加压法等。压力衣的优点是压力控制良好,穿戴合身、舒适。

第一种:绷带加压法

【实训器材】

弹力绷带、自黏绷带。

【实训方法及步骤】

1. 弹力绷带加压法:对肢体包扎时,由远端向近端缠绕,均匀地做螺旋形或"8"字形包扎,近端压力不应超过远端压力;每圈间相互重叠1/3~1/2;末端避免环状缠绕。压力以绷带下刚好能放入两指较为合适。

2. 自黏绷带加压法:先从各指指尖分别向指根缠绕,然后再缠手掌部及腕部,中间不留裸区以免造成局部肿胀,指尖部露出以便观察血运情况。

第二种:压力衣、压力垫的制作

【实训器材】

1. 缝纫机、压力布、拉链、弹性线与魔术贴等。

2. 刀:包括剪刀、裁纸刀和剪线刀。

3. 尺:包括软尺、直尺和蛇尺。软尺用于测量肢体的围度,直尺用来画图,蛇尺用于画拇指(鱼际)部分的纸样。

4. 支架制作工具:加热炉,温度可达140 ℃左右,若无加热炉也可用电熨斗或热风枪替代。包括恒温水箱、钳和热风枪等,低温热塑板材、魔术贴、螺丝和钢丝等。

5. 压力垫制作材料:海绵、塑胶海绵、弱力胶、硅酮凝胶、透明塑料、弹力带及胶水等。

【制作压力衣实训方法及步骤】

1. 学生4人为一组,分别负责测量、绘制图样,剪裁纸样,剪裁压力布,缝制。

2. 负责测量的实训学生根据患者需进行压力衣制作的部位进行测量。用软尺准确测量瘢痕部位的肢体周径和压力衣覆盖部位的长、宽等。测量长度时两手握住软尺两端将软尺拉直即可,测量周径时软尺不能太松或者太紧,用记号笔在测量部位做出相应的标记。

3. 根据所需压力衣的样式与压力大小,计算出压力材料所需的尺寸,并画出纸样(图纸)。临床上压力衣的尺寸通常通过控制缩率来实现,缩率为实测尺寸和所需尺寸之差与所需尺寸的比值,缩率($n\%$)计算公式为:$n\% = (L_1-L)/L$(L_1为实际测得的长度,L为裁剪时所采用的长度)。由此可得出压力衣所需实际尺寸的计算公式,即:$L = L_1/(1+n\%)$。比如上臂套中某一点测得上臂周径为33.0 cm,拟采用缩率为10%的压力布,则压力布的尺寸为$L = L_1/(1+n\%) = 33.0/(1+10\%) = 30$ cm,因上臂套分2片组成,则每片尺寸为15 cm。在计算需要的布料尺寸时,应考虑边距的尺寸,初学者因缝制技术欠佳应多留些余地,边距需3~5 mm,而熟手治疗师则可控制在2~3 mm。

4. 将画好的纸样裁剪后固定于压力布上,按纸样尺寸裁出布料。在压力布上画图及裁剪布料时注意避免牵拉布料以免影响尺寸的准确性,同时布料弹力的方向应与所加压部位的长轴垂直。

5. 材料取舍适当后,进行缝制及锁边,缝制时注意针距、边距均匀合理,尤其是转角处和转弯处。

【制作压力垫实训材料】

海绵、塑料海绵、硅酮凝胶。

【制作压力垫注意事项】

1. 压力垫应覆盖所要加压的整个瘢痕组织,包括瘢痕组织外3~5 mm。

2. 靠近关节的压力垫应在表面割出"V"形,以保证不影响关节活动和在关节活动时仍保证足够的压力。

3. 压力垫内侧应光滑服帖,不应产生局部压迫,必要时可加用衬垫。

【制作压力垫实训方法及步骤】

1. 分组:2人一组,分别负责测量绘图、压力垫的剪裁制作。

2. 设计:测量需加压的部位、形状和需施加压力的大小,确定所需压力垫的类型、材料及形状等,选择适合的压力垫材料。

3. 画图:用透明塑料画出瘢痕的形状并确定压力垫的大小和形状。

4. 取材:将确定好的形状画于压力垫材料上。

5. 成型:通过加热塑形或打磨出所需形状。

6. 调整:如用于关节部位,则需在表面用刀割出缺口以保证关节的正常活动。

【考核评价】

考核包括学生自我评价和教师技能考核两部分,满分为100分,总成绩=学生自我评价×40% + 教师技能考核×60%。

1. 学生自我评价:上交完整的实训报告,满分为100分(包括记录实训过程和操作步骤,指出存在问题,提出建议和体会等内容)。

2. 教师技能考核:学生随机抽选出备考试题,按照操作流程进行考核,满分为100分。

附表1 压力治疗实训考核表

附表1　压力治疗实训考核表

学生姓名		实训日期		
指导教师		实训成绩		
实训项目			评分标准	实训评分
绷带加压法	弹力绷带加压法		10	
	自黏绷带加压法		10	
压力衣制作	制作压力衣	测量	20	
		绘制纸样	10	
		剪裁及缝制	20	
	制作压力垫	测量及绘图	20	
		塑形制作	10	

（梁　婷）

实训指导七　辅助器具的使用与制作

【目的要求】

1. 掌握辅助器具的使用范围,学会制作简单的辅助用具。
2. 熟悉各类辅助器具的使用方法。
3. 了解辅助器具制作的要点、注意事项。
4. 要求学生能为患者提供合适的辅助器具和(或)辅助技术服务,最大限度地提高患者的生活自理能力。
5. 培养学生良好的职业道德和合作精神。

【实训内容】

1. 参观实训中的各类辅助器具,学习辅助器具的种类、应用范围、使用方法。
2. 常用的辅助器具的制作。

【实训学时】

2学时。

【实训器材】

实训中的各类辅助器具、剪刀、牙刷、勺子、筷子、梳子等。

【实训步骤】

1. 教师讲解实训的目的及要求。
2. 教师向学生介绍常见的辅助器具的使用方法并演示一种制作方法。
3. 教师指导学生根据模拟患者的情况,制作简单的辅助器具。
4. 学生分组操作,制作辅助器具。

【注意事项】

1. 制作的辅助器具需要根据患者的情况分析其功能障碍。

2.制作的辅助器具应与实际生活相结合。

【考核评价】

考核包括学生自我评价和教师技能考核两部分,满分为100分,其中学生自我评价占总成绩的40%;教师技能考核占总成绩的60%。

1.学生自我评价:上交制作好的辅助器具,满分为40分(包括记录实训过程和操作步骤,指出存在问题,提出建议和体会等内容)。

2.教师技能考核:学生随机抽选出备考试题(各类辅助器具的使用方法及作用),满分为60分。

(李婉莹)

实训指导八　助行器的适配与使用训练

【目的要求】

1.掌握助行器的使用原则;杖类助行器的测量方法与使用方法。

2.熟悉助行器的适配与使用方法。

3.了解助行器适配与使用时的注意事项。

4.要求学生能为患者适配合适的助行器,并提供训练方法。

5.培养学生良好的职业道德和合作精神。

【实训内容】

1.杖类助行器的测量与使用。

2.助行架的测量与使用。

【实训学时】

2学时。

【实训器材】

单足手杖、多足手杖、肘杖、前臂支撑杖、腋杖、助行器等。

【实训步骤】

1.教师讲解实训的目的及要求。

2.教师向学生介绍助行器的测量与使用方法。

3.教师指导学生分组练习。

【注意事项】

1.使用手杖时,手杖应拿于健侧手,肘关节屈曲25°~30°,双肩保持水平。

2.上下楼梯时应遵循健侧先上,患侧先下的原则。

3.在训练时,要注意提醒患者目视前方,不要盯着脚下看。

【考核评价】

见附表2。

附表2　助行器的适配与使用训练实训考核表

实训学生				
指导教师		实训日期		
实训项目		实训成绩	分数	实训评分
手杖的测量	单足手杖长度的测量	可直立患者	5	
		直立困难者	5	
	肘杖的测量		5	
	前臂支撑杖的测量		5	
	腋杖的测量	立位测量	5	
		卧位测量	5	
杖类助行器的使用	手杖的使用		5	
	肘杖的使用		5	
	前臂支撑杖的使用		5	
	腋杖的使用	摆至步	5	
		摆过步	5	
		四点步	5	
		三点步	5	
		两点步	5	
助行器的使用	助行器基本步态		5	
	免负荷步态		5	
	部分负重步态		5	
	助行架摆至步		5	
	恢复早期交互式助行架四点步		5	
	恢复后期交互式助行架两点步		5	

（李婉莹）

实训指导九　轮椅使用训练

【目的要求】

1. 掌握轮椅的使用方法，并能指导患者及家属进行轮椅的选配及使用。
2. 熟悉轮椅处方的制订。
3. 了解轮椅的基本结构。
4. 要求学生能为患者适配合适的轮椅，并提供训练方法。
5. 培养学生良好的职业道德和合作精神。

【实训内容】
1. 轮椅的选配与使用。
2. 书写轮椅处方。

【实训学时】
2 学时。

【实训器材】
标准轮椅、电动轮椅、尺子、台阶、坡道等环境场地。

【实训步骤】
1. 教师讲解实训的目的及要求。
2. 教师向学生介绍轮椅的选配与使用方法。
3. 教师指导学生分组练习。

【作业】
拟定一个轮椅处方,并对患者进行轮椅训练。

【注意事项】
1. 在患者进行轮椅训练之前进行必要的功能评定。
2. 轮椅训练时要注意定期检查刹车制动功能是否正常。
3. 在轮椅训练时,要注意提醒患者保持正确轮椅坐姿,目视前方,注意定时进行坐位减压训练。

【考核评价】
考核包括学生自我评价和教师技能考核两部分,满分为 100 分,其中学生自我评价占总成绩的 40%;教师技能考核占总成绩的 60%。
1. 学生自我评价:上交拟定的轮椅处方,满分为 40 分(包括记录实训过程和操作步骤,指出存在问题,提出建议和体会等内容)。
2. 教师技能考核:学生随机抽选出备考试题(轮椅的操作训练),满分为 60 分。

(李婉莹)

实训指导十　标准化的环境评定

【目的要求】
掌握环境评定的方法,能够独立书写环境评定报告。

【实训内容】
社会功能缺陷筛选表、家居环境评定、康复环境和功能安全检查。

【实训学时】
2 学时。

【实训器材】
社会功能检测、住宅评价表、康复环境和功能安全检查表等。

【实训步骤】

1. 学生5~10人分为一个实训小组。实训小组对无障碍环境进行讨论，明确障碍的类别、什么是无障碍环境、无障碍环境的内容、如何对环境进行评定、无障碍环境建设对残疾人的重要性等问题。

2. 由指导教师组织实训小组对当地居民采用问卷调查的方式获取调查数据，调查问卷包括社会功能缺陷筛选表、住宅评价表、康复环境和功能安全检查表等。

(1) 社会功能检测工具：采用世界卫生组织拟定的社会功能缺陷筛选表记分表格进行社会功能检测（附表3）。评定时由检查者向残疾人或其亲属、知情人询问有关被评定人的社会生活能力的10个问题。

附表3 社会功能缺陷筛选表

评定内容		评分		
		0	1	2
职业和工作	最近一个月内的职业工作情况，包括是否按时上下班或参加劳动，按时完成任务，在本职工作或劳动岗位上与他人合作和一般表现			
婚姻职能	（若已婚）最近一个月内的婚姻职能、夫妻关系状况如何，包括夫妻相互交往，交换意见，共同处理家务，对配偶负责，给对方支持和鼓励			
父母职能	（若是父母）最近一个月内的父母职能，包括对子女的照顾、喂养、衣着等，带孩子玩，关心学习成绩，关心子女健康和发育			
社会性退缩	最近一个月内的社交性退缩，指是否主动回避与人们见面和交谈，避免跟别人在一起，不和家人或朋友外出参加社会活动			
家庭外的社会活动	最近一个月内的家庭以外的社会活动，包括与其他家庭的接触，社区内的社会活动，其他文体活动等			
家庭内活动过少	最近一个月内在家中活动过少，主要指荒废时间，睁眼躺在床上或者呆坐着，什么也不干，不愿意跟别人谈话			
家庭职能	最近一个月内家庭职能表现，即在家庭日常活动中，起通常应起的作用，一起吃饭，分担家务，参加家庭娱乐，共同看电视或听广播，参加家庭讨论和做出决定			
个人生活自理	最近一个月内对自己的照顾，指个人卫生（身体、衣服、头发），大小便习惯，进食，餐桌上的礼貌，保持住处清洁等方面的能力			
对外界的兴趣和关心	最近一个月内对外界的兴趣和关心，指是否留意并愿意跟得上电视、广播或报纸上的消息，了解当地和全国的重要新闻			
责任心和计划性	最近一个月内的责任心和对将来的计划性，包括对自己和家庭成员的成长进步是否关心，能不能热心地去完成工作任务和发展新的兴趣			

注：各项目包括的内容和具体评分标准如下。

(1) 职业和工作：指工作和职业活动的能力、质量和效率，遵守纪律和规章制度，完成生产任务，在工作中与他人合作等。

0分：无异常，或仅有不引起抱怨/问题的极轻微缺陷。

1分：水平明显下降，出现问题，或需减轻工作。

2分：无法工作，或在工作中发生严重问题，可能或已经被处分。

(2)婚姻职能:仅评已婚者。指夫妻间相互交流,共同处理家务,对对方负责,相互间的爱、支持和鼓励对方。

0分:无异常,或仅有不引起抱怨/问题的极轻微缺陷。

1分:有争吵,不交流,不支持,逃避责任。

2分:经常争吵,完全不理对方,或夫妻关系濒于破裂。

(3)父母职能:仅评有子女者,指对子女的生活照顾,情感交流,共同活动,以及关心子女的健康和成长。

0分:无异常,或仅有不引起抱怨/问题的极轻微缺陷。

1分:对子女不关心或缺乏兴趣。

2分:根本不负责任,或不得不由别人替他照顾孩子。

(4)社会性退缩:指主动回避和他人交往。

0分:无异常,或仅有不引起抱怨/问题的极轻微缺陷。

1分:确有回避他人的情况,经说服仍可克服。

2分:严重退缩,说服无效。

(5)家庭外的社会活动:指和其他家庭及社会的接触和活动,以及参加集体活动的情况。

0分:无异常,或仅有不引起抱怨/问题的极轻微缺陷。

1分:不参加某些应该且可能参加的社会活动。

2分:不参加任何社会活动。

(6)家庭内活动过少:指在家庭中不干事也不与人说话的情况。

0分:无异常,或仅有不引起抱怨/问题的极轻微缺陷。

1分:多数日子至少每天有2 h什么也不干。

2分:几乎整天什么都不干。

(7)家庭职能:指日常家庭中应起的作用,如分担家务,参加家庭娱乐,讨论家庭事务等。

0分:无异常,或仅有不引起抱怨/问题的极轻微缺陷。

1分:不履行家庭义务,较少参加家庭活动。

2分:几乎不参加家庭活动,不理家人。

(8)个人生活自理:指保持个人身体、衣饰、住处的整洁,大小便习惯,进食等。

0分:无异常,或仅有不引起抱怨/问题的极轻微缺陷。

1分:生活自理差。

2分:生活不能自理,影响自己和他人。

(9)对外界的兴趣和关心:了解和关心单位、周围、当地和全国的重要消息和新闻。

0分:无异常,或仅有不引起抱怨/问题的极轻微缺陷。

1分:不大关心。

2分:完全不问不闻。

(10)责任心和计划性:关心本人及家庭成员的进步,努力完成任务,发展新的兴趣或计划。

0分:无异常,或仅有不引起抱怨/问题的极轻微缺陷。

1分:对进步和未来不关心。

2分:完全不关心进步和未来,没有主动性,对未来不考虑。

统计指标为总分和单项分。总分≥2分,为有社会功能缺陷。

评定的依据重点基于对知情人的询问。一次询问平均需时5~8 min。有些受检者若干项目可能不适用,如未婚者的第2项和第3项评定,则不计入总分。原规定评定时间范围为最近一个月。一次评定需5~10 min。

(2)家居环境评定方法:根据以下评定表所列项目对患者住宅内外环境进行详细、全面的评定,该表包括12方面的内容,既可以做调查问卷,也可以用来做实地考察记录表(附表4)。

附表4 住宅评价表

住宅类型	公寓楼房□	患者住在哪一层?_____
		有电梯吗?_____
	独宅□	有几层?_____
		患者住几层?_____
	平房□	
入口	台阶	患者能够上下户外台阶吗?能□ 否□
		台阶的宽度_____
		台阶的级数_____
		上台阶时扶手在:□左边 □右边 □双侧
		□有□无 轮椅用斜坡;长度_____高度_____
	门	患者是否能够:□开锁 □开门 □关门 □锁门
		是否有门槛?_____,门槛的高度_____,门槛的材料_____
		门的宽度_____
		患者能够:□进 □出门吗?
	走廊	宽度_____
		有任何障碍物阻碍通过吗?_____
进入住宅通道	走廊	宽度_____
		障碍_____
	楼梯	患者能上下楼梯吗?能□ 否□
		楼梯的宽度_____
		楼梯的级数_____
		楼梯的高度_____
		上楼梯时扶手在:□左边 □右边 □双侧
		有无轮椅用斜坡:有□ 长度_____ 高度_____ 无□
	门	患者是否能够:□开锁 □开门 □关门 □锁门
		能够使用球形门把手_____;长柄把手_____
		是否有门槛?_____,门槛的高度_____,门槛的材料_____
		门的宽度_____,轮椅能否出入_____
		患者能够:□进 □出门吗?
	电梯	有电梯吗? 有□ 无□
		电梯开门是否与地面同高?是□ 否□
		电梯门宽_____
		电梯控制按钮的高度_____
		患者能自己独立乘电梯吗?能□ 否□

续附表4

户内		记录走廊的宽度_____;门口的宽度_____	
		记录有无走廊,有则记录高度_____	
		记录是否需要上楼梯或台阶才能进入房间_____	
	患者能否任意到达家中各处?	□走廊 □卧室 □厨房 □卫生间 □客厅 □户内其他地方	
	在家里从一个房间到另一个房间需使用	□拐杖 □助行器 □矫形器 □假肢 □手动/电动轮椅 □电动车 □其他	
		□在地毯上行走 □不平的地面 □打蜡的地板 □家具边角锐利 □家中有宠物	
	对患者而言,潜在的不安全区域或因素是什么?_____		
卧室	电灯	能开关吗? 能□ 否□	
	窗户	能开关吗? 能□ 否□	
	床	高度_____,宽度_____	
		两边均可上下吗?_____;有无床头板?_____;床尾板_____	
		床有轮子吗?_____;如有,轮子可以固定吗?_____	
		患者是否可以从床转移到轮椅上?_____;或从轮椅转移到床上?_____	
	床头柜	床头柜是否位于患者触手可及的位置?_____	
		床头柜上有电话吗?_____	
	衣服	患者的衣服放在卧室吗?_____	
		患者从何处取衣服:□箱子 □柜子 □抽屉 □其他处	
	在卧室中活动遇到的最大问题是什么?_____		

续附表4

盥洗室	在盥洗室里,患者使用	□轮椅　□步行器
	盥洗室空间的大小允许	□轮椅或　□步行器进入其中吗?
	患者能够触到开关吗?	能□　否□
	使用厕所	类型:□坐式厕所　□蹲式厕所
		患者能否独立进行轮椅与便器之间的转移? 能□　否□
		坐便器的高度_____
		坐便器附近有无扶手? 有□　无□
		有无安扶手的位置? 有□　无□
		能否取卫生纸和使用卫生纸? 能□　否□
	使用水池	水池的高度_____
		能开关水龙头吗? 能□　否□
		水池下方有无放腿的地方? 有□　无□
		患者能否拿到所需用品? 能□　否□
	洗澡	患者洗□盆浴　□淋浴
		盆浴时,患者能否在没有帮助的情况下安全地转移? 能□　否□
		浴盆旁有无扶手? 有□　无□
		□是　□否 需要辅助用品,如□座椅、□防滑垫、□扶手、□其他_____等
		患者能否开关水龙头和使用塞子? 能□　否□
		盆边到地面的高度_____
		浴盆的内径宽度_____
		淋浴时,患者能否独立转移和拧紧水龙头? 能□　否□
	洗澡所遇到的最大问题是什么?_____	

续附表4

客厅	能开关灯吗?	能□ 否□
	能开关窗户吗?	能□ 否□
	为了使轮椅能够通过,可否重新摆放家具?	能□ 否□
	能否从轮椅转移到座椅?或从座椅转移到轮椅?	能□ 否□;座椅的高度_____
	能否从 □座椅 □沙发上站起或坐下?	
	能否使用	□电视 □收音机 □空调 □其他电器
	客厅活动所遇到的最大问题是什么?_____	
餐厅	能开关灯吗?	能□ 否□
	能在餐桌上吃饭吗?	能□ 否□;桌子高度_____,轮椅能否推到桌子下方?
厨房	能够打开冰箱取食物吗?	能□ 否□
	能够打开冰柜取食物吗?	能□ 否□
	水池	患者能否坐在水池前?能□ 否□
		患者能否触及水龙头?能□ 否□
		能否开关水龙头?能□ 否□
	橱柜	患者能否开关橱柜?能□ 否□
		患者能否拿到餐具、水壶、食物?能□否□
	移动	患者能否携带器皿在厨房里从一处到另一处?能□ 否□
	炉灶	患者能否到达炉灶前并使用炉灶?能□ 否□
		能否使用烤箱?能□ 否□
	其他电器	患者能否使用电源插座?能□ 否□
		患者能否拿到并使用其他电器?能□ 否□
	操作空间	操作台前有足够的操作空间吗?_____
		绘制示意图,指示炉灶、冰箱、水池、操作台等的位置
	使用厨房对患者来说十分重要吗?	
	在厨房活动所遇到的最大问题是什么?	

续附表4

洗衣	患者有无洗衣机?	有□ 无□	
	能否到达洗衣机处?	能□ 否□	
		能否放入衣物?_____ 取出?_____	
		能否控制开关或按钮? 能□ 否□	
	如果没有洗衣机,患者如何洗衣服?		
	患者能晾晒衣服吗?	能□ 否□	
		能□ 否□	
	患者能否熨衣服?		
	洗衣所遇到的最大问题是什么?		
打扫卫生	患者能否拿到拖把、扫帚或吸尘器?	能□ 否□	
	使用哪种工具?		
应付紧急情况	电话在室内的位置		
	患者单独在家时,能否迅速从安全出口或后门撤离?	能□ 否□	
	患者有邻居、警察、火警及医生的电话号码吗?	有□ 无□	

注:在□中打√,在_____中记录具体情况。

(3)康复环境和功能安全检查表:康复环境和功能安全检查表见表9-2。

3.实训小组将评定的项目进行筛选,采用标准化的评定,对评定的结果进行量化,并按统一标准进行评分和结果的计算。

4.可根据自身的实际情况,考虑环境评定中所需关注的各种因素,设计符合本地实际情况的标准化的评定量表。

【注意事项】

1.环境评定时要重点关注环境的安全性,以保障患者及其家属所处环境的安全,避免不必要的人身伤害及损失。

2.在环境评定的过程中,要注重患者的社会、文化背景、当地风俗及尊重患者个人的生活习惯等情况,充分与患者进行沟通,取得患者的密切合作。对于不愿参与评定的患者,不可强求。

3.注意根据患者特点及其功能障碍类型,对其周围生活环境及患者的适应性进行评估。如对于认知功能障碍的患者,要着重对影响其思维定向能力的因素进行评定;对于活动功能障碍的患者,要着重对日常使用物件及建筑物内外无障碍环境等因素进行评定;对于同时具有认知与活动功能障碍的患者,要全面、综合地考虑上述两方面因素。

4.要结合患者在实际环境中的作业表现进行环境评定。

【考核评价】

考核包括学生自我评价和教师技能考核两部分,满分为100分,总成绩=学生自我评价×40%+教师技能考核×60%。

1. 学生自我评价:上交完整的实训报告,满分为100分(包括记录实训过程和操作步骤,指出存在问题,提出建议和体会等内容)。

2. 教师技能考核:学生随机抽选出备考试题,按照操作流程进行考核,满分为100分(附表5)。

附表5　环境评定调查报告实训考核表

实训项目	实训学生		实训时间	
	指导教师		考核成绩	
	名称	评分		实训评分
环境评定	社会功能缺陷筛选表	30		
	住宅评价	30		
	康复环境和功能安全检查表	40		

(梁　婷)

实训指导十一　环境调适

【目的要求】

能够独立制订患者家庭及社区环境的调适计划,并根据患者功能障碍的不同情况,因地制宜地提出具体的环境调适实施方案。

1. 更好地为患者的日常生活提供便利。
2. 帮助患者准确完成动作,降低体力消耗。
3. 提高患者的自理能力及生存质量。
4. 促进患者功能代偿、提高患者的环境适应能力。
5. 加强对患者的安全保护,防止意外伤害的发生。
6. 增强患者康复信心,促使其重新投入生活,回归社会。

【实训内容】

环境调适。

【实训学时】

2学时。

【实训器材】

无障碍道路设施标准、调适工具等。

【实训步骤】

1. 学生5~10人分为一个实训小组。
2. 由指导教师组织实训小组对当地居民采用问卷调查的方式获取调查数据,调查问卷包括社会功能缺陷筛选表、住宅评价表、康复环境和功能安全检查表等。

3. 根据环境调查问卷收集到的数据，以小组为单位，书写环境调适报告，报告内容包括以下几个方面。

（1）辅助器具的适配和使用：针对患者各种障碍或功能缺失所导致的不能独立进行各种日常生活活动而设计、制造的一些工具，它能够有效地防止、替代、补偿、减轻因残疾造成的身体功能减弱或丧失。

（2）相关物件的调适：是指对患者日常生活密切相关的一些用具、器具、设施、物件等所进行的调适。对相关物件的调适要注意物件的实用性和安全性，需考虑患者能否使用，是否更易于拿取。

（3）环境场景的调适：环境布局可以直接影响残疾患者作业活动。如果布局合理，环境可以起到帮助作用。所以，环境场景调适的核心主要是为残疾患者建立无障碍设施，为残疾者享受生活或参与社会活动创造基本条件。

环境场景的调适分为公共环境的调适和个人家居生活环境的调适两方面。

1）公共环境的调适：无障碍设计首先在都市建筑、交通、公共环境设施、设备以及指示系统中得以体现，例如步行道上为盲人铺设的走道、触觉指示地图，为乘坐轮椅者专设的卫生间、无障碍坡道，以及工作、生活、娱乐中使用的各种器具（附表6）。

人行道及坡道：包括城市主要道路、建筑物和居住区的人行天桥和人行地道。

出入口：供残疾人使用的出入口应设置在通行方便、安全的地点。

公共厕所：公共厕所应设无障碍专用厕所。

2）居室环境的调适：居室环境也应根据患者的特点进行无障碍调适，尽可能地方便患者生活的需要和提高安全性。包括客厅、卧室、厕所和洗浴间、厨房等活动空间。

附表6　无障碍道路设施标准

盲道	行进盲道	宽度宜为 250 ~ 500 mm
	提示盲道	在起点、终点、转弯处及其他有需要处应设提示盲道，当盲道的宽度不大于提示盲道 300 mm 时，提示盲道的宽度应大于行进盲道的宽度
人行道		人行道在各种路口、各种出入口位置必须设置缘石坡道 人行横道两端必须设置缘石坡道 城市主要商业街、步行街的人行道应设置盲道 人行道设置台阶处，应同时设置轮椅坡道
人行横道		人行横道宽度应满足轮椅通行需求 人行横道安全岛的形式应方便乘轮椅者使用 城市中心区及视觉障碍者集中区域的人行横道，应配置街道音响提示装置
无障碍出入口		出入口的地面应平整、防滑 室外地面滤水箅子的孔洞宽度不应大于 15 mm 除平坡出入口外，在门完全开启的状态下，建筑物无障碍出入口的平台的净深度不应小于 1.5 m 建筑物无障碍出入口的门厅、过道如设置两道门，门扇同时开启时两道门的间距不应小于 1.5 m 平坡出入口的地面坡度不应大于 1∶20，当场地条件比较好时，不宜大于 1∶30

续附表6

轮椅坡道	轮椅坡道宜设计成直线形、直角形或折返形 轮椅坡道的净宽度不应小于1 m,无障碍出入口的轮椅坡道净宽度不应小于1.2 m 人行天桥及地道的轮椅坡道净宽度不应小于2 m,坡道的坡度不应大于1:12 轮椅坡道的高度超过3 m且坡度大于1:20时,应在两侧设置扶手,坡道与休息平台的扶手应保持连贯 轮椅坡道起点、终点和中间休息平台的水平长度不应小于1.5 m 轮椅坡道的坡面应平整、防滑、无反光
无障碍通道	室内走道不应小于1.2 m 室外通道不宜小于1.5 m 人流较多或集中的大型公共建筑的室内走道宽度不宜小于1.8 m 检票口、结算口轮椅通道宽度不应小于900 mm
公交车站	站台有效通行宽度不应小于1.5 m 站台距路缘石230~500 mm处应设置提示盲道,宜设置盲文站牌或语音提示服务设施 盲文站牌的位置、高度、形式与内容应方便视觉障碍者的使用 在车道之间的分隔带设公交车站时应方便乘轮椅者使用

【注意事项】

1. 社区公共场所的环境调适计划依据我国最新颁布的无障碍环境建设标准,2012年9月正式实施的《无障碍设计规范》(GB 50763—2012)为调适蓝本。

2. 社区无障碍环境调适,主要包括无障碍设施、无障碍信息交流和无障碍社区服务等内容。社区无障碍环境调适方案,要从不同类别的残疾人的角度,全方位考虑各类残疾人的使用需求。社区环境调适还需注重实用性,且能够有效地弥补环境的缺陷和不足。

3. 房屋结构调适包括客厅、卧室、厨房、卫生间、阳台和过道等房屋空间与物件设置,应适应残疾人的功能和生活需要,如卫生间宜靠近卧室。

4. 家居调适是为协助指导残疾人及其家人对易引发障碍的危险因素进行调整,包括家具的摆放、物件的收纳与重新整理,以便空间更合理和方便,满足残疾人功能和生活的需要。

5. 家居环境调适方案的实施,需综合考虑残疾人所处的物理环境、社会环境和文化背景,把握残疾人及其家庭的实际生活需要,并根据他们的经济条件和能力,制订具体的物理结构、物件安装、辅助器具设备装配、家具摆放等家居环境调适方案。

【考核评价】

考核包括学生自我评价和教师技能考核两部分,满分为100分,总成绩=学生自我评价×40% + 教师技能考核×60%。

1. 学生自我评价:上交完整的实训报告,满分为100分(包括记录实训过程和操作步骤,指出存在问题,提出建议和体会等内容)。

2. 教师技能考核:学生随机抽选出备考试题,按照操作流程进行考核,满分为100分(附表7)。

附表7 环境评定和环境调适调查报告实训考核表

实训学生		实训时间	
指导教师		考核成绩	
实训项目	名称	评分	实训评分
环境评定	社会功能缺陷筛选表	5	
	住宅评价	5	
	康复环境和功能安全检查表	10	
环境调适调查报告	社区环境调适报告	40	
	家庭环境调适报告	40	

（梁　婷）

思考题 单项选择题 参考答案

第一章

1. B 2. C 3. E 4. C

第二章

1. D 2. B 3. E 4. C 5. B 6. E 7. C

第三章

1. D 2. D 3. E 4. B 5. E 6. E 7. E 8. A 9. A 10. E
11. B 12. C 13. A 14. B 15. E 16. B

第四章

1. C 2. C 3. E 4. A 5. A 6. E 7. B 8. E 9. E 10. D
11. D

第五章

1. E 2. A 3. A 4. E 5. B 6. C 7. B 8. E 9. B 10. A

第六章

1. D 2. A 3. C 4. D 5. B 6. B 7. C 8. B 9. B

第七章

1. C 2. E 3. C 4. A 5. E 6. B 7. B 8. B 9. B 10. D

第八章

1. C 2. A 3. B 4. D 5. B 6. E 7. D 8. C 9. D 10. E

第九章

1. A 2. A 3. E 4. B 5. C 6. A 7. E

第十章

1. A 2. D 3. B 4. A 5. D 6. D 7. B 8. B 9. B 10. B
11. C 12. C

第十一章

1. D 2. B 3. A 4. B 5. D 6. C 7. D

参考文献

[1] 窦祖林.作业治疗学[M].3版.北京:人民卫生出版社,2018.

[2] 燕铁斌.物理治疗学[M].北京:人民卫生出版社,2018.

[3] 孙增鑫,闫彦宁.作业治疗的临床思路与实践[J].华西医学,2020,35(5):110-114.

[4] 恽晓平.康复疗法评定学[M].北京:华夏出版社,2005.

[5] 陈小梅.临床作业疗法学[M].2版.北京:华夏出版社,2013.

[6] 闵水平,孙晓莉.作业治疗技术[M].3版.北京:人民卫生出版社,2020.

[7] 何成奇.作业治疗技能操作手册[M].北京:人民卫生出版社,2017.

[8] 李奎成,闫彦宁.作业治疗[M].北京:电子工业出版社,2019.

[9] 金宁.文体疗法学[M].2版.北京:华夏出版社,2012.

[10] 李铁山,张皓.脑卒中康复基于功能的方法[M].2版.北京:北京大学医学出版社,2009.

[11] 陈立典.认知功能障碍康复学[M].北京:科学出版社,2018.

[12] 刘晓丹,姜志梅.儿童发育障碍作业治疗技术[M].北京:人民卫生出版社,2019.

[13] 窦祖林.作业治疗学[M].北京:人民卫生出版社,2008.

[14] 石丽宏.作业治疗技术实训指导[M].北京:人民卫生出版社,2015.

[15] 肖晓鸿.康复工程技术[M].北京:人民卫生出版社,2016.

[16] 窦祖林,李奎,李鑫.康复治疗记录的撰写[M].北京:人民卫生出版社,2016.